大医传承文库

名老中医
传 承 学

谷晓红 于 河 著

全国百佳图书出版单位
中国中医药出版社
·北 京·

图书在版编目（CIP）数据

名老中医传承学 / 谷晓红，于河著 . —北京：
中国中医药出版社，2023.12
（大医传承文库）
ISBN 978-7-5132-7957-4

Ⅰ . ①名… Ⅱ . ①谷… ②于… Ⅲ . ①中医学
Ⅳ . ① R2

中国版本图书馆 CIP 数据核字（2022）第 231797 号

中国中医药出版社出版

北京经济技术开发区科创十三街 31 号院二区 8 号楼
邮政编码　100176
传真　010-64405721
保定市西城胶印有限公司印刷
各地新华书店经销

开本 710×1000　1/16　印张 25.5　字数 371 千字
2023 年 12 月第 1 版　2023 年 12 月第 1 次印刷
书号　ISBN 978 – 7 – 5132 – 7957 – 4

定价　119.00 元
网址　www.cptcm.com

服 务 热 线　010-64405510
购 书 热 线　010-89535836
维 权 打 假　010-64405753

微信服务号　zgzyycbs
微商城网址　https://kdt.im/LIdUGr
官 方 微 博　http://e.weibo.com/cptcm
天猫旗舰店网址　https://zgzyycbs.tmall.com

如有印装质量问题请与本社出版部联系（010-64405510）

《大医传承文库》
顾 问

顾 问（按姓氏笔画排序）

丁 樱	丁书文	马 骏	王 烈	王 琦	王小云	王永炎
王光辉	王庆国	王素梅	王晞星	王辉武	王道坤	王新陆
王毅刚	韦企平	尹常健	孔光一	艾儒棣	石印玉	石学敏
田金洲	田振国	田维柱	田德禄	白长川	冯建华	皮持衡
吕仁和	朱宗元	伍炳彩	全炳烈	危北海	刘大新	刘伟胜
刘茂才	刘尚义	刘宝厚	刘柏龄	刘铁军	刘瑞芬	刘嘉湘
刘德玉	刘燕池	米子良	孙申田	孙树椿	严世芸	杜怀棠
李 莹	李 培	李曰庆	李中宇	李世增	李立新	李佃贵
李济仁	李素卿	李景华	杨积武	杨霓芝	肖承悰	何立人
何成瑶	何晓晖	谷世喆	沈舒文	宋爱莉	张 震	张士卿
张大宁	张小萍	张之文	张发荣	张西俭	张伯礼	张鸣鹤
张学文	张炳厚	张晓云	张静生	陈彤云	陈学忠	陈绍宏
武维屏	范永升	林 兰	林 毅	尚德俊	罗 玲	罗才贵
周建华	周耀庭	郑卫琴	郑绍周	项 颖	赵学印	赵振昌
赵继福	胡天成	南 征	段亚亭	姜良铎	洪治平	姚乃礼
柴嵩岩	晁恩祥	钱 英	徐经世	高彦彬	高益民	郭志强
郭振武	郭恩绵	郭维琴	黄文政	黄永生	梅国强	曹玉山
崔述生	商宪敏	彭建中	韩明向	曾定伦	路志正	蔡 淦
臧福科	廖志峰	廖品正	熊大经	颜正华	禤国维	

《大医传承文库》
编委会

总 前 言

名老中医经验是中华医药宝库里的璀璨明珠，必须要保护好、传承好、发扬好。做好名老中医的传承创新工作，就是对习近平总书记所提出的"传承精华，守正创新"的具体实践。国家重点研发计划"基于'道术结合'思路与多元融合方法的名老中医经验传承创新研究"项目（项目编号：2018YFC1704100）首次通过扎根理论、病例系列、队列研究以及数据挖掘等定性定量相结合的多元融合研究方法开展名老中医的全人研究，构建了名老中医道术传承研究新范式，有效地解决了此前传承名老中医经验时重术轻道、缺乏全面挖掘和传承的方法学体系和研究范式等问题，有利于全面传承名老中医的道术精华。

在项目组成员共同努力下，最终形成了系列专著成果。《名老中医传承学》致力于"方法学体系和范式"的构建，是该项目名老中医传承方法学代表作。本书首次提出了从"道"与"术"两方面来进行名老中医全人研究，并解析了道术的科学内涵；介绍了多元融合研究方法，阐述了研究实施中的要点，并列举了研究范例，为不同领域的传承工作提供范式与方法。期待未来更多名老中医的道术传承能够应用该书所提出的方法，使更多名老中医的道术全人精华得以总结并传承。本书除了应用于名老中医传承，对于相关领域的全人研究与传承也有参考借鉴作用。基于扎根理论、病例系列等多元研究方法，项目研究了包括国医大师、院士、全国名中医、全国师承指导老师等在内的136位全国名老中医的道与术，产出了多个系列专著。在"大医传承文库·对话名老中医系列"中，我们邀请名老中医讲述成才故事、深入解析名老中医道术形成过程，让读者体会大医精诚，与名老中医隔空对话，仿佛大师就在身边，领略不同大医风采。《走近国医》由课题组负责人、课题组骨干、室站骨干、研究生等组成的编写团队完成，阐述从事本研究工作中的心得体会，展现名老中医带给研究者本人的收获，以期从侧面展现名老中医的道术风采，并为中医科研工作者提供启示与思考。《全国名老中医效方名论》汇集了79位全国名老中医的效方验方名论，是每位名老中医擅治病种的集中体现，荟萃了名老中医本人的道术大成。"大医传承文库·疑难病名老中医经验集萃系列"荟萃了以下重大难治病种著作：《脑卒中全国名老中医治验集萃》《儿科病全国名老中医治验集萃》《慢性肾炎全国名老中医治验集萃》《慢性肾衰竭全国名老中医治验集萃》《2型糖尿病全国名老中医治验集萃》《慢性肝病全国名老中医治验集萃》《慢性阻塞性肺疾病全国名老中医治验集萃》《免疫性疾病全国名老中医治验集萃》《失眠全国名老中医治验集萃》《高血压全国名老中医治验集萃》《冠心病全国名老中医治验集萃》《溃疡性结肠炎全国名老中医治验集萃》《胃炎全国名老中医治验集萃》《肺癌全国名老中医治验集萃》《颈椎病全国名老中医治验集萃》。这些著作集中体现了名老中医擅治病种的精粹，既包括学术思想、学术观点、临证经验，又有典型病例及解读，可以从书中领略不同名老中医对于同一重大难治病的不同观点和经验。"大医传承文库·名老中医带教问答录系列"通过名老中医与带教弟子一问一答的形式，逐层递进，层层剖析名老中医诊疗思维。在师徒的一问一答中，常见问题和疑难问题均得以解析，读者如身临其境，深入领会名老中医临证思辨过程与解决实际问题的思路和方法，犹如跟师临证，印象深刻、领悟透彻。"大医传承文库·名老中医经验传承系列"在扎根理论、处方挖掘、典型病例等研究结果的基础上，生动还原了名老中医的全人道术，既包含名老中医学医及从医过程中的所思所想，突出其成才之路，充分展现了其学术思想形成的过程及临床诊疗专病的经验，又讲述了名老中医的医德医风等经典故事，总结其擅治病种的经验和典型医案。"大医传承文库·名老中医特色诊疗技术系列"展示了名老中医的特色诊法、推拿、针灸等特色诊疗技术。

以上各个系列的成果，期待为读者生动系统地了解名老中医的道术开辟新天地，并为名老中医传承事业做出一份贡献。

以上系列专著在大家协同、团结奋斗下终得以呈现，在此，感谢科技部重点研发计划的支持，并代表项目组向各位日夜呕心沥血的作者团队、出版社编辑人员一并致谢！

总主编　谷晓红

2023年3月

序　一

　　欣闻谷晓红教授撰著的《名老中医传承学》即将付梓。实为医道传承，我心系之，亦视之为毕生事业！阅毕本书，所思所虑，何其相似，慨当以慷。何以解忧？唯有文明互鉴后学明德成才担当。谷晓红教授对名老中医道术传承的历史、现状、存在问题做了深入解析并提出了解决策略，创新性地提出了道术传承的内涵和方法，建立了名老中医道术传承范式，搭建了名老中医研究与推广应用一体化平台。此项目意义重大，本书的出版当为守正精华、传承创新之举。

　　十余年前，我就提出过对"学"与"术"的认识，并将其统称为"学问，道术"。学为学理，术为应用；"学"属于理论层次，"术"属于经验层次；学理为技术之根基，技术为学理之应用。"学"与"理"是紧密相关的，学理不丰则技术必贫，技术不精则学理必浅。理论、学说、思维、观念等属于"学"的形而上范畴；方法、技术、手段、策略等属于"术"的形而下范畴。对中医而言，"学"源于"术"，"术"验证"学"，象数易气执中和合都是传承工作的重点。与今谷晓红教授提出的"道""术"传承当是现代中医学科建设的关键。

　　我与北京中医药大学温病教研室渊源深厚，自毕业分配时就来到温病教研室，跟随恩师董建华教授学习，受业于戈敬恒、孔光一等老师。恩师布置《温热经纬》《温病条辨》《时病论》为必读书目。时常感怀当时初出茅庐虽懵懂，承沐师恩诵经典之一言一景。至今想来，虽书声不断，手不释卷，终难以再见诸位恩师传道穷经之慈祥音容。唯有不改初心，传承师道，鞠躬尽瘁！

　　今谷晓红教授基于前期荟萃的传承经验与研究成果，系统总结了名老中医的道术传承工作的关键环节，以冀能为医学传承事业做出贡献，提供示范，并为之殚精竭虑，奋斗不息。人才强国是我国的重大战略，中医药创新人才的培养对中医药的传承创新发展至关重要，开展名老中医道术传承工作就是将领军的学科创新人才培养落到实处的有效措施之一。

中医学具有科学与人文双重属性，是中国特色的生命科学。医学是人学，无分中西，以人为本，在自然哲学引领下一切以"人"为对象的学问皆与医学相关。明医之为人、为医、为师、为学，是谓道！"人能弘道，非道弘人"，因此更需要人才去传承与发扬。

为人之道晓十存。一要工候，以白首之年未尝释卷之坚持。二要见识，以读万卷书行万里路之眼界。三要人品，以怀仁精术为病家安危之所系。四要时运，以应时、应势、应运之所成。五要人情，以谦谦君子之风而享誉杏林。六要旁衬，以组建团队提携进步之同道。七不贪利，以高洁之心格物之自制。八寡言语，以谨言慎行言信行果之品行。九不游玩，以十年磨一剑之厚积薄发。十存心地，以医生存心积善济人之心胸。以上十点，不惟医者成功之关键，实乃做人之圭臬。

为医之道备五心。徐大椿发出"为医固难，而为名医尤难"的慨叹。名医当技艺高超，如扁鹊之生死而肉骨；医德高尚，如举孝廉而不就，公车召而不往；平等心、慈悲心和恭敬心，贫富贵贱一视同仁，等等，诸如此类。因此，要想成为名医，必须"发心"：有恻隐之心、恭敬之心、是非之心；同时具备"五心"：为医要有仁心，为学要有恒心，临证要有信心，诊断治疗要精心，对待患者要有耐心。千古流芳之名家必是道术双馨，就像顾景星对李时珍的评价，"李公份份，乐道遗荣，下学上达，以师古人；既智且仁，道熟以成"。可见，有道有术，方可沾溉后人。

为师之道融美育。对诸生之教学，需灵活多样、因材施教；传道授业解惑时，应深入浅出，言之有据，抒发己见。凡成中医大家名师者，皆为博览群书，勤求古训、融会新知的楷模。中医药学者不仅要提高治学执教的能力，还要重视美育，提升自身关于美育的认知，并将其付诸终生教育的实践中。生命美育是医学人学的重要组成部分，融美、审美与教育教学于一体。美育提倡"动静有序，守静至善，求真立美"，虽人生经历常有曲折坎坷，但要懂得正负逻辑，觉解顺逆而显隐自如，超越功利主义有助于人类审美理想的实现，这是情感生命的感知。澄源方可畅流，治学执教中医者，惟重始源、融新知，定心坚志，乃可传承精华、固本强基，守正创新、行稳致远。

为学之道重三性。中医治学需要感性、理性、悟性。中医学者仁心，为正纲良知恻隐之心，同理心归属感，感同身受患者疾苦。感官细察体验，为感性；倾其所学、阅历经验、慎思明辨，为理性；重在悟性，即医家心灵智慧，吾心体道，善于间性联想，获取丰富的直觉，验之临床提高疗效，造福民生。王玉川老师教导我："中医师要有感性、理性和悟性。悟性难得，然最重要。"曾请教先生如何理解悟性。先生指示："悟即吾心、仁心、天心、宇宙的心；悟即丰富的直觉；顿悟或渐悟缘于实践、阅历的修养。"我理解，悟性是创新思维，是理性的升华，悟性与理性互动互用。

中医学的自然科学内容与人文哲学内容是水乳交融、难以分割的。加之大科学、高概念、数字化新纪元的到来，多元化理念、多模式的研究，朝向个体化医学、预测医学、预防医学、参与医学做调整，适应转化医学与网络医学的发展。因此，多元融合的方法与道术结合的研究思路正是很好地对应了中医传承的需要。循证医学、人工智能、质性研究与叙事医学的有机结合，必将开启中医道术研究的新征程。

"孔德之容，惟道是从"。若体道之领悟，领悟道之难，必当明心求真，立象尽意，恪守"死而不亡者寿"，于"不亡"的时间中，格致诚正以脱俗谛之桎梏，明明德修齐以慰"任我"之志向。

期冀：道术生花，传承创新，不忘初心，

恪尽职守，臻于至善！聊以为序。

中央文史研究馆馆员

王永炎

中国工程院院士

壬寅年夏至

序　二

　　"促进中医药传承创新发展"是以习近平同志为核心的党中央赋予中医药人的伟大使命。传承无疑是创新的重要基础和前提，名老中医学术经验总结是中医传承工作的源头活水，有着继往开来的重要作用。半个多世纪以来，名老中医传承工作有了深厚的积淀，并形成了丰硕成果，为中医药的持续发展做出了重要贡献。

　　在新的历史起点上，人们在深刻思考如何把名老中医经验传承的研究水平提升到一个新的高度。这就迫切要求回答不同时期的传承有哪些特点和内涵；传承工作形成了哪些独特的机制和规律；形成了什么样的传承思维方式，形成了什么样的文化精神。

　　不久前，我收到了谷晓红教授和于河教授主编的《名老中医传承学》一书出版稿，翻阅后发现，该书似乎对上述问题做出了很好的应答。该书对名老中医的传承内容提出了新的内涵，提供了传承研究的方法，创建了传承范式，还提出了名老中医道术传承范例。我对谷晓红教授提出的"道术全人传承"观点非常认同。特别是本书确立的"传承学"，从学理层面形成了专门学问，即确立研究对象，形成包含本体论、认识论、方法论的理论体系，对推动名老中医学术思想整理和传承的系统研究传承创新模式，构建方法学体系和推广应用方式具有很强的指导意义。综观全书，对如何做好名老中医传承做了以下精彩的凝练。

第一，以全人传承为要素，以道术结合为范式

　　说到名医传承，首先要解决"传什么"的问题。古有明训，韩愈《师说》云"师者，所以传道授业解惑也"，把"传道"放在第一位。道者，之所谓由也；道者，之所谓径也；道者，之所谓律也；道者，之所谓理也。道是什么？道是始源，是路径，是规律，是理论，这些相加即可称为"形而上"者。当前名老中医学术传承就是要解决重术轻道的现

象，要重视其思辨特点、思维过程，从实践中提炼成知识，形成鲜明的学术思想。当然有些思想有可能是显性的、成熟的，有些还是隐性的、潜在的，需要我们沉潜往复，深入挖掘，认真体悟。诚如达尔文所说"科学就是整理事实，从中发现规律，做出结论"。术者，是技艺，由道而生，处困之策，解难之方，都是在"道"的指导下形成的。无论是处置能力和手段，还是方法和行为，这些都是"形而下"的，"形而下者谓之器"。这就是道与术的关系，如果没有道的理论指导，就没有具体的、生动的、鲜活的术。"术"正是在"道"的指导下形成的具体方法。谷晓红教授提出要把"道"和"术"结合起来研究，非常可贵。有道无术，术尚可求也；有术无道，止于术。在传承工作中要做到以道驭术、道术相济、明道修术、正道强术。

第二，以坚实的临床为基础，以培养名医为目标

名医传承由谁来传？需要具备什么条件？临床是中医学术赖以生存发展的土壤，没有中医临床优势，就谈不上中医学术的振兴。培养高明的临床家是中医学术发展的当务之急。名老中医是将中医学基本理论、古贤前辈经验与当今实践相结合，解决临床疑难问题的典范，代表着当前中医学术和临床发展的最高水平，是当代中医药学术发展的杰出代表，他们的学术思想和临证经验是中医药学术特点与理论特质的集中体现。

我认为高明的临床家，其作用突出表现在三个方面：其一，对社会贡献大，并由此而推动本学科创造性的发展。因此，他们不仅在常见病、多发病防治效果上高人一筹，而且在许多危重疑难病症诊治方面匠心独运，使许多棘手问题迎刃而解。其二，高明临床家的水平往往显示或代表某一地区乃至某一领域的水平，或在更大范围内产生不可低估的积极影响。其三，名师出高徒，培养一批后继人才，产生连带效应。名老中医即是高明临床家的代表人群，必须造就一批精通中医理论，临床经验丰富的医生，并代代薪火相传，名医辈出，继往开来，才能谋求中医之大发展。

中医临床医家的培养，无捷径可走，但谷晓红教授提出的道术全人传承指明了培养高明的临床家的方向，相信可以大大提高传承效率。

第三，以思维方式为主导，以人文精神树人

名医经验怎么传承？中医学走到今天、走向未来，不能丢掉主体。把"道和术"融合起来进行传承，传承要找到方法、路径、模式。

"传"是老师的问题，学无广，学无勤，术无专，心无诚，目无远，不可为师。如何把自己的十八般武艺教给徒弟，徒弟学习后如何演变成十九般武艺。老师传了没有，传了什么？国家把这个任务交给你，就得用心去传。对学生应严格要求，教不严师之惰。老师一定要有责任心、有担当、有计划、有步骤、有考量。不能"鸳鸯绣取凭君看，不把金针度与人"。做老师最重要的是要告诉学生"金针怎么绣出鸳鸯"的道理。我们在知识传授上，不应该是知识灌注、知识积累的方法，而是要身体力行以"道"为学生提供指引，提高学生的思维技巧、应变能力，实现"活化"传承。现在讲"活态传承"，活态传承一个重要的思想就是一定要保留名老中医的思想内核，不求形似而求神似，是要能够掌握其思想精髓、思想内在的灵魂，而这就是老中医的"道"。

我对学生有四不容：最不能容忍的是胸无大志，最不能原谅的是放弃追求，最不能允许的是浮躁轻率，最不能宽宥的是敷衍搪塞。回首我的求学、治学道路，感慨"万里云天万里路，一重山水一重天"，所以希望我的学生们也能厚积薄发，破茧成蝶。中医讲"悟"，"悟"的是"道"，"悟"的过程实际上是掌握思维方法的过程。如果流于表面，只看老师开什么方、用什么药是不能得"道"的。而老师思想结晶的真谛、人脑灵活的应变能力，所谓"名医之手眼""心灵之感悟"才是"道"。不能得"道"，就不能造就名医。

传承结果如何？我们要对传承进行评价，应包括：老师传了什么，量够不够，质高不高；徒弟承了什么。因此，传承效果应该由师徒两人一起来担当，需要传和承两个方面的共同努力。

第四，以守正创新为遵循，以研究方法为支撑

中医药是我国生命科学领域最具原始创新性的学科之一，也是传统文化的重要资源。习近平总书记强调"传承精华，守正创新"。精华要传承好，要守正。创新是科学研究，是增长、是延伸、是拓宽。我提出研

究和创新要"我主人随"，主体必须是中医研究。中医本身的主体性不能削弱。借助现代科学的方法，让中医得到更多的科学论证，以及应用现代语言、公众语言来表达中医，但是这些方法手段的目的在于丰富中医、解释中医。这不仅不影响中医的存量，反而可以提高中医的影响力。中医药一定要"转型"，但是不能"转基因"，要用现代语言解读中医疗效。

本书聚焦中医师承的研究成果，提出应用各种现代科学研究方法，提炼师承精华要点，就是"我主人随"的最好体现，这终将使现代各种科学技术服务于中医的传承精华与守正创新事业。

本书所建立的名老中医道术全人研究范式，必将服务于名老中医传承工作实践。

路漫漫其修远兮，吾将上下而求索。有感于斯，是为序。

国医大师
中国工程院院士　　王　琦
于壬寅年立冬

序 三

名老中医经验是中医药长期临证实践的宝贵财富，通过对名老中医经验开展抢救性挖掘，名老中医传承取得了丰富的经验和重要的成果。如何利用现有的多种科学方法提高传承效率和准确性，是创新和发展的前提和基础。《名老中医传承学》一书创新性地提出名老中医全人研究的思路，强调"道术结合"的传承与创新研究思路，通过文献研究、循证医学、定性研究、数据挖掘、实验研究等多元定性定量混合研究方法系统整理和挖掘名老中医的道术元素，构建多元方法的传承范式和范例、平台建设等，为中医传承事业创建了方法学范式。

第一，医学模式的转变对临床疗效评价提出新的要求

现代医学模式从生物医学模式向生物－心理－社会－环境－精神模式转变，强调人格、社会属性以及人与环境之间的相互作用，更加注重人作为整体的健康医学观。由于数理统计等量化方法存在机械的、物化的与静止的特性，单纯采用数学及统计学的量化方法来评价中医学的临床疗效，无法完整地体现人作为生物体的复杂整体和动态变化情况。中医学具有鲜明的哲学思想和文化内涵，中医强调动态性、整体性和个体差异性。名老中医诊疗实践的疗效特点更具备多元性，对名老中医诊疗过程的深入探索和解析，有利于做好名老中医有效经验的传承并发展创新。临床研究与众多学科的相互交叉愈来愈普遍，中医临床科研设计也应更加科学、多元，以适宜中医药的临床研究。

第二，名老中医经验传承应以具有确切证据的疗效为前提

循证医学时代对精准医疗的理解和要求促进了个体化医疗的实践研究，实现了外部研究证据、医生个人技能及经验与患者价值观和偏爱的有机结合，为临床决策提供了明智、合理的证据支持。中医的生命力在于其临床疗效。名老中医经验的临床研究大多为无对照的病例系列、病

例报告，虽然根据国际公认的证据"金字塔"将这类研究作为4级证据，但来自名老中医的临床经验所做出的推荐意见无疑非常重要，名老中医经验是经过数十年的临床实践并基于理论传承和实践创新所检验的。因此，目前国际社会也越来越注重来自名老中医的经验性证据，而名老中医经验传承的前提应基于疗效评价。

第三，建立符合名老中医复杂干预诊疗规律的研究与评价方法学体系

长期以来，方法学制约着中医疗效评价。现有的评价方法未能充分反映中医的人文属性和整体观以及辨证论治特点。中医辨证论治作为一种代表个体化诊疗的复杂性干预，诊疗过程中各复杂干预要素需要被更好地呈现。针对中医个体化复杂干预及其社会学属性，综合定量研究和社会学定性研究的评价方法是一种明智的选择。

名老中医宝贵的经验不但是一门治病活人的技术，也是一门艺术。中医起源于中国古代哲学，扎根于中国传统文化，对中医的理解和认识，不能仅局限于自然科学层面，还应包含哲学层面的人文科学内涵。名老中医诊疗过程的复杂性干预体现在诊疗过程中不同环节、不同阶段、不同措施的干预，名老中医取得的疗效不仅仅是中药处方的作用，而是由诊疗过程中许多不同要素综合作用的结果。然而许多要素隐含在名老中医诊疗的过程中，不易被总结归纳，不易从复杂的中医整体干预中抽提出来，加以评价。同时，名老中医的医德与医术同样重要，医德表现在和患者的良好沟通交流和医生的行医原则上。良好的医患关系不仅可以提高患者愈病的信心，提高对治疗的依从性，进而提高疗效，更可以影响患者的心理精神状态，从而可能引起一系列复杂的生物反应，产生治疗效应。

本书使用混合研究方法总结名老中医道术精华，运用数据挖掘的方法将名老中医经验进行可视化呈现，将经验上升为知识，并创造性地将社会学研究中的扎根理论方法应用于名老中医研究之中，以期获得名老中医传承的精髓。本书作者团队率先创建了"道术结合"的传承研究范式，提出应用混合方法开展名医之道术传承研究的方法步骤以及具体范例，为应用循证医学开展疗效评价和应用数据挖掘方法开展经验总结树立了范例。

本书的出版将为名老中医经验传承工作提供系统、全面的方法学指导，帮助全国更多的名老中医传承工作室开展中医传承研究工作，推动形成名老中医群体治疗重大难治疾病的推荐方案，这将有利于推广重大难治病的中医药治疗方法，进一步提高中医药临床疗效；实现名老中医道术的全人研究，为中医药的"传承精华，守正创新"提供方法保障，丰富传承维度；为中医药创新发展及"健康中国"的实现发挥巨大的推动作用。

教育部长江学者　　刘建平

北京中医药大学国际循证中医药研究院执行院长

2022 年 8 月

前　言

名老中医是当代社会中医临床领域的杰出代表，是对中医药学术发展具有突出贡献的群体。其临床经验是在数十年理论及医疗实践中逐步形成的，是学科领域内个人与群体智慧的结晶，是中医学传承的主要内容，中医经验传承是进一步推动中医药创新发展的重要内容。《中共中央 国务院关于促进中医药传承创新发展的意见》提出："加快推进活态传承，完善学术传承制度，加强名老中医学术经验、老药工传统技艺传承，实现数字化、影像化记录。"目前，中医药事业迎来利好政策，中医临床经验传承历史悠久，在中医药人才培养、科学研究、成果转化等方面取得了显著的成绩，但仍存在许多问题。例如在名老中医传承研究内容上，重术轻道，缺乏包含思维方式、文化素养、精神品格等方面的全人研究，影响了名老中医经验的传承效果；在研究方法上，缺乏全面挖掘和传承的方法学体系和研究范式等，这些问题制约了中医药的传承与发展。本书详细解析中医传承研究的内容，提出了名老中医传承应为"道""术"两方面的内容，以及道术的科学内涵，首次提出名老中医的为人、为医、为师、为学都应是传承要素，并介绍多元融合方法、实施要点、研究范例，构建了多元方法的传承和推广模式，并创建了医疗、科研、传承、推广一体化的服务平台。为不同领域的传承工作提供方法、范式、平台，并适用于开展中医全人研究，以利于全面传承名老中医的"道""术"经验。本书不仅适用于中医传承研究，也期待向其他领域提供全人研究的方法和范式。

随着党和国家日益重视与推进中医药现代化进程，强调中医药的发展要坚持"传承精华，守正创新"。科技部在既往名老中医经验传承项目基础上，进一步设立了"十三五"重点研发计划"中医药现代化研究"，旨在加快推进中医药科技创新发展。该项目通过应用队列研究、数据挖掘、扎根理论等定性定量结合的多元研究方法，构建群体治疗同一种重大难治病的方法学范式，推广重大难治病的中医药治疗方法，提高中医药临床疗效，为中医药创新发展及推进"健康中国"建设发挥重要作用。

本专著受国家重点研发计划项目——基于"道术结合"思路与多元融合方法的名老中医经验传承创新研究（项目编号：2018YFC1704100）资助，是课题一"名老中医经验挖掘与传承的方法学体系和范式"的研究成果（课题编号：2018YFC1704101）。

通过对项目涉及的136位当代中医，包括国医大师、全国名中医、全国老中医药专家学术经验继承工作指导老师的"道""术"进行多元融合方法学体系系统研究，获得了名老中医为人、为医、为师、为学之"道""术"精华，为名老中医传承事业提出了方法学范式。

基于此项成果及本书的出版，未来会将该方法学范式推广到全国更多的中医传承工作室，用于名老中医经验传承的研究。并将师承道术精华融入院校教育，形成名医全人传承－研究－教育新模式。落实《中医药振兴发展重大工程实施方案》中"中医药特色人才培养工程（岐黄工程）"：加强中医药高层次人才、基层人才队伍建设和人才培养平台建设，建立符合中医药特点的人才培养体系，创新中医药人才发展体制机制，建设以领军人才为引领，青年优秀人才、骨干人才、基层实用人才为主体的高素质中医药特色人才队伍。为中医药事业"传承精华，守正创新"做出应有的贡献。

谷晓红

2022 年 7 月

目　录

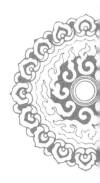

I

下篇 道术结合传承范式的应用与推广

上篇
道术结合全人传承内涵

第一章　名老中医传承研究发展概述

名老中医是中医药行业的杰出代表，在遵循"传承精华，守正创新"的宗旨下，中医传承事业取得了重要成就，一代又一代大师辈出。近年来，在国家政府各级主管部门的领导下开展了大量卓有成效的名老中医经验的抢救性挖掘与学术经验的整理，使得名老中医的宝贵经验得以保存。然而，由于技术的不成熟及研究方式的限制，目前名老中医传承仍存在着一些不足。为使名老中医传承工作更好地顺应时代所需，本书作者系统梳理了古代与近现代中医传承与发展情况，并提出了当前名老中医传承存在的问题与对策。

第一节　古代中医传承概要

中医师承教育有几千年的历史，一直是中医药人才培养的重要途径。历代中医名家的临床经验通过一代又一代的继承者跟师实践，通过口传心授，反复揣摩，逐步领会，掌握真谛。中医传承虽历经时代更迭，但至今仍是中医传承的主要方式之一，现将中医传承历史进行简要梳理。

一、中医传承流派概述

春秋战国时期，《黄帝内经》（简称《内经》）奠定了中医学的理论体系，后世医家在《内经》的基础上从不同角度加以阐发，逐步发展并形成了不同的学术流派。汉代已有师承授受。例如《史记·扁鹊仓公列传》中，扁鹊师承于长桑君，子阳、子豹等人为扁鹊弟子，太仓公淳于意学医于公乘阳庆与

3

公孙光，其弟子中有宋邑、高期、王禹、冯信、杜信、唐安等名医。

汉代医家张仲景著《伤寒杂病论》，从晋唐至宋元明清，伤寒学派是中医学的重要学派。直至今日，伤寒学派的理论和实践经验仍然指导着现代临床。由于时代变更，宋金元时期又逐步发展形成了更多学术流派。刘完素在研究《素问》《伤寒论》的基础上，创立了火热论，成为寒凉派的代表。张元素创立脏腑病机学说，形成易水学派。李杲继承发展了张元素之学，独重后天脾胃，创立脾胃论，成为补土派。张从正私淑河间之学，成立攻邪一派。刘完素的三传弟子朱丹溪，其学术受刘完素"火热论"的影响，在李杲内伤观点基础上，提出阳有余、阴不足，开滋阴先河，形成丹溪学派。到明代，薛己、张介宾、赵献可、孙一奎、李中梓诸家及其门人，形成了温补派。明末瘟疫流行，吴又可、叶天士、吴瑭开展温病瘟疫的研究，形成了温病学派。河间学派、易水学派、丹溪学派、攻邪学派、温补学派、伤寒学派、温病学派这些医学流派是中医学发展过程中的主要脉络。

除了以上医学流派，我国部分地区，以其特殊的地理气候环境及历史文化特点为基础，形成了具有独特学术思想、诊断辨证、治疗方法、用药特点的医学流派，并不断传承与发展。我国以地域性特色为代表的流派有安徽新安医派、江苏孟河医派、广东岭南医派等。

二、中医古代传承的主要形式

家族前辈晚辈相传是中国古代技艺长存的主要方式。技艺走出家庭，又形成类家庭结构的师徒传承方式。以传习某种技艺为纽带而组成的师徒传承，成为中医等文化技艺门类传承发展的普遍形式。

（一）师徒关系

师徒之间由"父子相承"逐渐形成了一种与契约、血缘、地域等密切相关的传统师徒关系。古代的师徒虽然无血缘联系，但素有"一日为师，终身为父"的中华文化传统，师父不仅是传授技艺的老师，也是徒弟以父侍奉的尊长，在这种无血缘但亲近而信任的师徒关系基础上，古代各行各业的技艺方能通过师徒亲授传承和发展。

（二）师承形式

1. 亲炙

师承即师徒之间进行传授学习的方法，是我国古代传授医学知识的主要形式，对中医学的延续和发展产生了深远影响，正如韩愈所说"古之学者必有师"。

师承的基本过程为师父要求弟子，诵记大量中医经典，培养深厚的中医理论根基。同时由师父言传身教，教授心得，把自己积累的临证经验传授给弟子，弟子就能够在无须花费大量时间摸索的情况下，很快继承师父的诊疗技术。师父独特的学术思想和经验经过几代甚至十几代弟子的继承与创新不断成熟完善，这是中医众多学派形成的重要方式。徒弟往往自幼年就跟随师父学习。例如叶天士是清代杰出医学家，名桂，号香岩，江苏苏州人。少承家学，日习儒经，夜习岐黄。十四岁其父亡故，他继续拜父亲的门生朱君为师。他毫不自满，孜孜不倦，之后十年内拜师 17 位，其中包括周扬俊、王子接等著名医家，故后人称其"师门深广"。他所创立的温病卫气营血辨证论治纲领，为温病学说理论体系的形成奠定了坚实的基础，著有《温热论》《临证指南医案》。叶天士还培养了不少济世救人的名医。史称"大江南北，言医者辙以桂为宗，百余年来，私淑者众"。

但师徒传承模式的不足之处主要表现在名师教育方法各异，标准不一，内容有别，难以形成规模化培养，因而培养弟子的数目较少且周期较长。

2. 私淑

私淑是一种自学与师承相结合的方法，是指对某一名医的学术思想特别钦佩，因各种原因而又不能受其亲炙，于是将其学术思想、临床经验著作作为自己刻苦钻研的内容，加以继承并不断发扬。汪机、虞抟均私淑于朱丹溪，尽得其传；张从正私淑刘完素创攻邪派，与刘完素齐名，成为"金元四大家"之一，对丰富中医理论创新贡献颇大。吴鞠通私淑叶天士成为一代温病大家，著有《温病条辨》，其 198 方中有 100 余首受到叶天士医案和其学术思想的启发。

3. 家传

传统中医以在家族之内传授为主。家传的教育方式具有以下特点：

（1）耳濡目染，根基牢固。从小受到潜移默化的影响和熏陶，及早接受中医学入门知识，基础扎实。

（2）毫无保留，尽得真传。家族内长辈心甘情愿、毫无保留地将医术、秘方传授给子代，并希望能世代相传，发扬光大。

但家传教育由于具有独立性、系统性，根深蒂固，易存在门户之见，不易接受其他医家、学派的学术思想，从而导致知识结构或认识水平的局限。家传由于规模较小，也易造成一些验方秘术的失传。

（三）师承内容

历代医家择徒注重德、才、智，拜师讲究学识圆满、有验于己、师有专长。中医择徒历来以"人品端方，心术纯正"（《医学源流论》）为其首要条件，若不得其人，则不宜传授。在师徒制中，师父看重学艺弟子的礼仪和德行。徒弟失礼或是失德，就会受到师父的严厉处罚教育，甚至被逐出师门。古代职业教育中，徒弟在学到技艺的同时，也学会了做人，由古至今，道术传承一直是中医传承的主要内容。

第二节 现代名老中医传承研究概述

近 20 年，我国政府高度重视中医药事业的发展与创新，出台了一系列政策大力扶持中医药传承工作，推动名老中医经验传承的开展。2009 年，《国务院关于扶持和促进中医药事业发展的若干意见》提出："做好中医药继承工作。依托现有中医药机构设立一批当代名老中医药专家学术研究室，系统研究其学术思想、临证经验和技术专长。"2015 年，习近平总书记在《致中国中医科学院成立六十周年的贺信》中提出："切实把中医药这一祖先留给我们的宝贵财富继承好、发展好、利用好。"2016 年，国务院印发《中医药发展战略规划纲要（2016—2030 年）》，要求"实施中医药传承工程，全面系统继承历代各家学术理论、流派及学说，全面系统继承当代名老中医药专家学术思想和临床诊疗经验，总结中医优势病种临床基本诊疗规律"。2019 年，《中共中央 国务院关于促进中医药传承创新发展的意见》中提到，加快推进活态传承，完善学术传承制度，加强名老中医学术经验、老药工传统技艺传承，实现数字化、影像化记录。2021 年，国务院办公厅《关于加快中医药特色发展的若干政策措施》指出："坚持发展中医药师承教育。增加多层次的师承教育项目，扩大师带徒范围和数量，将师承教育贯穿临床实践教学全过程。长期坚持推进名老中医药专家学术经验继承、优秀中医临床人才研修、传承工作室建设等项目。"

国家"十五"规划期间，科技攻关计划第一次对"名老中医学术思想、经验传承研究"进行课题立项；"十一五"科技支撑计划，进一步设立"中医传承规律与模式研究"项目，共纳入 210 位名老中医，着重原汁原味地采集和保存名老中医医案数据资源；"十二五"科技支撑计划继续对"名老中医临床经验、学术思想传承研究"立项，重点开展 17 位名老中医经验传承的方法学研究，构建名老中医学术经验社会化信息共享平台。从抢救性继承到横向拓展再到传承应用，实现了对名医经验传承研究的扩展与升华，名医经验传承对中医学理论及临床的发展创新有着战略性意义。"十三五"国家重点研发计划"中医药现代化研究"专项提出，以中医药防治重大疾病及其他三大领域为重点，对中医药传承和发展具有积极的推动作用。"十三五"科技部重点研发计划对全国 136 位名老中医开展"基于'道术结合'思路与多元融合方法的名老中医经验传承创新研究"。

综合以上，在国家政策和科研项目的大力支持下，通过诸多名老中医和传承团队的不断努力，名老中医学术经验传承工作得到了较大发展、积累了宝贵的传承经验。

一、名老中医传承研究领域发表文献情况

检索 2000 ~ 2020 年 5 月中国知网，以"名老中医"为检索主题词的全部期刊文献，共 2396 篇。在 2000 年以前，名老中医传承研究文章数量较少。2000 ~ 2020 年，名老中医研究领域发文量不断攀升，受到越来

多研究人员的重视。名老中医研究大致可以分为四个阶段：①起步阶段：2000～2004年，年发文量在25篇左右；②发展阶段：2005～2014年，发文量逐年攀升，年发文量从55篇增加到177篇；③巅峰阶段：2015～2017年，发文量维持在较高的水平，年发文量分别为每年237篇、229篇、220篇；④回落阶段：2018～2020年，年发文量逐年减低，分别为135篇和158篇，截至2020年5月共计47篇，趋势与前两年相近。如图1-1所示。

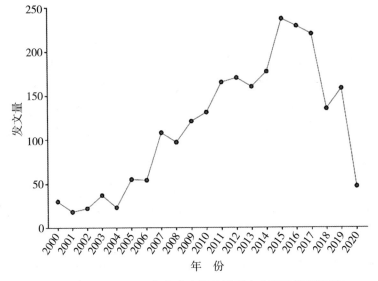

图1-1　2000～2020年名老中医传承研究文章数量折线图

研究机构的发展规模，研究团队的建设成果，是名老中医研究领域发展的基础。在名老中医研究领域排名前10位的研究机构分别为北京中医药大学、中国中医科学院广安门医院、河南中医药大学、南京中医药大学、黑龙江中医药大学、贵阳中医药大学、山东中医药大学、上海中医药大学、中国中医科学院、广东省中医院，研究机构全部为中医药相关的大学及其附属医院、科研院所等。

网络搜索名老中医研究的关键词进行聚类分析，共得到9个聚类：辨证论治；名老中医；数据挖掘；临床经验；师承教育；名医经验；任继学；学术思想；内科疾病。如图1-2所示。

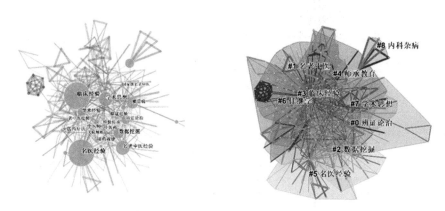

图 1-2　2000～2020 年名老中医相关关键词共现和聚类分析知识图谱

注：左图为关键词共现，右图为聚类图谱，#0-#8 共聚为 9 类

从 2000～2020 年名老中医研究领域的研究演变可以看出，临床经验、学术经验、辨证论治等为研究基础，逐渐出现数据挖掘、用药规律、关联规则等研究前沿。如图 1-3 所示。

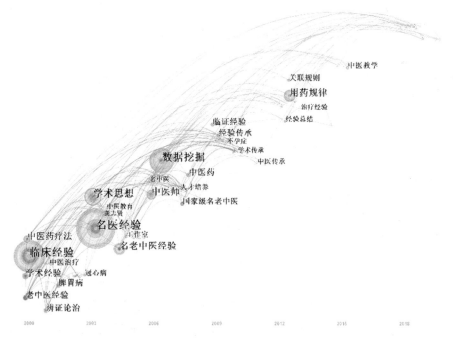

图 1-3　2000～2020 年名老中医研究领域的研究演变

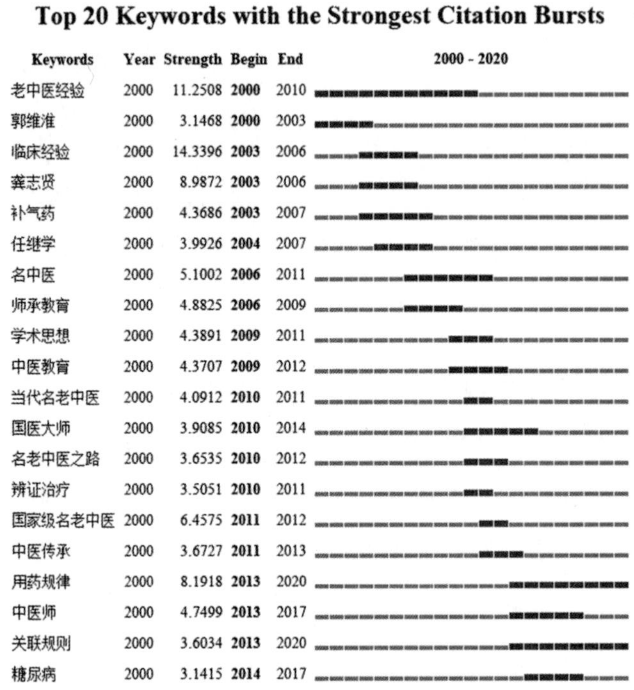

Top 20 Keywords with the Strongest Citation Bursts

Keywords	Year	Strength	Begin	End	2000 – 2020
老中医经验	2000	11.2508	2000	2010	
郭维淮	2000	3.1468	2000	2003	
临床经验	2000	14.3396	2003	2006	
龚志贤	2000	8.9872	2003	2006	
补气药	2000	4.3686	2003	2007	
任继学	2000	3.9926	2004	2007	
名中医	2000	5.1002	2006	2011	
师承教育	2000	4.8825	2006	2009	
学术思想	2000	4.3891	2009	2011	
中医教育	2000	4.3707	2009	2012	
当代名老中医	2000	4.0912	2010	2011	
国医大师	2000	3.9085	2010	2014	
名老中医之路	2000	3.6535	2010	2012	
辨证治疗	2000	3.5051	2010	2011	
国家级名老中医	2000	6.4575	2011	2012	
中医传承	2000	3.6727	2011	2013	
用药规律	2000	8.1918	2013	2020	
中医师	2000	4.7499	2013	2017	
关联规则	2000	3.6034	2013	2020	
糖尿病	2000	3.1415	2014	2017	

图 1-4　2000 ～ 2020 年名老中医领域研究突现词

图 1-4 右侧部分每行有 21 个方格，对应 2000 ～ 2020 年，深色方格对应的年份和关键词代表此关键词为当年的研究热点，浅色方格为非当年的研究热点，近年连续出现的深色方框所对应的关键词为突现词，如用药规律、关联规则，为近 8 年的研究前沿。

经过数十年的不懈努力，名老中医经验整理、挖掘、继承工作取得了长足进步。名老中医研究领域发文量从 2005 年开始逐年攀升，到 2017 年达到高峰，这可能与国家采用科研立项、国医大师评选等一系列扶持中医的政策及名师带徒等具体传承工作的实施有关。此外，数据分析方法的发展和中医传承软件的开发为名老中医传承研究注入了新活力。不仅先后抢救性采集、保真性储存、全面性整理、专项性研究了名老中医的学术思想、诊疗经验、传承方法，并且在传承模式和方法上不断改进。在国家科研立项支持下，名老中医传承研究领域产生了一批高产研究团队和研究机构网络。研究机构核心网络全部为中医药相关的大学及其附属医院、科研院所。建议与社会学、工程学等科研院所开展多学科交叉融合的研究，加强中医药科研创新团队建设，将是提升中医药院校科研水平的重要举措。

名老中医传承主要研究内容包括辨证论治、临床经验、师承教育、学术思想等方面。研究方法主要包括临床经验总结、数据挖掘等方面。这显示基于传统的验案分析和现代数理计算的数据挖掘分析是目前的研究热点。目前名老中医传承研究的数据挖掘主要以某病的"症－药"关系和"药－药"联系的研究为主，方法以关联规则和聚类分析占绝大多数，对于其他的数据挖掘方法尝试较少，如复杂网络分析、决策树、人工神经网络等，工具以"中医传承辅助系统"为主，有学者提出可借助大数据、人工智能等先进技术促进名老中医经验的传播、学习和应用。

名老中医传承研究领域发文量自 2015 年后逐年减低，可见名老中医传承研究发展出现平台期。通过研究领域演进分析和突现词分析发现，用药规律、关联规则为近 8 年来的研究前沿，名老中医领域尚未发现近 3 年的突现词，显示该研究领域近年来发展出现瓶颈。同时还提示名老中医传承领域前沿研究存在"重术轻道"的情况。

名老中医传承研究领域近 20 年发展迅速，形成了一批高产研究团队，取得了众多研究成果，其研究领域以临床经验、学术经验、辨证论治等为研究基础，用药规律、关联规则为研究前沿。但该领域近 3 年尚未出现新的研究前沿，且发文量逐渐下降，建议开展以"道术结合"为研究思路，融合更多创新性的方法开展研究，为名老中医传承和发展注入新的活力。

二、名老中医传承研究方法现状

名老中医传承研究的方法，从传承载体来看，可以归纳为手工病案汇总和各种信息技术两种主要形式。信息技术兴起以前的名老中医经验总结多以病案记录、分析总结为主要手段。少部分名医工作室保留了名老中医诊疗视频用于内部传承。

循证医学崛起，涌现出应用循证医学的各种科研设计开展名老中医经验的研究。当前主要以各种计算机技术、信息技术和数据挖掘等手段，对名老中医的经验进行整理和挖掘研究、提取知识、凝练经验。各种数据挖掘技术也成了当今名老中医经验传承的重要方式方法。也有学者提出了应用定性研究方法开展名老中医的经验研究的观点。目前主要的名老中医传承研究方法分述如下。

（一）循证医学方法

近20年，随着循证医学的各种科研设计更多地用于名老中医传承研究，循证医学逐渐得到重视。其优点在于提高了名老中医经验传承研究的科学性及可推广性；缺点在于需占用大量的人力物力、研究周期相对较长、完成难度相对较高。循证医学方法采用统一设计、标准规范、项目齐全、重点突出的信息采集表，突出名老中医注重的病、证、症项目及其信息表达方式，并注意病案采集重点在于保持诊疗过程的原貌。具体研究设计方法可以根据循证医学证据体选择，具体设计等级可由低向高：病例报告、病例系列、病例对照研究、队列研究、随机对照试验。根据名老中医诊疗和入组患者的特点，需要有针对性地选取具体方法，并随之加以改良。

因为患者有强烈的主观愿望获得名老中医的救治，所以有对照的临床研究不容易实施随机。此可采用队列研究设计方法开展名老中医治疗疾病的疗效评价，在自然诊疗状态前提下，名老中医治疗队列与对照队列进行疗效比较，队列为自然形成，不需要随机分配。随机对照试验在名老中医研究中难以开展，可以考虑实用型随机对照试验，或者考虑患者分组意愿的临床试验。

（二）数据挖掘方法

数据挖掘（data mining）是从海量数据中揭示出隐含的、先前未知的并有潜在价值信息的非平凡过程的研究方法。其以名老中医医案或文献典籍为基础，将数据进行结构化、标准化整理后，运用监督、无监督学习方法及描述性分析等多种手段对名老中医"道""术"相关信息进行挖掘、传承。包括统计方法、机器学习方法、神经网络方法和数据库方法。统计方法又可细分为回归分析（多元回归、自回归等）、判别分析（贝叶斯判别、费舍尔判别、非参数判别等）、聚类分析（系统聚类、动态聚类等）、探索性分析（因子分析、主成分分析、相关分析等）。机器学习方法可以细分为归纳学习方法（决策树、规则归纳等）、基于范例学习、遗传算法等。神经网络方法又可进一步分为前向神经网络（BP 神经网络）和自组织神经网络（自组织特征映射、竞争学习等）。数据库方法主要是多维数据分析和 OLAP 技术。此外，还有面向属性的归纳方法。虽然频数分析、聚类分析、因子分析、关联规则、Logistic 回归分析等数据挖掘技术在名老中医经验传承领域应用广泛，但是由于中医经验传承工作自身的特点，目前数据挖掘技术相对于博大精深的中医学及纷繁复杂的疾病仍相对简单，尚不能从更深、更广的层次上进行多角度、系统、整体的分析。目前数据挖掘侧重对于"术"相关信息的挖掘，未来期待可以加入"道"相关信息挖掘的方法和思路。

（三）社会学研究方法

定性访谈是研究者有目标地通过访谈、观察等方式收集资料，采用定性分析方法抽提或构建模型，对于难以量化的信息具有优势，是挖掘名老中医"道"相关信息的有效方法。研究者本人是定性研究的主要研究工具，其个人背景以及和被研究者之间的关系对研究过程和结果的影响必须加以考虑。扎根理论（grounded theory）是在经验资料的基础上建立理论的一种方法，其可以从原始资料中产生理论，通过对原始资料的深入分析，逐步构建理论框架。近年来，扎根理论研究方法在中医药领域的应用已逐渐从临床疗效和辨证规范化研究领域向中医复杂干预要素、流派传承、中医独特思辨模式研究、临床经验研究等领域扩展。

此外，实验研究方法也被逐渐应用于名老中医的经验研究中。通过运用动物实验的方式探讨名老中医治法及经验方剂的疗效作用机制等。

以上研究方法侧重于道术不同方面信息的挖掘，可以多种方法融合运用。在研究方法上，缺乏全面挖掘、传承的方法学体系和研究范式；传承工作中对于研究资料的收集、数据标准化的质量控制尚未获取统一、规范的标准；由于现有信息存储、分析技术和方法的制约，使得研究者无法有效利用现存的信息。

三、名老中医传承研究现状

（一）名老中医经验传承研究的思路

名老中医经验传承研究取得了大量成果，如系列名老中医经验集、基于名医验案的大量文献、师承研究报告等。但从这些成果中可以看出，目前对名老中医的研究"重术轻道"，缺乏综合其学术观点、思维方式、文化精神、价值观念等多方位的全人研究。

（二）对名老中医的重大、难治疾病诊疗经验的研究

目前已有大量名老中医治疗重大、难治疾病经验的文章和著作出版。但以往的研究多集中在对其个人经验的总结，而对多位名老中医治疗同一种疾病的对比分析研究较少，没有形成可以被推广的共识性诊疗方案，不能充分发挥中医学在重大、难治疾病诊疗中的作用和价值。

（三）名老中医经验传承成果的推广与应用

名老中医经验传承是中医人才培养的重要途径。通过培养师承博士后，开展全国老中医药专家学术经验继承工作，举办名医经验培训班等形式，培养了大批中医人才。但这些方式辐射的地区及人群有限，难以取得大范围的传承效果。近年来，一些中医传承辅助软件及名医经验传承服务平台，促进了名医经验的研究，但在推广应用方面尚未开展工作；也有一些平台开展了基于名医经验的在线培训工作。尚未发现有网络化、开放式的集研究与应用一体化的传承服务平台。

建立道术结合的名老中医经验传承方法学体系，系统挖掘名老中医对重大、难治疾病的诊疗经验，搭建集研究与推广应用一体化的网络传承平台是

目前亟待解决的关键问题。这些问题的解决，有利于中医药的传承与创新发展，有利于中医药人才的培养，有利于充分发挥中医药治疗重大、难治疾病的贡献与价值。

第三节　中医传承研究存在的问题

中医学的经验性和中医本身的人文内涵决定了在中医的知识体系中存在着大量"只可意会，不可言传"的隐性知识，这些知识来源于历代医家对外部世界的感知和判断，基于主观的直觉、灵感、经验、感悟等潜在的形式存于中医学的理论体系之中。名老中医的为人、为医、为师、为学不能直接通过观察获取，中医学的传承离不开中医隐性知识的传承。隐性知识体现在整个诊疗过程中，传承者在跟师临床的时候，单纯地模仿名老中医的行为、动作，而不清楚这些外显行为与疗效或医疗之间的隐性相关性，是无意义的。明白隐性知识的存在和意义，即可进行传承，甚至达到发扬的目的。如果只靠师徒间口耳相传、口传心授的方式来进行中医学术的传承，难以做到高效传承和知识推广，因此开展传承研究，确定研究方法，破解名老中医道术传承要点和细节，提高传承效率，避免传承遗漏，是研究的关键所在。现就目前名老中医传承研究存在的问题进行梳理，以便于找到解决的途径和方法。

一、传承内容、内涵不清，重术轻道

中医传承一般指传承名老中医的宝贵经验，"经验"一词在《现代汉语词典》中解释为"由实践得来的知识或技能"。"经"即经历、实践；"验"即体验、验证；经验来源于实践，是客观事物在人们头脑中的反映。"传"是传道授业和传播，要求名老中医善于总结并传授个人经验还要摒弃门户观念，将自身经验广传于后人。"承"，是学生、弟子继承之意，既要把名老中医经验如实继承、发扬光大，又要批判地继承，辩证地创新。

国医大师王琦提出："中医临床家的培养，并无捷径可走。成就名医的三大要素：一是打好基本功。做到博通经典，广涉文史哲；苦练硬功，掌握看家本领；通晓各科，术有专攻。二是掌握独到，抓住规律。三是勤于临床，精于临床。师更非人人可为，学无广，学无勤，术无专，心无诚，目无远，不可为师。即要有过硬的'道术'方可为名医、为师。"一般认为，名老中医经验传承主要包括"医道""医术""医理""医学""医法"等层次。经过充分论证与研究，本书提出名老中医"道术"的内涵。此"道"不仅指医道，还包括为人之道、为师之道、为学之道，是抽象的、隐性的，但可以通过"术"体现出来，具体体现在名老中医思想道德、价值观念、思维方式、文化精神、学术观点等方面。"术"在此主要指名老中医的医疗技术，是具体的、外显的，由"道"所统领，具体体现在名老中医的辨证施治方法、诊疗技术、用药特点、核心方药等方面。"道"是术的升华，"术"是道的体现。"道"偏于思想和理论，"术"偏于具体行为和实践。"道""术"并不能完全分割开来，二者之间互相影响、转化，"道""术"结合。

对名老中医的传承强调学术经验和诊疗技术的传承，从地方到国家主管部门给予了大力支持，一定程度实现了传承名老中医高超医术的目的，通过抢救性挖掘拯救了濒临失传的技法技能。但是目前的名老中医传承，在"道""术"两方面均存在传承衰减和传承偏倚问题，既有客观原因又有主观原因。在研究思路上，当前名老中医经验传承存在重"术"轻"道"的短板，研究多集中于使用新方法挖掘医术层面的知识，而对医道层面的研究相对较少，部分成果未发表且使用的研究方法较为传统，使得"道"方面的传承成为中医药传承中的薄弱环节；传承工作中缺乏包含学术观点、思维方式、文化素养、精神文化等方面的全人研究，致使无法有效传承名老中医"道"方面的精髓。截至 2021 年 10 月 7 日，在"中国知网"上输入主题词"名老中医"，得到检索结果 5638 条，而使用高级检索功能输入主题词"名老中医"AND"价值观念＋文化精神＋思维方式＋思想道德＋学术渊源＋学术思想＋医患关系"得到结果 807 条，仅占名老中医相关研究的 14.31%，这一统计结果显示关于名老中医"道术结合"的传承研究亟待加强。

既往关于"道"的研究较少或影响力不足，难以带动行业着力做好

"道"的传承，提出如何挖掘总结名老中医之道的方法和范式缺乏，造成名老中医传承事业的总体重术轻道局面。同时，术的传承也需要认真评价。由于中医名家的学脉缺乏长期传承效果评价，该学脉是否又孵育了新一代的中医名家，道术水平是否高于其师，缺乏跟踪和统计。因此，未来的名老中医传承研究应该侧重道术两方面内容的研究与传承。对为人之道、为医之道、为师之道、为学之道各方面的匹配研究方法总结精华，实现全人传承。本书中篇提出很多名老中医道术传承的具体方法以弥补当前传承重术轻道现状。

二、传承队伍建制不全，代表性成果不足，缺乏多学科合作机制

1. 传承团队建设欠缺

开展传承研究，"传"与"承"的主体要明确。"传"的主体为老师，"承"的主体为弟子。但开展传承工作过程中，存在部分传承团队建设不完善，研究人力不足，传承团队之间建设不均匀、不平衡等问题，需要加强团队建设。

2. 传承人才梯队存在年龄断层

根据研究项目开展过程中的调研数据显示，部分传承团队存在学脉人员匮乏的情况，甚至存在师承流于形式，开展临床病例收集人手不足等问题。名老中医大多年高已退休，不再担任指导博士研究生、硕士研究生的工作，是传承梯队断档的主要原因之一。

3. 传承精力、时间投入不足

跟师弟子均由科室主任或骨干人员兼职承担传承工作，所以主岗的教学、医疗、科研工作繁忙，难以保证跟师、侍诊的时间，对名老中医的病例不能进行及时归纳整理。跟诊学生不能固定，很多都是轮转科室的"流水兵"。

4. 弟子中医水平影响传承效果

由于"承"的主体对名老中医医术的感悟和自身的中医水平等限制，可能存在传承精华的遗漏，因此，出现资深弟子"无暇承"、年轻弟子"承不精"的状况。

第四节 名老中医传承研究问题的对策

如何使名老中医的传承团队完善建制，人员组成合理，学脉发扬光大是值得深思的难点问题。培养人才的终点不限于弟子出师，而应该对师承效果进行长期评价。成熟的传承团队应该有丰硕的成果产出和成果转化，学脉不断传承创新，惠及大众。针对传承团队建设，现提出如下意见和建议。

一、组建工作室，创立传承团队，制定团队的评价体系

传承团队建设应依托名老中医工作室进行，符合国家级、省部级、地市局级、校级等不同层次工作室的组建要求，方便管理与联动。工作室应与时俱进，依托各种平台，充分进行信息交流，组建多学科人才传承队伍或建立多学科合作关系。

（一）名医领衔，设立传承主体，组建传承团队

名老中医为传承的主体，但进行传授的人员不应只有名老中医本人，传承团队除名老中医之外，还应有阶梯设计：第一梯队为名老中医本人，第二梯队为名老中医资深年高弟子，第三梯队为中青年骨干力量，第四梯队为硕博研究生团队。以此类推，不同梯队发挥不同作用。梯队间可逐级指导，例如第一、二梯队可以作为传承主体，培育第三、四梯队；也可以跨级指导做扁平化传承，即第二、三、四梯队直接师承于第一梯队。学脉实现传承，应有基本人员设置，保证第一、二、三级梯队设置，形成老中青至少三代传承，学脉才能较为稳定。

传承团队的培养目标不仅局限于临床人才，还应注重培养教学名师、科研人员等。而且为了全方位继承和创新名老中医的道术经验，并对其进行科学研究，需要多维度融合开展名老中医的传承创新研究，这也是目前大多数工作室缺乏的。

工作室应做到"为医、为师、为学之医、教、研"三位一体，有机融合，使科研思路来自临床，科研成果反哺临床和教学。因此，应该根据不同弟子的兴趣与擅长，予以侧重培养，开展全面传承，完善工作室建制。

（二）严格收徒标准，设立出师标准，严进严出

名老中医师承存在重视"术"的评价与考核，而"道"的评价与考核制度不够完善。这对于名老中医传承工作的进一步发展非常不利。针对以上情况，提出以下建议。

1. 收徒前后加强"道"的评价和考核

"道"是抽象的、内隐的，应该针对该特点灵活评价。收徒前重点考核弟子的人品、文化、价值观等，不应仅限于职称、医术水平等。

2. 跟师过程中规定基本的跟师时间和形式

名医道术全面传承不能流于形式和功利。在带徒过程中，名老中医在对徒弟进行医术教学的同时，应加强对徒弟人品、文化、价值观的影响和引导。跟师过程中应定期让学生进行自我评价和整改，考察传承态度，避免拜师积极，但跟师短暂，虽徒弟众多，但深度传承和创新不够。严格出师标准，做到严进严出。

3. 加强对徒弟思想道德、价值观念、文化精神等的考核

老师定期对徒弟进行思想道德评价。随机抽查同事、患者，深入诊疗场景，进行医德医风评价，逐步使"道"的评价体系更加具体和客观。此外，出师考核不应局限于一场技能考核和理论考核，应建立长效评价机制，从长期临床疗效、患者治愈率等方面进行评估。已出师徒弟的成绩，可作为老师下次评选指导老师资格的评价考核因素之一。

（三）传承推广与联动

传承工作室普遍对知识产权保护意识不强。学脉可开发的很多验方已经以文章、学位论文等形式发表，对于下一步孵育新药、成果转化、专利申报都造成不利影响。名老中医的宝贵经验在保证知识产权前提下进行的推广、

成果转化等工作，应该由专门负责转化与推广的团队或者邀请专业人员加盟完成。另外，还可以依托研究项目、各种平台，开展培训、拜师、指导基层医生、大众科普答疑等活动，进行推广，需要有工作方案。

应注意与其他名老中医传承团队进行联动，形成合力，协同发展。相同领域内如果缺乏沟通交流，未打破师门藩篱，不利于人才培养。建议日后依托各类传承平台，开展传承团队之间交流合作，先从同领域合作开始，共同进行人才培养、进修、跨师门带徒。

二、注重传承管理

成熟的传承团队一定要建立行之有效的管理机制，以利于内部传承工作的有序开展，并进行外部传承，从而带动更多基层医生诊疗技术的提高，惠及大众。

针对传承团队建设不健全、缺少有效传承方法、管理松散、病例资料流失等问题，应加强传承团队建设和管理工作。名老中医传承项目在开展过程中，对传承团队开展培训，给予经费匹配，协助解决人力配备问题，团队管理给予指导，建设传承研究范式，促进并带动团队人才培养。

需要对名医工作室所在单位执行情况进行评估。对管理好的、人财物上配套到位、传承效果好的工作室，应在医院绩效考核中给予激励。否则减、停传承项目，并督促整改。

三、转变名老中医经验传承模式

当前名老中医传承模式繁多，根据传承形式可以分为学习型继承和总结型继承。根据传承场所可以分为师徒型传承、院校型传承和科研型传承；根据传承和关系划分为家族传承、拜师传承、院校教育、工作室传承、培训教育、专项传承、文化传承、其他传承。还有以名老中医学术为中心，以其师承授受的学术沿革为纵轴，以与其同时代、同地域或不同地域其他名医学术特点的对比分析为横轴，以其所处时空、环境、疾病、证因特征为背景的"名老中医学术纵横系统传承研究"模式。

名老中医需要被传承的精华不仅是他们的宝贵临床经验，还包括教学经验、科研经验、治学经验等。现根据传承内容提出传承模式，即临床传承、教学传承、科研传承，以传承名老中医的为人、为医、为师、为学之精华。

四、开展传承效果评价

传承团队应该定期对传承效果进行评价，目前还缺乏评价机制。传承效果应包括道术传承具体成果、转化成果、推广应用、人才培养等各方面。有形成果：专著、论文等；无形成果：人才培养、临床患者受益。传承团队必须著书立说，将可被传承下去的经验变成知识，必须进行评价，找出最佳案例和最差案例加以分析总结。不要只收集、总结成功经验，误案等失败的经验也非常宝贵。使隐性知识最大程度显性化，并使其流传千古，是名师的责任。学脉丰富，内外传承，薪火相传，才是传承的目的。且应注意长效应用性评价。

综上，针对名老中医传承事业现状和面临的问题，开展真实世界名老中医"原汁原味"传承，针对关键环节，应用道术并重的传承理念、多元融合方法开展名老中医道术传承的研究实践，使传承更加有效全面。为全面挖掘名老中医为人、为医、为师、为学之道术精华，为中医药事业的传承和创新提供新的思路及途径。这将有利于推动名老中医的传承工作，有利于中医药人才培养，有利于中医药的传承与创新发展。

第二章 名老中医传承内容

中医传承内容围绕着传承应该达到什么目标？传承谁？传承什么？怎样传承？如何让师承教育融入院校教育，为和谐社会培养更多的人才？这些问题都需要深入思考并提出可广泛推行实施的方案。

第一节 全人要素

中医传承施教的主体是名老中医，是中医药行业德高望重、技艺精湛的群体，其本身就是相对整个医生群体中的"全人"。在名医的内涵与基本素质特征方面，一项调查结果显示，知名医学专家与患者及家属在名医的内涵和基本素质特征这个问题上观点是一致的：名医基本功扎实、临床经验丰富，具有高超的医术、高尚的医德，拥有很高的威望。以上素质包括医术和医道两方面，可以作为全人要素的基本内容，但尚不全面，不能反映全人信息。

已知的传承要素和大部分的疗效要素都包含在名老中医的全人要素中，统归于名老中医的"道""术"中。"道"的内涵较广，中华传统文化的精髓深寓于此。王永炎院士所指出的"东方文化应该是儒释道一源三流的中华文明为核心的诸子百家"。《内经》中提到的提挈天地、把握阴阳之"真人"，淳德全道、和于阴阳、去世离俗、积精全神之"至人"，无恚嗔之心、内无思想之患、以恬愉为务、以自得为功之"圣人"，法则天地、象似日月、将从上古合同于道之"贤人"，以上特质都应属于"道"的范畴，隶属于全人要素之中。"道"聚焦于每位名老中医为人、为医、为师、为学之中，与传承最为相关，日后期待再行拓展。此外，全人要素不都是显性要素，大量属于隐性要素，隐藏在行为表现之外，难以观察，只能体悟，需要传承者真正"走进"名老中医去体会、领悟才能获得。因此，全人要素还特指名老中医身上可被获取和发现的为人、为医、为师、为学方面的优秀品质。

第二节　疗效要素

对患者疗效有直接或间接影响的要素，即疗效要素。疗效要素的组成非常复杂，名老中医是公认疗效突出的群体，破解名老中医疗效要素可以极大地促进传承效果。

一、名老中医是中医复杂干预中疗效卓越的群体

人类处于健康还是疾病状态，取决于许多要素之间是否达到一定的平衡。疾病的发生除了生物性因素外，还有社会 – 心理 – 精神因素，医疗护理中的干预无论是治疗性的还是预防性的，都是由许多要素组成的，具有复杂性。通常需要针对疾病的危险因素、致病因素、诱发因素、预后因素等环节实施干预。这些要素对干预的总体效果有贡献，但是却难以被罗列出来。其中既包括具有特异性治疗作用的要素，也包括具有非特异性治疗作用的要素。定义一种干预的有效要素以及这些要素之间的联系越困难，越证明这种干预具有复杂性。"复杂干预"是指多个干预要素组合在一起，相互间可能存在协同效应或拮抗作用。一项定性系统综述对医学领域内的复杂干预要素进行综合，浮现出五个主题：生物支持，心理支持，认知和行为支持，社会支持和环境支持。复杂干预要素之间的联系和各个复杂干预要素对人体的效应，并不是简单的线性关系，而是错综复杂的。

中医诊疗过程是典型的复杂干预。在辨证论治的过程中，有许多环节都在起作用，不能把中医的疗效归为某一方某一药的疗效。个体化辨证论治的特点一是干预方案的复杂性，二是干预方案的动态性。诊疗过程中不同环节、不同阶段、不同措施的干预，患者获得的治疗效果或良好体验是诸多因

素的共同组合。对于那些病因复杂、疗效不能肯定的疾病，药物的特异性治疗作用相对有限，甚至不如安慰剂效应，此时则更需要探索药物之外的整体疗效要素构成。应该关注的是某种疗法或治疗措施的整体性疗效，不能仅仅着眼于药物的特异性疗效，这样未免见一隅而失全局。

名老中医是中医复杂干预中公认的疗效卓越的群体，经名老中医诊治的患者可以取得更好的治疗结局，此治疗结局主要指整体效果。该效果不仅得益于名老中医卓越精湛的诊疗技术，还有诊疗过程中其他对于治疗结局有促进作用的要素。这些对疗效有促进作用的要素亟待破解，以解析疗效产生的过程。

二、名老中医复杂干预的疗效要素

目前尚未发现专门针对名老中医复杂干预的原始研究记载。既往的一项中医复杂干预的组成要素及要素间的相互关系的扎根理论研究，通过开展中医诊疗活动的参与性观察，与中医师个体深入访谈，观察对象包含国家级名老中医。结果发现：中医复杂干预组成要素包括药物、医嘱、心理干预、医患关系和依从性，它们之间相互作用、相互协同可以产生或促进疗效提升。中医诊断过程和治疗过程存在交叉，体现动态特征。诊断过程具有潜在的治疗作用，中医药干预作为主要干预发挥主要作用。中医复杂干预措施的组成要素包含在整个中医干预过程中，体现整体观指导下的高度个体化辨证论治的原则。基于师承弟子对疗效要素进行的问卷调查发现，他们全部认为医患沟通可以对患者治疗结局产生影响，并和诊疗技术、医患信任、患者依从性、医嘱、人文关怀、心理干预、诊疗环境、中药质量共同构成名老中医的疗效要素。可以看出，从医生的角度来看，对患者产生疗效的就诊过程是全程的、动态的、灵活的。

弟子和名老中医开具同样的处方，疗效是否完全一致？若患者得益于名老中医的诊疗更多，诊疗过程中发生了什么，使患者获得更好的体验？基于以上结果，解析名老中医复杂干预疗效要素的产生过程如下。

名老中医临床疗效发生于患者就诊的全过程，而不是从服药才开始。除了精湛的医疗技术可使患者获得特异性疗效外，医患交流中名老中医细致耐心的态度、充分的医嘱、良好的沟通和愉快的就医体验同样有助于建立患者信心并舒缓紧张情绪，而患者的信任又能带来较强的依从性，以上都可以对患者疗效产生促进作用。此外，中医的形神一体观，强调躯体与精神之间的密切联系，而名医在与患者交谈中展示出来的精神品格和具有鲜明特色的人文关怀对于患者精神和心理上的开导、负面情绪的释放等具有重要作用，可以影响并引导患者对生命的理解，对人与事的看法和态度的提高，以从心理－精神层面解除其病因，直接改善预后，对于患者的整体疗效具有重要贡献。因此，名老中医诊疗过程取得良好的临床疗效是自然科学和社会人文要素的一种整合效果。医患之间交流是产生疗效的基础，在交流中针对病因，疏理心绪，打开心结，已经作为复杂干预的疗效要素在起作用。

名老中医诊疗过程中存在多个与疗效相关的要素。对患者疗效有直接或间接影响的要素，构成了名老中医的疗效要素。追本溯源，名老中医的成功应是以上疗效相关要素逐渐趋于完善的结果。破解名老中医疗效产生的过程，甄别对患者治疗结局有促进作用的要素，即名老中医复杂干预中的疗效要素，意义重大。既可以促进构建符合中医药特点的疗效评价体系，又可以明确优先传承顺序，提高传承效率，提升弟子的临床疗效。此外，还有一些非名老中医因素，但可受名老中医影响的疗效要素，例如患者文化背景、对中医疗法的信任度、就医选择等，其来自患者但也不应被忽略，日后针对这些疗效要素应加以宣教和引导，促进整体疗效的提升。

第三节　传承要素

传承要素，是指需要被传承下去的来自名老中医的诸多优秀的要素。厘清传承要素的内容，可以提高传承效率，有助于培养更多优秀的有道有术的中医人才。

前述的疗效要素是传承要素中的重点，在传承过程中最为重要。一般较为公认的传承要素是指名老中医高超的医术和高尚的医德，但以上内容并不是名老中医需要被传承的全部。名老中医传承应为"道""术"两方面的传承。名老中医的为人、为医、为师、为学都应是传承要素，医术和医德只包括在为医的传承内容中。相比于为人、为师、为学，为医能更为直观地被弟子承袭，对于提高患者疗效更为直接，但为人、为师、为学同样应该被传承，与为医不可截然分开。例如传承了名老中医的为人，承袭了其世界观、人生观、价值观，不但可以提高弟子的境界，有助于弟子全面成才，而且对患者的精神、心理也会带来影响，最终促进疗效的提高，融入疗效要素中。

目前尚无对名老中医"道""术"具体传承要素的系统研究。名老中医疗效要素可以处方用药、医德医风等公认要素为基础进行扩展。具体要素的探索，则应专门设计研究方案进行要素抽提。"术"的内容易被感受，可以通过数据化、线性化、量化的形式进行分析和挖掘。而"道"的内容更抽象，往往不能直观数据化，多通过定性方法如观察法、实地研究法对其进行描述。以上方法对于名老中医经验的总结与传承具有一定优势，可以帮助实现道术结合的名老中医经验挖掘研究，期待其推动、应用。

当前已知名老中医传承要素：①诊疗经验。包括辨证论治诊疗策略、诊疗行为和诊疗技术等。②学术思想。包括学术渊源、学术观点、治学经验、经历等。③诊疗过程。医患信任、医患交流、医患关系、心理干预、依从性等。④人文文化要素。思想道德、文化精神、价值观念、出生地、家庭背景、各阶段所处的自然和社会环境、爱好、交友为人等。以上都可隶属于名老中医的"道""术"内涵中。其中诊疗经验、学术思想、诊疗过程属于为医、为学的内容。人文文化要素属于为人的内容，尚缺乏为师的内容。

师承弟子认为重要性等级较高的传承要素多集中在临床经验、学术思想、医患互动3个方面；重要性等级较低的传承要素多在人文文化方面，对各传承要素的实际重视程度结果与重要性等级结果类似。这说明在中医传承过程中对于并不被关注的为人、为师、为学方面可能存在着传承偏倚或传承遗漏，所以弟子在为人、为师、为学方面很难超越名老中医。而要成为苍生大医，除了卓越的医术，还要有高尚的德行人品、济世的理想和胸怀。因此，这些必须在传承工作中得到重视，勿使传承功利化。未来还需要进一步破解不同名老中医、疾病、地域、师承学脉等情境下，不同的疗效要素和传承要素对于总体疗效和传承效果的权重。

第四节　全人要素、传承要素、疗效要素的区别和联系

全人要素和传承要素都属于名老中医道和术范畴，但二者有所不同。因为并不是所有的优秀品质或特质都能够被弟子传承下来，且不同的弟子擅长传承的方面也不相同。因此，有必要把全人要素和传承要素分列，将所有的全人要素传承下去是目标，但在一名弟子身上难以实现全面传承。

大部分疗效要素和传承要素都隶属于全人要素。疗效要素不同于传承要素，疗效要素的核心是疗效相关知识，传承要素是可被传承的知识。二者既有交叉又有区别。传承的终极目标是将所有的疗效要素全面传承。

但总有无法完全传承之处，名老中医也不可能完全被复制，例如音容笑貌是其全人要素之一，对患者可以产生潜移默化的影响，而弟子穷尽所能也不能完全复制。同时，传承要素也并非和疗效都密切或直接相关，例如名老中医的某项个人兴趣或特长，喜欢养花种药，这一爱好可以陶冶性情，使心境恬淡，值得传承，但这一兴趣对于患者所获得的具体诊疗效果则难以捕捉或研究出直接因果关系与量效关系。因此疗效要素和传承要素可以无限接近，但无法相互代替。如图2-1所示。

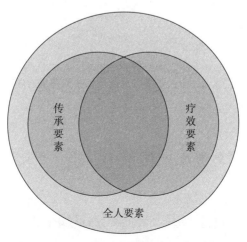

图2-1　全人要素、传承要素、疗效要素关系图

名老中医的全人要素包含方方面面，通过观察他们的外显行为、近距离接触，以及沟通了解，可获得其内心世界的真实信息，也可以部分了解他们的内隐信息。这种信息获取越全面则越接近真值，但越全面意味着可能存在越多"难以名状"的混杂因素，如临渊而窥冰山全貌之难，所以只能适时而止。

名老中医的全人要素不等同于传承要素，包含了传承相关信息，如图2-2所示。由于名老中医的全人要素无法穷尽，加之于弟子同样受制于各种主客观因素，亦无法对名老中医所有优秀品质全盘传承，因此应在有限的时间精力内破解名老中医"道""术"各方面的全人要素，并聚焦适合弟子实际情况的传承要素重点进行传承，再进一步明晰其中的疗效要素，最大限度提高疗效，从而实现破解全人要素、厘清传承要素、使疗效要素最大化，达到复制名医、超越名医、传承创新的目的，有效提高传承效率，使名医优秀的各项品质一代代薪火相传。

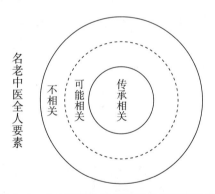

图 2-2　全人要素中的传承相关信息层次图

第五节　名老中医传承中"道""术"的内涵

名老中医传承中包括"道""术"两方面传承内容，其组成："术"为医术，"道"指为人之道、为医之道、为师之道、为学之道。

①医术：包括辨治方法、诊疗技术、用药特点、核心方药等。②为人之
道：包括思想道德、价值观念、思维方式、文化精神等。③为医之道：包括
学术渊源、学术思想、学术观点、医患沟通等。④为师之道：包括选徒要
求、出师标准、带教方式、教育态度等。⑤为学之道：包括专业信仰、治学
态度、学习方法、科学精神等。如图 2-3 所示。

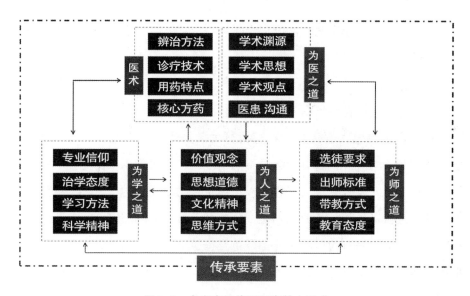

图 2-3 名老中医传承要素基本组成

以上各部分之间紧密关联。例如为人影响为医、为师、为学，最终可以
体现到诊疗过程中的各个细节，是所有外化表现和行为背后的根源，是更高
层次的凝练。患者感受到名老中医的精神文化气场，甚至这种无形的氛围，
对患者内心具有疏理、解脱的作用，患者来门诊期盼感受名老中医无欲无
求、淡定从容的精神力量，基于坚实的医患信任感受名老中医的抚慰，从而
树立战胜疾病的信心，倾诉难以靠自身逾越的主客观困难，其可能正是引起
病症的原因，不是仅一方一药的作用所能达到的效果。

一、道之组成与内涵

道指为人之道、为医之道、为师之道、为学之道四个方面。名老中医如

何做人，如何行医，如何教授弟子，如何影响、鼓励、带动弟子，让更多的人成为优秀的中医人才，如何治学，是我们需要传承的名医的为人、为医、为师、为学之道。我们传承的不仅是医术，名老中医的价值观、思想道德、文化精神，应当深入骨髓，融入血脉，这些都是我们需要传承的"道"。

（一）为人之道

名老中医的思想道德、价值观念、思维方式、文化精神等，可以概括为名老中医的为人之道。

1. 思想道德

思想道德是社会生活中人与人之间行为规范的总和，包括受教育者的道德认识、道德情感、道德意志和道德行为。具体可以表现在对待患者、同侪、晚辈等不同人群，面对生活中不同情况时，所表现出来的态度和行事风格，是以"为人民服务"为核心，以集体主义为原则，为他人和为社会的奉献精神，是在自我利益和他人利益、公共利益和私有利益之间选择集体利益和大众利益的崇高行为。思想道德评价是评价一个人的基础，即"为人"是承载一切技艺的基石。医德体现在医者自身、对待患者及在诊治过程中应具备的品德等方面。

2. 价值观念

价值观念是人认定事物、辨别是非的一种思维或取向，体现出人、事、物一定的价值或作用。价值观念是从个人同集体、同他人、同社会、同国家的关系上来考虑的。包含自我与他人的先后之分，小我与集体的轻重之分等。价值观念决定了个人在选择中的倾向，进而决定一个人的人生路径和可能产生的结果。此外，人生观、世界观、生命观、疾病观等，也属于该范畴内。

3. 思维方式

思维方式是主体在反映客体的思维过程中，定型化了的思维形式、思维方法和思维程序的综合和统一。思维方式可以抽提出"道"这一层面拥有更广义内涵的内容，它来源于一个人的人生经历、学习路径和根深蒂固的生活方式，是一个人精神内核的高度展现。通过研究一个人的思维方式来传承一个人的学术成果，是更为有迹可循的道路之一。

4. 文化精神

文化精神则属于人文素养，代表了一个人文化基因的继承性，也是人类文化精神不断推进物质文化的内在动力，同时又拥有在实践当中可以不断丰富完善的待完成性。中医学发源于中国传统文化，是中国哲学中认识世界、认识生命的重要组成部分。从文化精神视角来了解名老中医的成长路径，是为了更深层次地理解中医学所扎根的土壤是如何组成的。中国传统文化精神包含许多特质，即和而不同，厚德载物；刚健自强，生生不息；仁义至上，人格独立；民为邦本，本固邦宁；整体把握，辩证思维；经世务实，戒奢以俭。主要体现在重视人的权利和自由，对社会弱势群体的关怀；尊重人的价值和尊严；关心每个人的物质福利和文化生活的需求；反对敌人，憎恶一切危害道德的人和事四个方面。

名老中医们的慈善、开放、包容、胸怀天下、渊博等各种人文精神均为楷模。李济仁大师捐出自己的收藏品，建立安徽新安国医博物馆，于1958年无私献出秘方"末药"，治疗劳力伤寒、胃肠疾病疗效显著，其苍生大医之道广为流传。孔光一教授淡泊名利，在职称评审、住房分配、各种荣誉等利益面前纷纷推让；复诊看病不收诊费，免费给患者改方直到不再出门诊；倾囊相助并不熟识的贫弱之人；诊视用药，深思熟虑，不以人命为戏；辨证精细，用药如兵。如此例子，不胜枚举，永远激励着后辈。

（二）为医之道

学术渊源、学术思想、学术观点、医患沟通等，可以概括为名老中医的为医之道，能够反映名老中医的学脉传承、学术源流、综合知识、医学功底、对某种疾病的诊治学术观点、思想和实践经验。

1. 学术渊源

渊源指源流，深水的源头，比喻事物的本源。学术渊源指学术上的师承源自何处。对于医生的成长至关重要，不仅是医术，还有道的熏陶。

2.学术思想、学术观点

学术思想是名老中医于长期临床实践中形成的相对完整的理论体系，学术观点则更为具体，包含了名老中医对某一种疾病形成的独特论点和认识。学术观点可映射到具体辨治方法、诊疗技术、用药特点、核心方药等具体内容，后者属于实践，为"术"层面的要素。

3.医患沟通

医患沟通包括医患沟通能力、随机应变能力等。医患沟通能力既包含四诊中的病情收集方面，也包含心理沟通等有关病情判断、病因溯源以及治疗方面。随机应变能力是指治疗过程中，因人、因证制宜、权变的能力，可以体现出名老中医临证思辨的能力和特点。

（三）为师之道

名老中医肩负医道传承的时代责任，是传承的输出端，作为医学教师，其为师之道包括选徒要求、出师标准、带教方式、教育态度等。

名老中医对培养中医后备人才作用重要，并利用自身影响力响应和践行中医药学术的传承和人才的培养。具体培养中医人才的方法，可以是自身特色的培养手段，也可以是对现有传承方式的补充和改进。《黄帝内经素问补注释文》注释"请夫子发蒙解惑"为"宣扬旨要，启所未闻，解疑惑者之心，开蒙昧者之耳，令其晓达，咸使深明"，即对为师传授之要求。为师须有如张仲景、叶天士、吴鞠通等历代名家之无私传承，泽被后世，才有今之华夏医药传承，也成就医家之千古流芳，万世景仰，是为苍生大医，有济世救人之心。名老中医应当具备应传尽传的胸怀，并肩负为中医药挑选接班人的责任，择人而传，严格收徒标准，设立出师标准，严进严出，因材施教，言传身教，严格培养。还应不囿于学派等门户之见，开放包容，吸取众家之长，鼓励师门之间交流碰撞。

（四）为学之道

为学之道包括专业信仰、治学态度、学习方法、科学精神等。名老中医坚定的专业信仰、严谨的治学态度、高效的学习方法，都是公认的为学之道。他们精修医术、白首勤学，对于中医经典独到的学、思、悟、践均是临床疗效显著的基础，应在传承之列。还包括熟读经典的深厚中医基础、博极医源的知识储备、精勤不倦的治学态度等。医学功底包括中医基础理论和中医经典水平，也包括对西医学知识的掌握和应用。医文同源，中医为学，尚有厚实的人文底蕴，文以载学，美以促学，成就大学问。与时俱进的品质，将天文、地理、社会等知识体系与医学融合发展。这些方面均是对名老中医成长产生影响的因素，也是传承的重要方面。中医学实践品质、创新精神为治学带来新的动力。此外，名老中医的科学精神、思路、方法及治学态度同属为学之道，也需要进行传承。

二、术

"术"为医术，包括名老中医的辨治方法、诊疗技术、用药特点、核心方药等所有具体实施操作要素。名老中医在长期临床实践中不断进行总结和发展，辨治独具特色，尤其在名老中医擅治病种中，充分得到了体现，即反映名老中医对某病因、机、证、治、理、法、方、药的全面认识。其临床具体诊疗行为、处方用药、医嘱等各方面均有具体体现。名老中医辨证的方法、步骤，施与患者的具体诊疗技术，包括用药、针刺、推拿等各种技术。用药、用针等都包括具体细节，可表现为用药的经验，包括用药特点、核心方药、常用药物等，针刺包括各种针法、取穴等。贯穿诊疗全程，有声有像可察，可被记录，可被重复。术背后的观点、思想、思维，则属于道的范畴。

三、道术关系解析

名医的思维、思想、行为习惯、爱好等均和"三观"相关，即世界观、价值观和人生观。名老中医的价值观是符合社会主义核心价值观的，是高于一般的价值观水平的。他们热爱祖国，追求理想，具有大局意识、博爱的胸怀，淡泊名利，与自然、社会和谐共处。正是因为有正确的人生观，所以他们是精神价值至上，而不是物质价值至上，他们追求的是服务人民、服务社会，具有强烈的责任感和使命感。以上均是需要守正的为人之道的精华，正是因为有这样的人生观、价值观和世界观，则相应表现为和谐对待人与自然界、人与人、人与社会，怀着敬畏之心对待自然界的一草一木，对待人的生命亦是平和的。

价值观念与思想道德具有一致性，对客观的取舍可以反映到行为取向，行为也可以反映出思想道德。价值观念统领行为，行为反映文化精神与思想道德，三者同源。思维方式与价值观念相关，如何认识世界、如何看待得失、如何评估价值、如何体味人生，均与思维方式的形成和落实相关。因此，如何为人、如何为医、如何为师、如何为学，可以充分反映出名老中医的全人信息。

名老中医全人要素统归在名老中医的"道"和"术"中，此"道"不仅指医道，还包括为人之道、为师之道、为学之道，是抽象的、隐性的，具体体现在名老中医思想道德、价值观念、思维方式、文化精神、学术观点等方面；"术"主要指名老中医的医疗技术，是具体的、外显的，由"道"所统领，具体体现在名老中医的辨证施治方法、诊疗技术、用药特点、核心方药等方面。"道"是"术"的升华，"术"是"道"的体现。"道"是体，"术"是用。"道"偏于思想和理论，"术"偏于具体行为和实践。"道"统"术"，"术"助"道"，两者相互影响，互为转化，有机结合。

第六节　师承教育的定位和目标

我国的中医教育主要包括两种形式：院校教育和师承教育。名老中医传承属于师承教育。院校教育系统而规范，强调共性，重在广与博；师承教育自由而活泼，强调个性，重在精与专。师承教育有"亲炙"和"私淑"之分，"亲炙"是指耳提面授，得到老师的当面指教；"私淑"则是指因为仰慕某人的医术，以其著作为师，在学术上袭承该人的衣钵。新中国成立以后的中医师承教育经历了民间自发师带徒阶段、国家号召老中医带徒阶段、中医师承教育制度建立阶段、中医师承教育推广阶段。师承教育是中医教育的重要组成部分，师承教育对学生的全人塑造具有独特优势。师承教育中教师与学生均在智能、情感、社会或审美与精神方面交流互动。中医、艺术、工艺等专业尤为凸显。中医师承教育中，名老中医是优秀的师承主体。

名老中医是中医药行业中最为德高望重、技术精通的群体，是相对整个医生群体中的高层次"全人"，所以名老中医传承作为相对高阶的教育，更完善了培养出高水平"全人"模式。因此，名老中医传承使得中医药教育中的全人教育更有特色，融入了通识教育与专业教育。其目标在于提升对传承弟子的全人教育水平，通过名老中医的全人传承，为中医药教育树立榜样。

一、传承什么——全人之道术

全人，包括学问、道德、艺术、信仰、身体、生活几个方面。全人教育的智慧由来已久，孔子、孟子、蔡元培、陶行知等古今名家提出的教育思想，均蕴含着全人教育的思想。

名老中医具有许多优秀特质，体现在各个方面。我们对于名医的特质古来已有认识。《灵枢·师传》曰："上以治民，下以治身，使百姓无病，上下和亲，德泽下流，子孙无忧，传于后世，无有终时。"孙思邈从医学的社会价值层面归纳出"上医医国，中医医人，下医医病""上医医未病之病，中医医欲病之病，下医医已病之病"（《千金要方·论诊候第四》）。突破了医学本身的社会价值，体现了大医之道的终极价值。

《千金要方·论大医精诚第二》中提出了为医如何治学："当博极医源，精勤不倦"，应"无欲无求，先发大慈恻隐之心，誓愿普救含灵之苦"，对待患者应"普同一等，皆如至亲之想""见彼苦恼，若己有之"，若有人求诊，应"勿避险巇……一心赴救，无作功夫形迹之心。如此可为苍生大医"。也提到了"为医之法，不得多语调笑，谈谑喧哗，道说是非，议论人物，炫耀声名，訾毁诸医，自矜己德"。中医蕴含着极其丰厚的传统人文精神。晋代杨泉在《物理论》中指出："夫医者，非仁爱之士不可托也；非聪明理达不可任也；非廉洁淳良不可信也。"林逋在《省心录·论医》中强调："无恒德者，不可以作医，人命生死之所系。"这些都是古来对中医的道和术的要求和肯定。总结古代名医的素质特点：志向坚定，品德高尚；虚心求教，勤学勤思；重视实践，融会贯通；见多识广，勇于创新。当代名老中医的素质也同样如此。王琦国医大师提出，中医临床医家的培养，并无捷径可走。成就名医的三大要素：一是打好基本功。做到博通经典，广涉文史哲；苦练硬功，掌握看家本领；通晓各科，术有专攻。二是掌握独到，抓住规律。三是勤于临床，精于临床。师更非人人可为，学无广，学无勤，术无专，心无诚，目无远，不可为师。

《黄帝内经》中提到提挈天地、把握阴阳之"真人"，淳德全道、和于阴阳、去世离俗、积精全神之"至人"，处天地之和、从八风之理、以恬愉为务、以自得为功之"圣人"，法则天地、象似日月、将从上古合同于道之"贤人"的代表，是我们追求的最高目标，名老中医则是这个方向中最好的榜样。

"道""术"概念和既往各家认识并无矛盾，一般认为名老中医经验传承主要包括"医道""医术""医理""医学""医法"等层次，以上因素均可分别并入"道""术"范围，而且不仅是医道，还拓展到为人、为师、为学之道。临证跟师往往重视医术传承，忽略医术之外名老中医更为丰富的"道"，是对全人传承的遗漏。但是，全人要素不可穷尽，应尽最大努力发掘体悟。

以扎根理论方法所获得的名老中医孔光一教授"道术"扎根理论研究结果为例，说明全人要素的构成和关系，如图2-4所示。

对名老中医的全人要素需要动态、全方位探索。通过观察他们的外显行为、近距离接触、沟通了解，可以获取其内心世界的真实信息，了解他们的内隐信息。

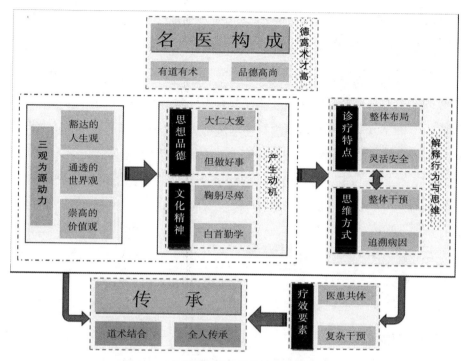

图 2-4　全人要素及名医构成要素初探举例

目前在世的名老中医应尽最大可能实现活态传承，尚可以期待更深一步的"走进"以获取他们的全人要素。已过世的名老中医或历代名医可获得的全人信息较为有限，只能从既往资料中进行挖掘。

二、谁来传承——择人而传

做好中医传承，传承者应该具备扎实的中医功底、充分的跟师经历、认真的学习态度、多元的传承方法，具有责任感与使命感、勇于奉献的精神、勤奋钻研的精神、志同道合的志向、忠诚的品格以及良好的悟性。还应设立传承弟子入门标准，除了医术的考核，还应该从"道"的层面进行选拔，从"三观"的高度审视与名老中医是否存在明显的分歧，传承人具备以上成才关键要素有助于全面传承名老中医经验。《灵枢·官能》言："得其人乃传，非其人勿言。"《素问·五脏别论》云："拘于鬼神者，不可与言至德。恶于针石者，不可与言至巧。"《素问·气交变大论》言："传非其人，慢泄天宝。"

遇良材却"得其人弗教，是谓重失"（《灵枢·阴阳二十五人》）。

人文信息的传承是师承教育中非常重要的方面，这种信息的传承需要日积月累，不局限于门诊跟师学习，需要学生不断从老师的为人处事中感悟老师行为之上的品格和文化，并对老师的各项优秀品质进行传承。王琦国医大师提出"继承五要"即是对弟子传承老师的道术的具体要求：一是心要贴得近，首应尊师，心心相印，加深情谊；二是脚要跟得紧，朝夕揣摩，时时体悟；三是手要写得勤，勤思善写，总结升华；四是学要挖得深，挖掘整理，得其要领；五是术要悟得真，得师真传，形神皆似。

三、如何传承——多维传承

（一）传承维度

1. 临床传承

名老中医的临床传承是最重要的名老中医传承形式。名老中医精湛的医疗技术和高尚的医德是最关键的临床传承要素。医术主要包括诊疗技术、辨治方法、核心方药、用药特点等方面，医道应包括学术思想、学术观点，以及与为医相关的思想道德、价值观念、思维方式等道之内容。

传承团队的主体任务是培养有道有术的临床人才。因此临床传承是名老中医道术传承的主要工作。通过临床传承开展名老中医传承。

2. 科研传承

将名老中医的道术经验传承下来，还要进行深入研究，阐释起效机理，把疗效讲清楚、说明白，才能更好地进行推广和应用，因此科研传承也是现代师承教育中非常重要的组成部分。此部分包含两个方面：一是传承名老中医的为学之道，包括科学精神、科研思维、研究方向与治学方法。二是通过科学研究传承名老中医经验。采用多学科的技术和方法，如循证医学、社会学、药理学、分子生物学、组合化学、药剂学、卫生统计学等，开展名老中医经验的临床、实验、文献等各种科学研究，揭示名老中医学术思想、医疗技术、验方的科学内涵，通过现代科学手段传承好名老中医的经验。例如开展经验方的疗效评价，筛选典型病例，进一步开展验方的机制探索，以利精确传承和成果转化，并通过参加学术交流、成果发表，扩大名老中医在业内外的影响力。将老中医的经验方剂结合现代技术进行实验研究，探讨其靶向作用机制。遵循临床采集—挖掘提取—应用验证—机制研究—指导临床的模式，使名老中医经验能从实践中来，到实践中去。通过科学研究开展名老中医传承。

3. 教学传承

名老中医除了作为医生，也是师者，肩负着培养年轻一代中医的使命。名老中医不仅具有出色的临床技能，往往也具备丰富的教学经验，将实践转化为知识，上升为理论，从而开展课堂讲授，用丰富的案例解析中医理论，而这部分精华，是被大量临床实践所验证过的，是宝贵的亟须传承的内容。因此，名老中医的教学传承也是非常重要的传承内容。他们不仅是师承指导老师，有的名老中医同时承担了院校的教学任务。他们的教育思想与教学经验可以经系统总结后，开展教学传承。而且名老中医如何治学，如何为师，即为学之道、为师之道也需要传承。可以通过总结名老中医教学经验开展名老中医传承。

4. 文化传承

文化，广义指人类在社会实践过程中所获得的物质、精神的生产能力和创造的物质、精神财富的总和，狭义指精神生产能力和精神产品，包括一切社会意识形态。党的二十大报告提到"中华优秀传统文化得到创造性转化、创新性发展"。名医传承应该是全人传承，传承内容也应该包含文化传承。名医的为医之道、为学之道、为师之道、为人之道中，包含了思想道德、价值观念、文化精神等方面，富含文化内容，决定了人的格局、胸怀、高度、厚度等。

（二）传承载体与形式

1. 跟师临证，读书自省

中医学是一门复杂性学科，它既包含以语言、文字、图表为载体进行传播的显性知识，又包含大量不能直观获得的隐性知识。中医学中大量的隐性知识是在具体临床实践的情景中形成的，是不规范的甚至是非正式的知识和体验，是动态的、包含着各种细节的或者无法表述的体验过程，因此需要充分地跟师临证加以学习，并通过读书加以体悟。除了学习名老中医的医术医技，还要注重门诊过程中发生的所有名老中医的诊疗行为，这些都体现了名老中医为医之道、为人之道、为师之道、为学之道，传承人要用心体悟，全身心学习。

2. 多重环境，多元传承

多重环境包括门诊、病房、教室、学术报告会、聚会等环境和场所。多元是指各种情景、不同时间、不同形式的全人传承，只要掌握了全人传承的各个有效环节和全人要素，在传承的过程中睁开"慧眼"，自然能够体悟到不同的境界，感悟到更多来自名老中医的"道术"全人信息。例如跟随老师参加学术会议、沙龙、讲座、座谈、讨论会等各种形式聆听老师观点，或参与老师备课，跟师听课，或者陪伴老师旅游、吟诗作词等各种形式。

3. 利用现代科学技术

现代科学技术手段和设计方法均可以提高传承效率，例如数据挖掘可以实现快速总结、提炼名老中医诊疗经验；应用循证医学中各种设计方法可以对名老中医治疗某病证进行疗效评价，以实现在有效案例基础上的精确传承，并发现最佳病例，便于总结经验；利用社会学定性研究方法，通过访谈、观察等方法收集信息，总结道和术全人信息。针对各种方法的优缺点和适用性分析，我们提出应用扎根理论、病例系列、数据挖掘等定性、定量研究多元融合方法，创新性构建名老中医道术传承方法学范式。定性方法可以挖掘名老中医的为人、为医、为师、为学之道和医术的具体内容，定量方法可以获得医术的信息，最大限度、准确地捕捉、挖掘、探索、名老中医的全人要素。

4. 利用名医传承网络平台

自古一对一指导具有精确传承的优势，但是不利于更大范围的人才培养。"名医传承平台"（http：//mingyi.bucm.edu.cn/），是借助 REST 互联网架构，搭建网络化、开放式的集医疗、科研、传承、推广一体化的服务平台，面向基层医务人员、科研工作者及大众用户，提供临床、教学、研究、科普等多种信息化服务，辅助临床、服务科研、支持教学、惠及群众；平台达到 PB 级存储能力，支持万例级用户同时在线。使传承实现跨越时间、空间，结合音频、视频领略名老中医诊疗过程，实现"活态""原汁原味"传承。平台功能介绍详见本书第十一章。

四、徒弟传承效果与评价——全人传承评价

沿用既往出师传统考核方式，如模拟或真实病例诊治、门诊工作量、师承报告、出师答辩、师承病案分析等，难以对道术的全人信息传承情况进行考核，而且一次考核难以反映传承的全部情况。影响传承效果的关键除了各种客观条件，例如跟师时间、跟师场所、名师出诊情况等传承过程中的传承接触外，还有一些制约传承效果的关键因素。名老中医作为传承的输出端，应做到应传尽传，开放大度，指导点评及时，不守"不传之秘"，造福大众；弟子作为传承的输入端，应做到能承尽承，开拓创新。

名老中医传承的成果不应局限于几名弟子出师，若出师之后不再进行跟踪评价，弟子便没有动力继续传承和学习老师经验，常止步于工作忙碌等客观原因，忽略传承成果的后继产出和拓展，所以应该建立长效、动态的传承评价体系，例如积极促进师承的成果转化、经验推广、育人育才长期跟踪机制。跟师的目的不仅是个人成长和获得名师弟子称号，而是应该有更高的要求，以传承创新名老中医经验、光大学脉，传承、创新、发展中医药事业为己任。传承甚至不应囿于门派，传承人需要多拜师，融会贯通，促进合作，从师门内传承拓展到师门外传承，惠及广大民众，以促进中华民族健康事业为目标。全人传承解析模式要素及过程见图 2-5。

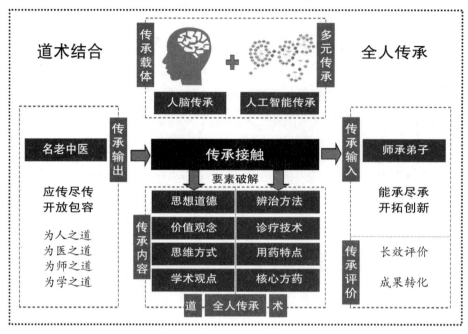

图 2-5 全人传承解析模式图

传承应该是"道术"全人传承，传承内容可以上升到三观传承的高度，即人生观、世界观、价值观的传承，人的一切外显行为、语言、思想等都是由三观决定的。传承者应该对老师的为人、为医、为师、为学等各方面进行传承。传承过程注重多重环境、多元方法，充分利用现代先进科学技术方法开展全面传承。传承输出方应做到应传尽传，开放包容；传承输入方应做到能承尽承，开拓创新。传承的评价亦应该包括以上"道""术"两方面的内容，不应该局限于对医疗技术的传承及评价，应该建立长效、动态传承评价体系。期待未来院校教育能够有机融合师承教育要素构建全人教育模式，促进中医药全人教育模式推广。

五、师承教育与院校教育充分融合——传承扩展

当前的院校教育不断融合师承教育，北京中医药大学的本科生从入学后就安排跟诊教学，近身侍诊，开展师承教育，将院校教育与师承教育培养要素充分融合。师承教育中所获得的各项道术精华可以融入院校教育的人文素

养、健康素质、专业素质、科学素养等中，有力地促进了学生的全人发展，取得了较好的成效。传承者在跟师或实习、见习过程中应该注重各个传承要素的学习，除了临床经验，还应注意学术思想、医患互动、人文文化等方面的传承，并拓展到为人之道、为医之道、为师之道、为学之道的深度传承。师承教育的道术成果是来自名老中医的思政元素，培养学术仁爱、勤勉、担当、创新等各方面能力，树立活态榜样，言传与身教，春风化雨，润物无声。最终达到依托院校教育，融合师承教育，实现全人培养的目的。

有研究表明，目前中医药院校大学生出现人文素养的缺失问题，集中表现为少数大学生的文学素养不足、心理素质较差、对中医药传统文化知识缺乏、待人处事价值评判缺少人文关怀等。这说明在院校教育的培养过程中，中医药专业人才的文化素质教育亟待重视和加强。而师承教育作为相对高阶的教育，更有助于学生的人文素养的提高。

作者前期研究发现，院校教育中以下因素与学生综合量化排名具有相关性：专业了解程度；前途愿景；专业喜欢程度；中医经典掌握程度；背诵中医经典原文；跟师后认真研究病例并提出问题；学习勤奋刻苦程度；学习态度；学习计划；自主学习课外知识；阶段学习总结；关注西医进展研究；参加专业实习；专业知识技能掌握情况；阅读课外经典数量；科研思维；情绪调控能力。

以上隶属于人文素养、健康素质、专业素质、传统文化素养、科学文化素养5个方面。院校教育培养要素应聚焦以上素质。而疗效要素、传承要素、全人要素可被视为师承教育的培养要素。因此，进一步深入发掘院校教育与师承教育的培养要素，并将二者充分融合，可有利于更好地进行中医传承教育。

以全人研究结果的形式呈现名老中医身上的各种优秀品质，并通过创建名老中医的全人要素传承范例，融入院校教育培养模式，进而带动院校教育，增加学生们的专业自信、职业自信。同时，抽提出其中的传承要素、疗效要素，使人才培养更为精确。要素汇总如图2-6所示。

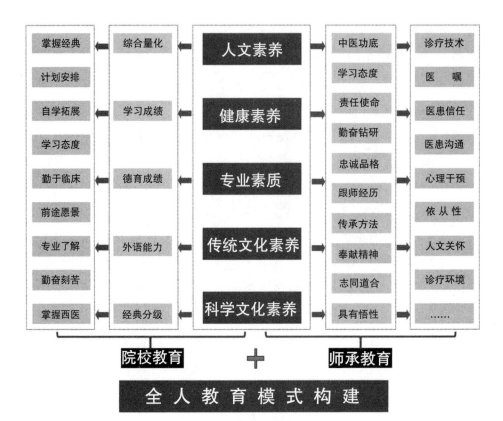

图 2-6　全人教育模式构建图

学者陈向明认为，通识教育"既是大学的一种理念，也是一种人才培养模式。其目标是培养完整的人，又称全人，即具备远大眼光、通融识见、博雅精神和优美情感的人，而不仅仅是某一狭窄专业领域的专精型人才"。通识教育和专业教育应全程贯彻全人教育理念。基于此，作者提出可以通过以下方式将师承教育中获得的全人要素、传承要素、疗效要素结果，融入院校教育的通识教育和专业教育中：①开设师承选修课，解密疗效要素、传承要素，树立全人要素传承范例。②在教师和医生中推广以上要素的研究结果，在实习、见习过程中，让学生充分感受和体会，更为敏锐地抓住学习要点，即对为医、为人、为师、为学全面传承，促进各方面素质的全面提高。

全人教育主张教育既要专注于人的才智培养，又要注重健全人格的养成。全人教育的首要目的是培养受教育者成为有道德、有知识、有能力、和谐发展的"全人"。本书所提出的构建全人教育模式，即将师承教育的优秀成果与院校教育的优秀成果进行融合。与现有的全人教育并不相悖，是其在中医学教育中的特别体现。

综上，名老中医诊疗是动态化、个体化，针对疾病的各个方面和时点进行干预的一种复杂干预手段。破解名老中医复杂干预的奥秘，抽提对疗效起作用的疗效要素，遴选名老中医传承要素，提出名老中医全人要素概念，对于提高传承质量和效率，避免传承偏倚和遗漏，培养名老中医继承人才至关重要。

未来可以通过开展混合方法研究，充分利用定性研究和定量研究的优越性，结合叙事医学，从名老中医和患者的角度，跟踪记录和解析中医复杂干预起效的过程和体验，逐一破解名老中医复杂干预疗效要素、传承要素、全人要素。进行疗效要素及其过程的评价。为完善和创制符合中医复杂干预特点的疗效评价体系提供依据。同时，也有利于构建师承弟子的传承情况评价体系，不再只关注诊疗技术的传承，而是注重全人传承的效果，做长效评价。同时带动院校教育，培养更多有道有术的中医高质量人才。

第七节 传承成果转化与保护

近年来，名老中医经验的抢救性挖掘和整理工作受到国家前所未有的重视，在此背景之下，势必产生大量名老中医道术相关成果。但大量富集了名老中医经验的成果及其所产生的利益和价值怎样能够得到足够的保护和尊重，是紧随而来需要解决的问题。名老中医是中医药领域水平较高的群体，应该集中优势对其经验进行研究、传承、开发和转化。使他们宝贵的经验在知识产权受到保护的前提下获得推广，最终惠及基层和大众健康，是名老中医道术传承研究的最终目的。

知识产权制度保护的对象是知识，这种知识包括一切人类智力创作的成果。《世界知识产权组织公约》第 2 条（8）款规定，知识产权应包括一切来自工业、科学及文学艺术领域的智力创作活动所产生的权利。各种中医临床或学术经验的本质是一种医学知识，这种知识往往包含两个方面，一是共性知识，二是区别性知识。名老中医经验是属于区别性的医学知识，应当得到尊重与保护。

主观上，名老中医往往谦逊低调，经验推广常处于被动地位。同时，名老中医传承团队保护知识产权的意识相对薄弱。客观上，中医经验中的区别性知识难以单独体现，通常与共性知识结合在一起，因而决定了在法律上给予区别性知识一定权益的时候也必须予以一定程度的限制，使中医经验知识的价值既可以在市场经济条件下得以体现，又不妨碍其他人对中医的学习、继承和发展。

目前，还存在名老中医传承团队内的道术传承难以满足大众需求，而师门外的传承难以保护名老中医传承团队利益的情况。而专利通过公开形式对此予以保护，所以一些名医团队为了充分保护核心技术而拒绝申报专利。但目前的信息发达，处方数据难以得到严密保存。如何使名老中医经验和智慧得到充分的保护？名老中医及其团队如何能成为其道术利益的既得者？如何使中医药智慧惠及基层大众？现对当前传承推广与保护之间存在的问题加以梳理，并提出建议和推荐程序，以供各名医传承团队参考。

一、名老中医成果保护和转化中存在的问题

（一）成果未被保护，产出收益流失

名老中医继承前人经验和其自身创新性发展的宝贵成果，往往具有巨大的市场价值，但可能没有在知识产权法制环境下受到公正对待。如传统的师徒传承形式虽然能使继承人继承和掌握名老中医经验知识，但其并不真正享有权利人或拥有人所应当具有的对知识占有、使用、收益等权利。传承团队对知识产权的保护意识普遍不足。可开发的名老中医验方很多已经以文章、学位论文等各种形式进行了公开发表，而已经公开的处方难以继续进行专利

申报，或有意想不到的重要处方变化需要进行专利申报补救，但这些重要变化又难以一蹴而就。继而对于下一步孵育新药等成果转化造成了不利影响。名老中医宝贵经验没有知识产权保护，由此导致红利流失，甚至出现特色组方被抢注、特色手法被滥用盗用等情况。

（二）专利设计欠妥，稀释保护作用

有的传承团队虽然及时申报了专利，将验方进行了保护，但申报验方组成较多，非必要的加减用药也在其列。药物较多的大处方因为药味多，在没有使用全部处方的情况下很难被认定为侵权。此因专利成果设计不合理，导致核心药物被稀释。建议将大处方拆解成数个疗效明确的小处方，如此便能有效保护大处方各药物组成部分。

（三）不重成果转化，坐失开发良机

专利申报并非知识产权保护的终点。专利只是对名老中医知识进行了保护，如果转化不及时，未能率先抢占市场，名医传承团队很难获得知识保护所带来的市场红利。有的传承团队申报了多个专利，但迟迟不转化，每年还要支付专利维持所需费用，反而徒增经济负担。

（四）缺乏专人负责，保护意识淡薄

名医传承团队未设立专门负责转化与推广的团队人员，或者邀请专业人员加盟。成果转化工作无人问津，导致数代名医经验仅在师门内传承，无法惠及更多患者，也不利于学脉的壮大和传承团队影响力的提升。

（五）转化形式单一，亟待与时俱进

名医传承成果除了申报专利，未开展其他形式多样的知识成果转化，同样会延迟知识成果转化。在具有专利保护的前提下，传承团队可以开展多种形式的知识转化。例如出版专著；依托研究项目、各种平台，开展培训、拜师、指导基层医生、大众科普答疑等活动等。以上均可以采用知识付费形

式，在尊重名老中医知识成果的前提下，开展惠及大众的知识转化。

（六）存有各种顾虑，选择秘而不传

由于对政策、流程、专利转化知识等情况不了解，名老中医传承团队对师承成果进入市场后的市场竞争和对经验知识应有价值的体现预期不足，对转化后市场份额错误估计。加之各种困难的客观存在，使得传承团队对于专利保护和成果转化积极性不高、存有顾虑。也有担心其成果被滥用或被他人使用不当而不能获得正确评价，因而对其传承的知识选择秘而不传，作为无形私产以内部传承形式传播。

二、名老中医知识保护形式

对各种形式的不当占有和侵害问题，需要通过知识产权制度创新从源到流加以解决。依托专业的平台，将分散于各领域的政策制度有效整合，推动中医药领域研究水平的深化提升，使相关研究成果得以累积。

为降低中医药隐性知识悄然流失的风险，实现其向显性知识转化是一种积极的思路。随着现代化科技手段的发展和应用，越来越多的中医药隐性知识能够实现向显性知识转化和分离，而转化后的显性知识可以通过知识产权制度获得保护。

（一）申请专利保护

中医药技术大部分依赖特定主体的实施才能呈现出来，虽然同样能够为持有人带来经济收益，但并不具备财产的独立特征。相反，中医药信息具有比较明显的人格色彩，在不脱离持有人的情况下可以直接在市场上交易。传承者对该技术信息的控制具有独占性，除非本人愿意，否则技术无法外传。对这类中医药技术而言，传承究竟意在公开还是保密并非法律对其实施保护的根本目的，保持中医药的整体性和延续性，发挥其治病救人的功能才是法律保护中医药的最终目标。因此，法律对中医药隐性技术的保护，不仅在于对该类信息予以保密，谨防被他人侵犯，更重要的目的在于保障相关知识和

技术的传承，防止失传。而对于隐性知识或技术机密的保护，由于其不具备获得知识产权法保护的客观性条件，因而需要从其人格依附性特征出发，借助于对"人"的保护和管理而实现。

（二）申报非物质文化遗产

保护非物质文化遗产最终目的是防止失传。联合国教科文组织《保护非物质文化遗产公约》第 3 条指出"保护"是指"采取措施，确保非物质文化遗产的生命力，包括这种遗产各个方面的确认、立档、研究、保存、保护、宣传、弘扬、承传（主要通过正规和非正规教育）和振兴"。可见"保护"的目的是"确保非物质文化遗产的生命力"，而"确认、立档、保存……弘扬"都是为确保非遗生命力的手段或方式。2011 年国家颁布了《中华人民共和国非物质文化遗产保护法》使非遗保护有法可依。第三条指出："国家对非物质文化遗产采取认定、记录、建档等措施予以保存，对体现中华民族优秀传统文化，具有历史、文学、艺术、科学价值的非物质文化遗产采取传承、传播等措施予以保护。"上条中规定了保护的措施包括认定、记录、建档、传承、传播等。因此，我们可以将保护的主体理解为保护措施的实践者、行动者。

列入名录的传统医药被放置于国家、省级等不同层面，不再仅属于场域内的地方医药，它们拥有更好的发展前景。

中医诊疗技术性强的项目更切合国家级非物质文化遗产代表性项目的申报标准，所以已有的国家级非物质文化遗产代表性项目中技术性项目居多。目前公布的四批国家级非物质文化遗产代表性项目名录共 1372 项，传统医药 23 项，仅占 1.67%，占比较低。

"民间"是非遗存续的土壤，非遗的传承者、实践者都来自民间。名老中医技法、理论传承等宝贵知识，具有重要的传承保护价值，申报非遗并非遥不可及。尤其是可以考虑先申报省级或地级市等相对较易申报的地方非遗项目，通过申报非遗实现更好的传承。现列举 2021 年北京地区非遗项目名录，见表 2-1。

表 2-1 北京市第五批市级非物质文化遗产代表性项目名录（京政发〔2021〕28 号）

序号	项目名称	申报地区或单位
38	段式针法	朝阳区
39	丰盛正骨	北京市丰盛中医骨伤专科医院
40	孟氏刺络疗法	门头沟区
41	裴氏正筋疗法	门头沟区
42	燕京萧氏妇科	北京中医药大学东直门医院
43	中医二十四节气导引养生法	中国中医科学院医学实验中心
44	中医推拿按动疗法	北京按摩医院
45	同仁堂西黄丸传统制作技艺	东城区
46	血余蛋黄油制作技艺	东城区

（三）申报院内制剂与协定处方

医疗机构中药制剂主要包括院内制剂和协定处方。院内制剂是指医疗机构根据本单位临床需要经批准而配制、自用的固定处方制剂。医疗机构配制的制剂，应当是市场上没有供应的品种。

1. 院内制剂

按国家食品药品监督管理局令《医疗机构制剂注册管理办法（试行）》，院内制剂申报与审批具体要求和步骤如下。

（1）申请医疗机构制剂，应当进行相应的临床前研究，包括处方筛选、配制工艺、质量指标、药理、毒理学研究等。

（2）申请医疗机构制剂注册所报送的资料应当真实、完整、规范。

（3）申请制剂所用的化学原料药及实施批准文号管理的中药材、中药饮片必须具有药品批准文号，并符合法定的药品标准。

（4）申请人应当对其申请注册的制剂或者使用的处方、工艺、用途等，提供申请人或者他人在中国的专利及其权属状态说明；他人在中国存在专利的，申请人应当提交对他人的专利不构成侵权的声明。

（5）医疗机构制剂的名称，应当按照国家食品药品监督管理局颁布的药品命名原则命名，不得使用商品名称。

（6）医疗机构配制制剂使用的辅料和直接接触制剂的包装材料、容器等，应当符合国家食品药品监督管理局有关辅料、直接接触药品的包装材料和容器的管理规定。

（7）医疗机构制剂的说明书和包装标签由省、自治区、直辖市（食品）药品监督管理部门根据申请人申报的资料，在批准制剂申请时一并予以核准。

医疗机构制剂的说明书和包装标签应当按照国家食品药品监督管理局有关药品说明书和包装标签的管理规定印制，其文字、图案不得超出核准的内容，并需标注"本制剂仅限本医疗机构使用"字样。

（8）有下列情形之一的，不得作为医疗机构制剂申报：市场上已有供应的品种；含有未经国家食品药品监督管理局批准的活性成分的品种；除变态反应原外的生物制品；中药注射剂；中药、化学药组成的复方制剂；麻醉药品、精神药品、医疗用毒性药品、放射性药品；其他不符合国家有关规定的制剂。

2.协定处方

协定处方是医院药学部与临床医师根据医院日常医疗用药的需求，共同协商制订的处方。《中华人民共和国中医药法》第31条明确指出："国家鼓励医疗机构根据本医疗机构临床用药需要配制和使用中药制剂，支持应用传统工艺配制中药制剂，支持以中药制剂为基础研制中药新药。"每个医院的协定处方仅限于本单位使用。本院协定处方主要为中药协定处方，是在临床实践的基础上根据经常性的医疗需求，由临床科室提出申请，经医院药事管理与药物治疗学委员会批准、备案，主要为名老中医经验方。协定处方转化为院内制剂，是对名老中医药专家学术经验的传承，也可以推动学科发展。如赵炳南教授创立了现代中医皮肤科疾病辨证论治体系，研发了拔膏、燻药、黑布药膏等独特疗法，经验方转化为北京中医医院院内制剂。

医院中药制剂申报存在的常见问题包括两个方面：

（1）申报未批准可能存在的问题：处方组成不固定；临床定位不准确；配置工艺研究未按要求开展；含毒性药材；无合法药材使用资质；辅料使用存在剂型不匹配、辅料用量不合规等问题；直接接触制剂的包装材料和容器存在问题；证明文件不符合要求。

（2）批准品种存在问题：制剂名称不规范；功能主治不合理；处方组

成、来源、理论依据及使用背景情况不详细；说明书不规范，缺少不良反应、禁忌证等；配制工艺研究不充分；质量标准研究不充分；临床研究方案及临床总结不完善。

3. 注意事项

申报院内制剂之前也要先申报专利。可以同时申报系列专利成果，开发系列院内制剂。通过临床应用，可以不断对院内制剂进行筛选和优化，最终遴选出更具转化价值，疗效更佳的院内制剂。由于院内制剂已有了一定范围的应用，在申报新药的时候可以要求减免临床研究验证。

名老中医成果转化可以从临床观察到实验研究，再回到临床验证与推广应用。从理论认识、基础研究、临床观察几方面扩展了名老中医的经验，其深度和广度均有所拓展。

（四）知识付费

知识付费现象主要指知识的接收者为所阅览知识支付资金的现象。知识付费让知识的获得者间接向知识的传播者与筛选者给予报酬，而不是让参与知识传播链条的人通过流量或广告等其他方式获得收益。在教育、出版等行业，知识付费并不陌生，通常人们为了获得技能的提升或者学历的提高，会主动搜寻和购买自己所需要的知识。知识付费几乎包含大部分常见内容载体，如图文、音频、视频（包含直播）等。名老中医传承团队可以通过出版专著，依托各种平台开展培训、拜师、指导基层医生、大众科普答疑等活动，开展推广和知识付费。

综上，名老中医知识传承应何去何从，核心问题在于传承推广与名老中医知识产权保护之间的协调权衡。中医药智慧属于全人类，传承好中医药知识是人类健康服务的最终目的。鼓励名老中医的道术成果大范围传承势在必行，名老中医道术精华，应进入课堂、惠及全人教育。保护的内涵在于保护名老中医宝贵的道术成果不灭绝、不失传。除此之外，还要保护名老中医作为知识产生者和拥有者所享有的各项利益和自主权力。因此，通过专利申报、申请非物质文化遗产、开发院内制剂、开展知识付费等形式可以实现对名老中医道术精华的保护和对原创者劳动的尊重，有利于中医药知识的推广应用。

中篇
多元融合方法传承名老中医道术

第三章 文献研究

第一节 文献综述

一、概述

文献综述，是指针对某个特定的科学研究问题或进展，对大量文献资料进行综合归纳后写成的总结性文献，是可以系统地反映某一专题的历史、现状、成就、进展、问题、困难等各方面情况的文章。

"综"即纵横汇集、全面系统、广而不乱地反映所述对象的历史、现状、发展趋势及不同方面、个案案例的研究情况、实际水平和不同观点等。"述"即对所选用的资料做客观的叙述或说明，基本上是"述而不评"，不议论、不预测，也不提建议，但在资料选取上往往带有倾向性。

综述作者可以有自己的观点。对所阅读与收集材料进行归纳、总结，并引出重要结论，既有观点又有事实。作者的观点和学术水平主要体现在对原始材料的选择和组织上，即用别人的资料和观点来表明自己的意见。文献综述的一般结构包括前言、主体、小结或结论、参考文献几部分。

名老中医传承研究中应用文献综述的研究方法，既可以对某一位名老中医的观点进行系统而全面的综述，梳理古往今来各家观点和理论对该名老中医学术思想的影响，进行继承与发扬的比较。也可以把不同学派、地域、学脉、特色的名老中医的观点进行文献综述研究，使用某些理论框架将其合理区分维度呈现，将各家观点置于不同维度的矩阵中，也可以利用软件或者手绘等方法绘图使其可视化。

二、基于六维辨证观解析慢性阻塞性肺疾病辨治体系范例

六维辨证观是综合八纲辨证、六经辨证、卫气营血辨证、三焦辨证、脏腑辨证、气血津液辨证等辨证思维所提出的辨证观点。旨在于临床辨证中把握整体，抓住机要，取各辨证体系之所长，从病因、病位、病期、病性、病势、病理六个角度系统地分辨疾病证态，对临床诊疗具有指导价值。

慢性阻塞性肺疾病（chronic obstructive pulmonary disease，COPD）是一种常见的，可治疗和预防的疾病，以进行性气流受限和持续的呼吸道症状为特征，常见咳嗽、咳痰、呼吸困难等症状。许多现代名中医也具有丰富的辨证诊疗经验。通过结合古今名家对 COPD 相关病因病机、证候特点、治法方药的认识，基于六维辨证观详细解析该病的发病、演变规律和辨治体系，以启发临床的诊断用药思路，同时为现行诊疗指南和教科书的修订提供参考。

COPD 属于中医肺胀范畴，其六维辨治分述如下。

（一）辨病因

肺胀的病因复杂，常有肺脏自病和他脏及肺两种情况。旧病或先天肺虚复感外邪，引动伏邪，内外相感是诱使肺胀急性发作或加剧的基本诱因。

1. 肺虚为病

（1）肺虚易感：该病多因内伤久咳、久喘、久哮、肺痨等慢性肺系疾病迁延日久或失治误治，逐步发展而成，易耗伤肺气肺阴，是多种慢性肺系疾患的一种趋势。其中，肺气虚是肺虚的关键因素。气虚进一步导滞血瘀。肺为娇脏，本病可能多有先天不足的内伤基础，患者常有反复感冒、咳嗽、喘息的病史，这与流行病调查结果吻合。可见先天或后天生长发育不良也为肺胀的诱发提供了条件。

（2）伏邪藏肺：肺胀，肺之宣肃失司则痰瘀等病理产物丛生，日久成为伏邪的物质基础，使病邪滋长伏藏。肺胀患者常患病数年或数十年，缠绵难愈，

稍感外邪则易引动。现代研究表明，COPD 患者中央气道表现为多种炎症细胞浸润、黏液分泌腺增大、杯状细胞增多。另有研究显示，COPD 患者呼吸道存在细菌定植，但定植的细菌可能需要达到细菌感染的"阈值"才能引起病情急性加重。以上研究证据或可与邪伏肺络、内外相感的病因相互印证。

2. 六淫杂邪

六淫是引起肺胀急性发作最常见的外在因素。本病或皆从肺虚起病，感受风寒暑湿燥火后易急性发病，故迁延反复，急性加重时的咳嗽为内伤基础上的外感咳嗽。

虽历代医家多认为六淫侵袭体表和口鼻为外邪的主要来源，但现代社会纷繁复杂的气候、自然环境进一步扩展了外邪的来源，可以称为"杂邪"，如烟草、燃料烟雾、大气污染、职业性粉尘等颗粒物直接经口鼻侵入肺系，导致气道反应性增高，肺功能异常，COPD 患病率升高。此外，高脂、高糖、高蛋白的"富营养型"膳食特点易致气机升降失调，饮食积滞化热，形成胃肠积热证候，积热上熏于肺，加重肺组织炎症损伤，也可能是 COPD 急性发病的潜在机制。以上非六淫之邪构成了此病的多重病因。

3. 他脏及肺

李中梓云："诸经虽皆有肿胀，无不由于脾、肺、肾者。盖脾土主运行，肺金主气化，肾水主五液。"

如尤在泾云："干咳无痰，是肝气冲肺，非肺本病。仍宜治肝，兼滋肺气可也。"

（二）辨病位

1. 主病在肺，遍及脏腑

该病始于肺，肺虚感受外邪或肝郁化火导致急性发作，开始即见咳嗽、咯痰、喘息气促、胸闷等症状，肺与大肠相表里，气不下行，有时也可引起腑气不通、燥屎内结、大便难下；子病及母，可累及脾，导致脾失健运；母病及子，病久至肾气萎弱、肾阴亏耗，可导致摄纳无权或久病入络，心脉受阻，阳虚水泛，出现心肾阳虚。虽病发于肺，但辐射各脏腑。

2. 由上至下,三焦传变

COPD 的病机演变由上焦逐渐传变至下焦。从上焦手太阴肺卫感受外邪,到中焦足太阴脾失健运、胃失和降,再发展演变成为下焦肝肾无形之阴阳耗损、痰瘀互结和有形之痰凝及癥瘕,症见形寒肢冷、肢体浮肿、面色紫暗等症。病机演变三焦传变,虚实夹杂。

(三)辨病性

COPD 病机错综复杂,多寒热交织,按照病证性质和患者体质区分寒热的轻重程度有助于指导用药偏性。

1. 素体阳虚,寒邪凝滞

外感因素中风邪夹寒、夹热、夹燥、夹湿都可以致病,但以感受风寒多见,故寒证主要见于急性发作初期。若寒邪未去,素体阳虚者易进一步发展为痰浊壅肺证。若急性发作后期正气耗损严重,因阳虚导致水湿泛滥或水饮凌心。此时常见全身不良反应,严重者合并肺动脉高压、肺源性心脏病或呼吸衰竭。

2. 素体阴虚,里热焦灼

素体偏热者虽感受寒邪,也表现为里热为主,可见外寒里热证;素体阴虚者可见阴虚血瘀,热痰恋肺证;若痰蒙心窍,扰神窜络,此时出现精神意识障碍,须分秒必争,豁痰开窍,进行中西医结合治疗。

(四)辨病理

1. 肺气郁滞,痰生饮停

外邪侵肺,肺失宣降,气阻肺系。肺为贮痰之器,脾为生痰之源,肾为生痰之本,肺脾肾三脏与痰的生成最为密切。因虚生痰者气不行津,水液代谢功能失调,湿浊不得运化,郁滞酿痰,蓄积于肺中;因实生痰者湿浊阻滞气机,影响肺宣发肃降之功能,化生痰饮或痰热。另外,不同地域气候环境的影响也可助痰,如山岚丛生湿盛氤氲,夏季湿易聚而生痰,痰阻气滞。

2. 瘀随痰生,与痰胶结

《丹溪心法·咳嗽》云:"肺胀而咳,或左或右,不得眠,此痰夹瘀血碍气而病。"痰瘀内阻贯穿病程始终，感染是急性发作期重要因素，稳定期由于病程较长，气道内慢性炎症也长期存在。

3. 饮从湿化，流注全身

若病日久，心肾阳虚，水湿泛滥，水饮丛生，蔓延至其他脏腑或四肢百骸，而不独停留在肺，表现为喘咳心悸，难以平卧，咳痰清稀，面浮肢肿，甚则一身悉肿，此时治疗需注意确定饮之所处，搜邪剔络，勿因考虑不周而贻误病机。

4. 毒损肺络，变生癥瘕

王琦教授从中医角度阐释气道重构机理，在络病理论的基础上提出"肺络微型癥瘕"理论，认为痰瘀内阻，内毒丛生，初为癥，久为瘕，此癥瘕非传统意义上的癥瘕，而是借助显微镜才可观察到的，治疗需软坚散结，消癥通络，多用虫类药或味咸之品，如水蛭、地龙、鳖甲、昆布、猪牙皂等。

（五）辨病势

病势主要指邪正对比的态势。COPD多发于老年人，病势缠绵难愈，日久正邪错杂，需辨病、辨证、辨症综合论治。无论急性发作早中晚期或稳定期，还是不同脏腑偏寒偏热的证候，均可见一定程度的咳嗽、咳痰、喘息气短症状，咳嗽和喘息气促是正邪斗争，祛邪外出的典型表现，咳痰多为咳嗽的伴随症状。从以上三症解析邪盛正存、邪盛正虚、邪正俱微不同邪正变化的态势，或可以小见大，管中窥豹。邪盛正不虚可见正邪交争剧烈，可见谵妄昏迷，喉中痰鸣，喘促加重，气粗鼻煽，痰黏质稠，咳嗽剧烈，声重气急。邪盛正虚可见咳痰量少，面浮肢肿，痰白质清，落地成水，喘息气促，动后加重。邪正俱衰，邪伏势衰，阴阳两虚可见咳声无力，伴遗尿，痰少难咳，气多水少，喘息无力，呼多吸少。

（六）辨病期

根据病情轻重缓急将COPD分为急性加重期和稳定期，在此基础上，还有学者提出急性加重危险窗期的概念。不同分期具有不同的证候特点。依据"卫之后方言气，营之后方言血"的论述提出"四分期"概念，即疾病的卫、气、营、血分阶段，不仅可用于温病不同阶段的辨证，还涵盖脏腑证候的类型，可用于辨析 COPD 急性加重期和稳定期的证态。本病急性加重期早期多属卫气同病阶段。常见风寒袭肺、外寒内饮、表寒里热等证型，治疗大法以解表宣肺兼清化痰饮为要。若卫分邪尽或表邪化热入里，与伏痰、伏饮胶结，则病居气分，邪正剧争。急性发作晚期痰浊泛滥，直入心包，上蒙清窍，扰神窜络，气营同病。气血同病期正气衰微至极而病邪缠绵难祛，病情复杂多变，寒热错杂或虚实夹杂的症状常并见，稍有差池则有损正助邪之嫌，急性发作期痰瘀互结证及稳定期督脉虚寒，上盛下虚证，以及心肾阳虚，水饮凌心证皆属此期。

综合运用六维辨证的方法从不同角度对病因病机进行解析，可以明确相应治法，从而确定药物选择和加减运用。基于古今名家认识，六维综合辨证的主要证候如下。

1. 风寒袭肺证

病因为风寒诱发，急性发作期的病期为卫气同病，病性属寒证，病势为正虚邪实，病位在肺脾，治疗宜宣肺散寒，止咳平喘，组方常用三拗汤合止嗽散加减。

2. 痰热壅肺证

病因为伏痰化热，急性发作期的病期为气分，病理病性为痰热，病势为邪盛正虚，病位在肺脾，治疗宜清肺化痰，降逆平喘，组方用清气化痰丸合贝母瓜蒌散加减。

3. 外寒内饮证

病因为外寒引动伏饮，急性发作期的病期在卫气，病性病理为寒饮内停，病势为邪盛正虚，病位在肺脾，治疗宜疏风散寒，温肺化饮，方用小青龙汤加减。

4. 表寒里热证

病因为外寒化热入里，急性发作期的病期为卫气同病，病性为寒热错杂，病势为邪盛正虚，病位在肺脾，治疗宜解表散寒，宣肺清里，方用大青龙汤或麻杏石甘汤加减。

5. 痰浊阻肺证

病因是肺脾气虚湿盛，急性发作期的病期在气分，病性病理为寒痰壅塞，病势为邪盛正虚，病位在肺脾，治疗宜燥湿化痰，宣降肺气，组方用半夏厚朴汤合三子养亲汤加减，或可选择二陈汤合平胃散。

6. 痰瘀互结证

病因为肺脾肾气阴两虚在先，病理产物阻滞在后，急性发作期的病期为气血同病，病理为痰瘀阻滞，病势为正虚邪实，治疗宜益气养阴，化痰活血，方用麦味五参汤加减或益气活血化痰基本方加减。

7. 痰蒙神窍证

病因为肝肾阴虚在先，病理产物痰热上扰在后，急性发作期的病期为气营同病，病性病理为痰热壅盛，病势为邪盛正虚，病位在心包，治疗宜豁痰开窍，组方用涤痰汤或菖蒲郁金汤合涤痰汤加减。

8. 阳虚水泛证

病因为心肾阳虚在先，急性发作期的病期为气分，病性病理为寒饮内停，病势为邪实正虚，病位在心肾，治疗宜温阳利水，健脾化痰，方用苓桂术甘汤或苓甘五味姜辛汤加减。

9. 肺脾肾气虚证或气阴两虚证

此证是稳定期，病期在气分，病性为虚寒或虚热，病势为正虚邪气不盛，病位在肺脾肾。治疗采用益气养阴大法。

10. 肝郁气滞，木叩金鸣证

此证是稳定期，病期在气分，病性为虚实夹杂，病势为邪盛正虚，病位在肝肺。治疗宜疏肝理肺，方用小柴胡汤或四逆散加减。

11. 督脉虚寒，上盛下虚证

此证属稳定期，病期为气血同病，病性为寒，病势为邪盛正虚，病位在肺肾，治疗宜降气平喘，祛痰止咳，方用苏子降气汤。

12. 心肾阳虚，水饮凌心证

此证属稳定期，病期为气血同病，病性为寒，病势为邪盛正虚，病位在心肾，治疗宜温阳化饮，方用真武汤合苓桂术甘汤。

以风寒袭肺证为例，解析六维辨证观对于该病具体治疗的指导作用。如表 3-1。

表 3-1　风寒袭肺证六维辨证解析示例

风寒袭肺证					
	要素组成	相应治法	对应药物	治疗大法与组方	药物加减
病因	风寒邪气，肺气不足	祛风散寒，补益肺气	麻黄（病因-风寒；病性-寒证；病势-邪实；病位-肺）	宣肺散寒，止咳平喘　　三拗汤合止嗽散加减	1. 恶寒发热身痛：羌活、独活、白芷、川芎 2. 气虚不耐党参、黄芪者：仙鹤草、功劳叶 3. 喉痒干燥、声哑：挂金灯、金果榄、土牛膝、玉蝴蝶、青果 4. 遇风寒则咳嗽或夜咳明显：艾叶、椒目 5. 咳痰：白芥子、苏子、莱菔子
病期	急性发作期卫气同病	卫气同治	荆芥（病因-风寒；病性-寒证；病势-邪实；病位-肺）		
病位	手太阴肺、足太阴脾、足阳明胃	肺脾（胃）同治	紫苏叶（病因-风寒；病性-寒证；病期-卫气分；病位-肺脾；病理-气滞；病势-邪实）		
病势	邪盛正虚	扶正祛邪	炙甘草（病势-正虚；病理-气虚；病位-肺脾）		
病性	寒证	散寒	杏仁（病位-肺脾；病理-痰，病势-邪实）		
病理	气滞、气虚、痰生	宣肺、益气、化痰	白前、百部、桔梗、枳壳（病理-气滞、痰；病势-邪实；病位-肺或脾）		

从六维辨证角度来看，COPD 发病多责之于肺气本虚，内外感召或他脏及肺，常有慢性肺系疾病迁延日久或先天不足的因素。本病病位主要在肺，肺为至高之脏，主气、司呼吸，外合皮毛，为水之上源，实与一身上下所有脏腑息息相关，久病必累及他脏，变证丛生。最常波及脾肾，病久可牵连心肝及六腑，是典型的多系统复杂疾病。本病的基本病机是本虚标实，即肺脾肾虚损，痰瘀互结成积，除见气虚气滞、阴阳虚损等病理状态外，最常见痰饮瘀及微型癥瘕等病理产物，日久则成伏邪，进一步加重病情，延长病程。

本病分期明确，卫气同病、气分期和气营同病阶段病情寒热之性及邪正之势多变，可因病邪性质、季节地域、体质等因素表现不一，需谨慎判断和用药；气血同病阶段寒热错杂、虚实并见，治疗棘手，恰是中医药发挥优势的大好时机，除根据辨证临床用药外，还可应用三伏贴、外用贴膏、针灸等外治疗法，冬病夏治或夏病冬治。

　　以上用六维辨证法把握 COPD 各个维度的内涵，并借西医学微观研究认识，结合多位现代名中医的辨治经验系统分析 COPD 的发病、演变规律，以期探寻用药思路，为临床治疗提供参考建议。值得注意的是，由于地域气候、起居饮食、精神意志等因素复杂多变，导致该病治疗思路广泛，各地区专家多有不同见解，现有教科书及临床诊疗指南或尚不能概括本病诊疗全貌。为顺应疾病病因病机变迁态势，建立系统的 COPD 中医诊疗模型，荟萃名医经验，发掘包括药物治疗、心理干预、养生调护在内的疗效要素是中医临床医师和研究工作者亟待解决的问题。

第二节　CiteSpace 可视化研究

　　知识图谱是以知识域为对象，显示科学知识的发展进程与结构关系的一种图像。CiteSpace 是基于科学发展模式理论、普赖斯的科学前沿理论、社会网络分析的结构洞理论等，设计和研发的知识图谱可视化软件，主要用于探索学科研究现状和发展前沿。CiteSapce 是文献计量学研究的重要研究工具，能够将文献间的关系以知识图谱的方式展现在读者面前，既能够帮助读者梳理过去的研究轨迹，也能使我们对领域前景有一个大概的认识，主要被应用于图书情报、教育、社会学等领域。近年该软件逐渐进入医学视野，并被大量应用。

一、方法学适用性分析

　　CiteSpace 可显示一个知识领域在一定时期的发展趋势与动向，并可以将文献中的信息包括作者、机构、关键词、被引文献等关系通过可视化形式表现出来。建立全面的认识，有利于分析学科发展脉络，并能够识别学科热点，预测学科发展走向。可对名老中医传承研究的热点、趋势进行可视化呈现，更有利于了解行业发展状况。但是 CiteSpace 可视化方法难以替代传统综述，来自文献的观点、具体信息、内容难以使用软件进行可视化，仍需传统综述进行梳理展示。二者可以互相补充。

二、操作要点解析

（一）软件获得

访问 http：//sourceforge.net/projects/citespace/ 下载 CiteSpace。使用 CiteSpace 需要先安装 Java JRE 作为运行环境。

（二）数据来源

名老中医研究主要发表在中文数据库。中国知网（https://www.cnki.net/）、维普（http://www.cqvip.com）、万方数据库（https://www.wanfangdata.com.cn）为主要数据来源。检索出的文献以 refworks 格式导出，命名 download_××.txt。

（三）格式转化

建立多个文件夹包括 input、project、data。将导出的引文放入 input 中，通过 CiteSpace 进行数据转化，如从知网中获取的数据则选择 CNKI 中 CNKI format conversion 将转化后的格式存放于 data 中，作为被分析数据。最后分析出的内容将被保存于 project 文件夹中。

（四）一般调整参数

时间切片（time slicing）：选择分析的时间段及每个时间切片的年份数，即以多少年为时间单元，默认为时间切片为 1 年，若时间跨度较大，数据较多，可上调时间切片。

文本处理（text processing）：代表知识单元来源，一般默认选项。

节点类型（node types）：使用 CiteSpace 分析的目的，主要分析框架分别为合作网络分析（author；institution；country），共现网络分析（term；keyword；category），共被引分析（cited reference；cited author；cited journal）。合作网络有助于了解该领域的微观、中观、宏观合作情况，一般选择作者与机构。共现网络分析有助于了解该领域的主题，一般选择关键词（keyword）。关键词共现分析也是研究领域发展主要的着眼分析点。

连接区（links）：用于选择如何计算节点间的连接强度，一般保持默认即可。

阈值（selection criteria）：一般选择 TopN，即对每个时间切片内频次排名的前 n 个单位进行获取，节点较多则将 TopN 参数下调。TopN% 为对出现的每个切片内频次前 N% 单位进行分析。Threshold interpolation 前中后不同时间段调整阈值。

网络裁剪（pruning）：一般初始分析不选择。当产生的网络图节点连线过多不够清晰时可以选择去掉次要链接，凸显主要结构。两种算法分为最小生成树（minimum spanning tree）与寻径网络（pathfinder），使用 pathfinder 节点数不会改变，连线数会减少，有唯一解，minimum spanning tree 运算简捷，可以很快得到结果。两种裁剪策略分为裁剪单个切片的网络（purning sliced netword），裁剪合并后的网络（pruning the merged network），前者可能会导致网络过于分散，通常建议选择裁剪合并网络。

（五）分析内容

共现频次：主题词出现的频次是基本的分析内容，节点越大说明出现频次越高，次数越多越重要。

中介中心性：指一个节点担任其他两个节点之间最短的桥梁次数，一个节点充当的"中介"次数越高，它的中介中心性越大，表示此类节点在网络中起到"沟通桥梁"作用。同时具备中介中心性与高频特性的节点，就是本领域的关键节点，代表着这段时期的研究热点与主题。

聚类分析：将大量的对象进行分类，将类似的对象组成多个类的分析过程。该软件中聚类算法主要有浅语义索引（LSI）、对数极大似然率（LLR）、互信息（MI）。不同算法出现的结果有所差异，读者可以结合自己的研究内容选择适合的算法。

时区与时间线分析：CiteSpace 的一大亮点是将时间因素纳入分析的维度中，时区图按照时间段合并起来分析，又叫主题路径分析。时间线图既包含聚类标签，又包含该标签下的主题，同时将时间因素考虑进去，并将每个聚类下的簇按照时间排序。

突现分析：软件提供的 burst 功能可以探测出某一时段引用量出现较大变化的情况，用来发现某关键词、主题词或引文等兴起衰落情况。

三、中医药治疗慢性肾脏病文献计量学研究范例

慢性肾小球肾炎是以血尿、蛋白尿、水肿、高血压为基本临床表现的肾小球疾病，起病隐匿，迁延不愈，如病情持续进展，可不同程度地出现肾功能减退，最终发展为慢性肾衰竭。中医药单独使用或作为辅助疗法治疗本病均具有独特优势，可以显著改善患者症状，降低尿蛋白，提高患者肾脏存活率。

本研究收集了中医治疗慢性肾小球肾炎的相关研究文献，运用文献计量学方法展示其成果，探讨该领域研究热点与动态，以期为慢性肾小球肾炎的中医药研究进一步深入提供重要借鉴。

（一）资料与方法

1. 资料来源

以（主题词＝"慢性肾炎"or"慢性肾小球肾炎"or"肾风"or"IgA 肾病"or"系膜增生性肾小球肾炎"or"膜性肾病"or"局灶增生性肾小球硬化"or"膜增生性肾炎"）and（主题词＝"名老中医"or"国医大师"or"学术思想"or"治疗经验"or"临床经验"or"名医经验"or"学术经验"or"数据挖掘"or"用药规律"）为检索主题词在中国知网进行主题检索。检索 1959 年 1 月至 2021 年 10 月的全部期刊文献，排除会议通知、征稿启事、动物实验、综述、meta

等二次文献及不符合研究主题的文献后共 722 篇。

2. 数据处理

将文献以 refworks 格式与 excel 格式导出，采用 graphpad prism 进行年度发文量统计分析，使用 gephi、mulcharts 1.8、python 软件对作者、机构、关键词共现进行可视化分析，采用 CiteSpace 软件对关键词字段进行突现词分析和可视化呈现。

3. 统计分析

依据普赖斯计算公式：$M=0.749\times\sqrt{N_{max}}$，式中 M 为论文篇数，N_{max} 为所统计的年限中最多产的论文数，当发文量在 M 篇以上，我们称之为核心群。

（二）结果

1. 年发文量统计

在 20 世纪 80 年代以前，该领域研究较少，80 年代后呈现上升趋势。如图 3-1 所示。

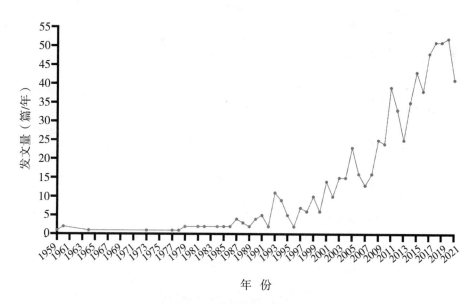

图 3-1 1959～2021 年中医治疗慢性肾小球肾炎发文情况

2. 作者分布

图 3-2 列出了该领域在 1959 ～ 2021 年发文量大于 6 篇的作者，在这段统计的时间内，该领域作者发文量最大为 11 篇，代入公式 M_{author} = $0.749 \times \sqrt{11}$，得出 M_{author} = 2.487，名老中医治疗慢性肾小球肾炎领域发表 3 篇以上为核心作者。我们将存在合作的作者形成了核心作者合作图谱，见图 3-2，节点越大，表示其合作者越多。可以看到作者间形成了许多较为分散的合作群体，形成以名老中医为核心及其学术继承人构成的团体。主要群体可分为 3 类，分别为网络 1：黄文政、杨洪涛、曹式丽、王耀光（均为天津中医药大学第一附属医院）；网络 2：邹燕勤、周恩超、易岚、孙伟（均为江苏省中医院）；网络 3：杨霓芝、刘旭生、邹川（均为广东省中医院）。

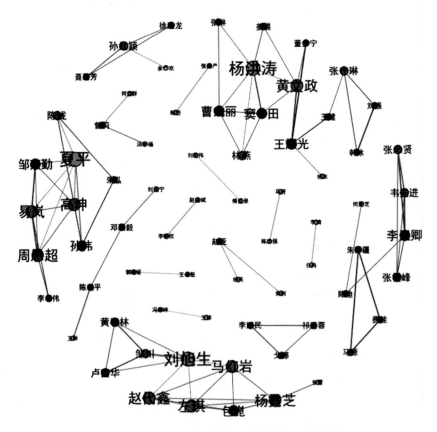

图 3-2　中医药治疗慢性肾小球肾炎作者共现图谱

3. 机构区域分析

图 3-3 列出了该领域在 1959 ～ 2021 年发文量大于 10 篇的机构，发文量最大的为 35 篇，$M_{institution} = 0.749 \times \sqrt{35}$，得出 $M_{institution} = 4.43$，发表 5 篇以上的为核心机构。存在合作的机构形成了核心机构合作图谱，节点越大，表示其合作者越多，连线越粗表示其合作越紧密。合作图谱显示了科研院校与附属医院间较不同机构间的联系更加紧密，中医院校与其附属医院是该领域的前沿阵地。北京中医药大学发文数量虽未列首位，但其作为重要的枢纽点将各个单位联合了起来，成了最重要的枢纽单位。

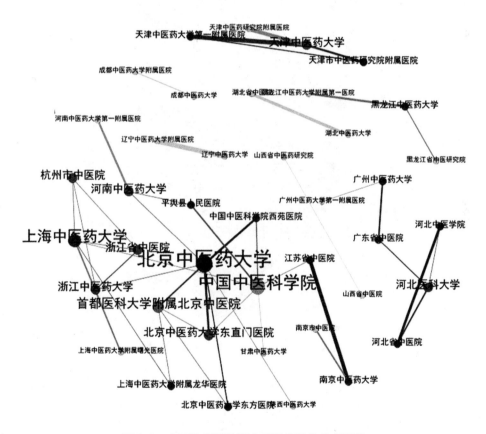

图 3-3　中医治疗慢性肾小球肾炎机构共现图谱

4.关键词分析

关键词共现图谱中仅显示出频次大于或等于 20 次的关键词，1959 年 1 月～2021 年 10 月中医药治疗慢性肾小球肾炎领域关键词共现图谱，如图 3-4 所示。节点、字体越大表示出现次数越多；连线越粗，表示两个关键词间的联系越紧密。膜性肾病、IgA 肾病为该领域重点关注的病理类型，血尿、蛋白尿为重点关注症状，临床经验、名医经验为重点研究领域。

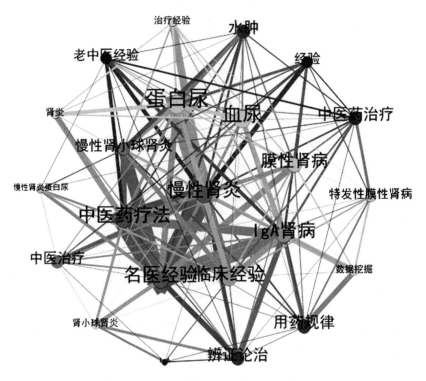

图 3-4　中医治疗慢性肾小球肾炎关键词共现图谱

研究获得了 1959～2021 年中医对慢性肾小球肾炎病机、治疗的演变。从 20 世纪 80 年代出现温阳利水、健脾益肾、气阴两虚治法。自 90 年代开始出现清热利湿、活血化瘀治法。至 21 世纪初，出现微观辨证的肾络瘀阻。近 10 年间，健脾益肾、活血化瘀、从风论治开始大量出现并占主导位置。

自 20 世纪 60 年代始，中医界针对慢性肾小球肾炎辨证分型等标准化的研究开展了多次学术会议，表 3-2 列出了近 60 年制定的多版慢性肾小球肾炎辨证分型标准。这些行业共识促进了慢性肾小球肾炎的中医证候客观化、规范化的研究进程，其演变过程基本与图 3-5 所示相符。

表 3-2　行业共识摘要

时间（年）	会议名称	辨证分型	特点
1977	北戴河慢性肾炎座谈会	正虚：气虚、阳虚、阴虚；标实：湿热、瘀血	认识到了标实的病机与证型，但缺少对疾病演变过程及正邪主次的认识
1983	昆明全国中医内科学会会议	水肿阶段的风水相搏型、水湿逗留型、水湿泛滥型；肾劳阶段的脾肾气虚型、肝肾阴虚型、肾元亏虚型、肾虚湿热型、肾虚瘀滞型；肾衰阶段的湿浊聚积型，肾元衰竭、浊邪壅闭型	将疾病分阶段阐述病期变化转归，指明了病机演变过程
1988	全国肾病专题学术讨论会	本证分为脾肾阳虚型、肺肾气虚型、肝肾阴虚型及气阴两虚型；标证分为外感（风热与风寒）、水湿、湿浊、湿热、血瘀	强调关键病机为本虚标实，解决了正邪间主次关系，并给出了疗效评定标准
1996	中国中医药学会会议	本证分脾肾（气）阳虚证、肝肾（气）阴虚证、阴阳两虚证；兼夹证分肝郁气滞、血脉瘀阻、痰湿内停、热毒内蕴、湿热阻滞	较前一版将每一证型加以细化，分为主症、次症，并将常见的症状进行量化
2006	中华中医药学会会议	本证分为脾肾气虚证、肺肾气虚证、脾肾阳虚证、肝肾阴虚证、气阴两虚证；标证为湿热、湿浊、血瘀	结合西医学，阐述了慢性肾炎西医鉴别诊断，并描述了病理特点及分级
2007	中华中医药学会会议	将 IgA 肾病分为肺卫风热，迫血下行；下焦湿热，迫血下行；气阴两虚；肝肾阴虚；脾肾气虚证	将 IgA 肾病进行分类，更深一步将中西医结合
2011	中华中医药学会会议	本证分脾肾气虚证、肺肾气虚证、脾肾阳虚证、肝肾阴虚证、气阴两虚证；标证为湿热、湿浊、水湿、血瘀	基本延续 2006 年版本，并增设单方、验方、食疗、针刺、气功等疗法

续表

时间（年）	会议名称	辨证分型	特点
2021	中华中医药学会会议	将膜性肾病分为瘀水互结证、脾虚湿热证、脾肾阳虚证、肝郁脾虚证。将六经辨证运用于膜性肾病之中，分为阳证与阴证。阳证为太阳表实证；太阳表虚证、太阳阳明合病证；阴证分少阴病证、少阴太阴合病证	对膜性肾病进行分型，并将六经辨证引入辨证体系之中

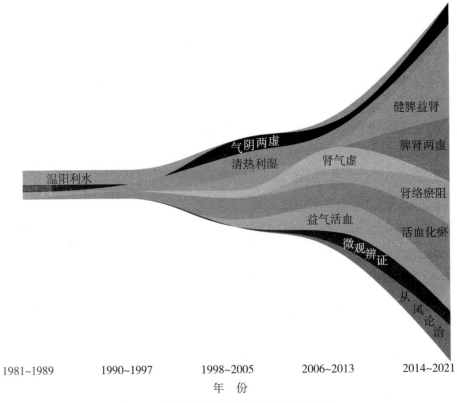

图 3-5　慢性肾小球肾炎病机辨治演进情况

学科的研究前沿是指该学科研究中最先进、最新、最有发展潜力的研究主题，通常表现为新主题词的大量出现、词间关系变化、主题词含义变迁以及主题词异常变化等。突现词是指出现频次在较短时间内增长速度较快或使用频次增长率明显提高的术语，具有动态变化特性，能准确反映出相关学科的发展演变及前沿热点。其中突现词分析显示疾病名称从初始的慢性肾炎、慢性肾小球肾炎逐渐出现膜性肾病、特发性膜性肾病、肾病综合征等前沿研究。研究方法从老中医经验、名医经验等理论探讨，逐渐出现数据挖掘、用药规律等前沿研究。名老中医时振声、杨霓芝、张大宁在60余年间曾出现短时间快速增长。见图3-6。

Top 25 Keywords with the Strongest Citation Bursts

Keywords	Year	Strength	Begin	End
尿毒症	1959	2.68	**1973**	1994
益母草	1959	4.46	**1979**	2002
中医治疗	1959	3.29	**1979**	1991
白茅根	1959	2.73	**1979**	2004
慢性病	1959	3.75	**1988**	2008
时振声	1959	3.53	**1993**	2005
慢性肾炎蛋白尿	1959	2.98	**1998**	2006
老中医经验	1959	5.71	**1999**	2010
辨证论治	1959	3.95	**2001**	2012
肾小球肾炎	1959	3.9	**2001**	2008
中药疗法	1959	3.32	**2001**	2007
iga	1959	3.54	**2003**	2008
中医药疗法	1959	5.85	**2006**	2013
杨霓芝	1959	3.03	**2007**	2013
名医经验	1959	5.15	**2010**	2014
慢性肾小球肾炎	1959	7.3	**2014**	2017
蛋白尿	1959	7.11	**2014**	2017
张大宁	1959	4.06	**2015**	2019
膜性肾病	1959	9.31	**2016**	2021
特发性膜性肾病	1959	9.64	**2017**	2021
数据挖掘	1959	5.97	**2017**	2021
肾病综合征	1959	3.01	**2017**	2019
用药规律	1959	5.37	**2018**	2021
中医药治疗	1959	2.9	**2018**	2019
病因病机	1959	3.59	**2019**	2021

图3-6 1959～2021年中医药治疗慢性肾小球肾炎领域前沿分析

（三）讨论

经过半个多世纪的不断努力，中医对于慢性肾小球肾炎的认识取得了长足进步，从20世纪80年代开始，发文量在波动中呈现稳步上升的态势，这可能与中医理论不断完善、西医学快速发展密切相关。如表3-2所示，新中国成立后，中医界先后对慢性肾小球肾炎制定了多次标准及规范，新中国成立初期，以正虚尤其是阳虚认识为主，以扶正温阳为主要治疗原则。改革开放后，随着人民物质生活水平提高，且随着激素、免疫抑制剂的应用，临证中发现了热毒、湿热等邪实表现，本病病因病机呈现更加复杂的变化，正虚也主要由阳虚拓展到气阴两虚，治疗上开始确立扶正祛邪的原则。20 世纪末，随着现代病理学的快速发展，沈自尹院士提出了微观辨证学说，随后诸多学者结合中医络病理论，对肾病的病因病机进行了补充与完善，陈以平教授根据肾小球疾病的发病机理，认为肾小球基底免疫复合物的沉积属于中医"瘀血"证，而补体的活化、膜攻击复合物的形成属微观辨证中湿热或热毒表现，并认为"湿热胶着成瘀"是肾小球疾病发病过程中的关键。其后又有诸多医家提出"肾络瘀阻""微型癥瘕"等学说，为活血化瘀法在肾病中的使用及虫蚁搜剔类中药的使用提供了新的思考。21 世纪初，病理学逐渐完善，慢性肾小球肾炎根据病理特点，分型进一步细化。其中 IgA 肾病及膜性肾病是慢性肾小球肾炎最为常见的病理类型，结合其发病特点，出现了 IgA 肾病及膜性肾病病因病机及辨证分型的标准研究，实现辨病与辨证的相互结合。

另外作者合作网络显示，该领域形成了以名老中医为核心的研究团队。名老中医是对中医药学术发展研究有突出贡献的一部分人群。他们是中医学术特点的集中体现者，他们的临床经验是中医行业的宝贵财富。从名老中医的临床经验中吸取营养，总结名老中医学术思想，继承发扬中医药特色的理论体系和临证诊疗技能，是培养造就新一代名中医，提高中医临床服务水平的重要环节，是守正创新的迫切需要。科技部先后设立的多个五年计划，大力支持名老中医学术经验传承研究，先后抢救性收集储存了大量名老中医宝贵材料，全面整理研究了名老中医的学术思想、诊疗经验和传承方法，多角度挖掘了名老中医学术思想和临床经验。在此过程中，慢性肾小球肾炎中医药治疗领域形成了以京津冀地区、江浙地区、广东地区为主要发展阵地的局面，并形成了多个研究团队，但各地域间跨团队的合作仍欠紧密，研究机构几乎全部为中医药大学、科研机构及附属医院。可以看出，不同地域的学术流派形成了中医治疗慢性肾小球肾炎的基本单元。作者统计网络 1 中以黄文政、杨洪涛教授为核心，黄文政教授提出了"疏利少阳，标本兼治"的肾系疾病治疗原则，并以疏利少阳为总纲，根据虚实对证施治。针对慢性肾脏病，杨洪涛教授认为其病机关键总以脾肾亏虚为本、湿浊瘀为标。网络2中以邹燕勤国医大师为核心，运用"肾病治肺"法分期辨证治疗肾小球肾炎。而网络3中以杨霓芝名老中医为核心，辨病与辨证相结合，重视"气虚血瘀"理论治疗慢性肾炎获得显著疗效。以上可见，名老中医不同学术流派间对于治疗慢性肾炎各有侧重，因此加强不同名老中医学术流派间的交流，系统整理比较不同学术流派对慢性肾小球肾炎的认识，将有助于进一步完善对慢性肾小球肾炎的认识。另外，加强中医药领域与信息工程、人文社会科学领域及其他学科的交叉融合，培养具有"中医药+"的多学科背景人才，也将为中医药突破与发展提供新的思路。

此外，除了学术思想、理论探讨等研究，近10年来中医传承软件的开发，数据挖掘、关联规则等分析方法的发展为该领域的研究注入了新活力。如米盼盼基于中医传承辅助系统对刘宝厚教授治疗 IgA 肾病进行了用药规律研究。吕阳基于 KITSAK 提出的 K- 核分解算法对黄文政教授治疗慢性肾小球肾炎用药规律进行了总结，对慢性肾小球肾炎的名老中医治疗经验进行了发展。

慢性肾小球肾炎起病隐匿、迁延不愈的发病特点，决定了患者长期就诊的现实状况。医患互动对患者具有更加潜移默化的重大影响，而这些不能被量化的信息可以采用定性研究等方法进行总结研究。另外，目前在中医治疗慢性肾小球肾炎领域学术思想等方面，大多为单一名老中医或单一学术流派研究，缺少不同学术流派及不同名老中医针对慢性肾小球肾炎的整合比较分析研究。不同名老中医、学术流派各具特色，将不同学术流派、不同名老中医间治疗慢性肾小球肾炎的经验进行整合比较研究，可以帮助学习者更为完整地认识该疾病，拓展诊疗思路。

（四）结论

新中国成立后，中医治疗慢性肾小球肾炎得到了长足的发展，形成了一批以中医药院校、科研机构及其附属医院名老中医为核心的团队，主要以名老中医治疗慢性肾小球肾炎的学术思想、临床经验为研究重点，以数据挖掘、用药规律、特发性膜性肾病、膜性肾病为研究前沿。中医对慢性肾小球肾炎的认识逐渐完善，西医学尤其病理学的发展为中医药认识慢性肾小球肾炎提供了新的见解。不同名老中医、学术流派间整合比较研究及多学科交叉融合研究也许会为慢性肾小球肾炎的中医研究注入新的活力。

第三节 系统综述

系统综述，又称系统评价（systematic review，SR），是收集符合纳入标准的所有文献，逐个进行严格评价和分析，必要时进行定量合成统计学分析处理，得出综合结论的研究过程。高质量的系统综述是目前级别最高的证据之一，被临床指南广泛引用。Meta 分析是 1976 年由心理学家 Glass 首次提出的统计学方法，系统综述中在条件允许的前提下可以进行 meta 分析。系统综述可以对名老中医的辨证、遣方、用药等进行整理挖掘，从而促进名老中医"经验"向"证据"的转化。

一、方法学适用性分析

系统综述往往集中于某一具体的问题，通过系统、全面、无偏差地收集现有所有发表与未发表的文献资料，经过评估和综合研究结果，为临床实践和进一步深入研究提供指导。系统综述克服了叙述性综述的不完整性和非客观性的缺陷，使得结论更加真实可靠。

在名老中医经验研究方面，还存在以下局限：第一，应用系统综述的方法研究尚未得到广泛评价的问题时受到研究数量过少的严重局限。名老中医经验的系统综述绝大多数是围绕某名老中医治疗某一特定疾病的临床研究证据总结来开展的，这就受到这位老中医治疗该病的研究数量的严重制约。第二，名老中医经验研究中往往正面、有效的结果相较于负面、无效的结果更容易发表，潜在的发表偏倚可能会影响系统综述结果的可信度。第三，系统评价能够为临床研究的某一具体问题提供最佳证据，但将其应用于解决复杂性问题时可能遇到较大挑战。名老中医经验研究的问题往往是广泛、复杂的，如纳入文献类型不同导致数据难以合并，中医干预加减化裁后难以归类等问题。

二、操作要点解析

系统综述要求全面收集、严格筛选、客观评价和科学分析。一般步骤包括撰写研究方案、方案网上注册、实施方案、形成报告。其中研究方案中包括以下内容。

1. 研究题目

研究题目通常来自名老中医临床诊疗的实际情况，例如名老中医诊治某种疾病的治疗思路，进而梳理成一个可以被研究的系统综述问题。名老中医验方治疗某疾病的系统综述往往命名为某干预（与某对照）治疗某病效果的系统综述。此外，还可以有预防、病因、预后等方面的系统综述。

2. 研究背景及目的

明确疾病相关的研究进展、名老中医学术思想或验方在疾病中应用的现状、相关系统综述发表情况、本研究的必要性、本研究的明确目的。研究目的需要详细，明确 P（population）、I（intervention）、C（control）、O（outcome）结构。

3. 文献筛选的标准

文献筛选的标准包括纳入标准与排除标准。其中前者需要包括合格的原始研究的重要 PICO 特征及对研究设计类型的要求，如随机对照试验、队列研究中的一种或多种，其选择应根据研究目的而定；研究人群特征要求，如疾病的种类与分期，患者年龄、性别等；干预与对照的特征，如考虑中药为干预措施时，应陈述药物的剂型、剂量、用法；结局指标，应分为主要结局与次要结局，根据目标疾病或健康状态的特征和干预措施的功能来选择，还要明确结局的测量时点。排除标准，是从符合纳入标准的文献中筛选出一部分具有特殊原因而无法或不应该纳入的文章，常见的理由是无法获得全文、重复发表和有重要错误的文章。

4. 信息来源及检索策略的制定

系统综述要求检索系统全面，中文数据库包括中国知网（CNKI）、万方数据（Wanfang data）、维普网（VIP）、中国生物医学文献数据库（SinoMed），英文常用数据库包括 PubMed 或 Medline、Embase、Cochrane Library。亦可用到 Web of Science 或谷歌学术等，可以根据研究题目对相应的名老中医医案 / 经验数据库进行检索。根据研究目的及合格性标准制定检索策略，一般包括人群特征和干预 / 暴露特征要求，常常包括研究类型限定。在名老中医经验研究方面，也应考虑在构建检索式时加入名老中医的姓名、学术思想、特殊的治法方药等。不同的数据库，检索策略有所差别。检索时限通常为从建库开始到检索当日，除非是更新的系统综述。通常不限定语言。

5. 文献的筛选

文献的筛选分为初筛和全文筛两个阶段。要求由成对的筛选员背对背完成。初筛即题目和摘要筛选。在初筛中，对于阅读题目和摘要不能确定纳入与否的文章，需要获取全文。全文筛选的结果，两位筛选员需要达成共识，必要时可邀请第三名研究者进行决断。在正式开始筛选前，需要对筛选员进行培训。

6. 文献的信息提取

文献的信息提取应由经过培训的成对评价员完成背对背提取，并达成共识。一般需要提取文献的基本信息、PICO 信息及研究结果数据。对于有亚组划分和敏感性分析计划者，尤其需要注意相关分类信息的提取。提取的总体要求是提取表中的信息足够读者了解原始研究与本综述相关的全部重要信息，如患者重要基线特征、具体的用药、疗程等。

7. 文献的质量评价

文献的质量评价应根据所纳入的研究设计类型，选择合适的方法学严格评价工具，由成对的评价员完成背对背评价，并达成共识。比如队列研究、病例对照研究的评价常选用 newcastle-ottawa scale（NOS）量表，随机对照试验常用 cochrane risk of bias tool 系列进行评价，非随机对照试验方法学评价工具常采用 methodological index for non-randomized studies（MINORS）。

目前尚未检索到基于名老中医验方开展的 RCT 基础上开展的系统评价，名老中医本身即是行业内疗效公认的佼佼者，团队除了研发需求，开展名老中医验方 RCT 评价的积极性不高。且由于名老中医干预方法不同，治疗措施之间异质性较大。因此，针对名老中医治疗疾病的系统评价尚未检索到。但名老中医个体及群体开展治疗重大难治性疾病的疗效评价，不但是转化的基础证据，也是开放发展、精确传承的需要。期待未来能够有更多高质量的名老中医治疗重大难治病的 RCT 评价发表，使得系统综述法能够在名老中医经验研究中更好地应用。

第四章　真实世界临床研究

名老中医的学术思想与临床经验是中医药知识的精华与载体，其方法学研究在中医学术传承发展中具有基础性、战略性地位。

真实世界即真实的日常诊疗活动的记录，在病历数据采集时事先不考虑未来的研究目的与分析方法，真实地记录所有与诊疗活动相关的信息，遵循真实世界临床研究范式理论、完整性原则与中医特色原则。真实世界是与理想世界相对的，理想世界是指按照既定的研究目标与研究内容，按照一定的纳入及排除标准选取病例，事先设定数据采集、处理及分析方案，并按照方案进行临床研究。各步骤计划详尽，计算准确，一定程度上，将所有对研究结果有干扰的因素都进行了组间匹配或者通过随机化进行了处理，使所研究因素的效应最大化，但不符合临床真实实际。二者主要是从临床科研实施的环境条件来区分的。真实世界病例收集更符合临床原汁原味记录，不采用随机分组，治疗根据患者病情及意愿选择，不干预、限制复杂用药，结局采用具有广泛意义的指标，而非特定症状或特征进行评价，因此，更接近于现实临床，具有较高的外部真实性。基于临床大数据真实世界的研究更符合中医药发展规律。基于真实世界的科研范式目前已成为中医药临床科研的重要模式，名老中医的临证经验也能得到更好的传承与发展。

不论使用哪种传承研究方法，做好信息采集是最重要的第一步。包括对于名老中医病例的信息采集、电子化病例保存等。名老中医室站第一手资料收集，是日后的各种传承和创新工作的基础。明确的诊断信息和诊断证据，治疗过程记录，患者治疗前后疗效指标记录，尤其是关键的疗效评价指标，症状改善和各种评分量表的使用也可以提供名老中医诊疗的一手疗效证据，均应进行全面采集，并建立电子化档案保存。通过传承系统上传或保存。

真实世界下开展名老中医疗效研究的四个关键要素 PICO，即对象（population，P）、干预（intervention，I）、对照（control，C）和结局（outcome，O）的设计具有如下挑战：

"P"患者纳入受限： 去往名老中医处求治的经常为罹患重大或难治病的患者，甚至是处于疾病的终末期，病情复杂。名老中医经验丰富，但多数年事已高，出诊次数和看诊人数经常有限额，给患者提供的就诊资源有限，因此诊治患者的数量与名老中医身体状况、开放挂号数量等各种客观条件密切相关。

"I"药物混杂因素较多： 患者病情复杂，同时应用不同的疗法治疗，既包括名老中医开处的中药，还包括西医常规疗法等，难以控制混杂因素。

"C"设置对照困难： 患者遍求救治，在名老中医处就诊很多情况下为最终期望，所以患者就诊有非常强烈的针对性，难以接受被分入对照组进行治疗，造成同群体同期对照的临床研究无法实现。

"O"长效结局指标观察难度大： 名老中医传承团队的人力和物力有限，对患者进行长期随访难以实现。

使用真实世界临床研究范式开展名老中医病例收集，真实地记录诊疗活动的全过程，其中包括医嘱和合并用药，全程体现原汁原味的名老中医真实临床诊疗。并基于此设计采集道术信息的研究方案，以期创建名老中医经验临床研究的方法学范式。

第一节　病例报告

名老中医的病例资料是名老中医经验传承的最宝贵资料之一，后学能从历代名老中医的医案中提炼名医辨病要点、辨证思路、方药运用经验等对临床实践有较高价值的内容。

一、方法学适用性分析

中医医案报告类论文作为中医医案的一种表达形式其数量日益庞大，基于中医医案报告类论文的数据挖掘等研究也日益增多，但是中医医案报告类论文撰写存在问题，中医医案报告类论文的规范研究也较少，且相关发表规范未得到推广应用。病例报告研究方法可使传统的名老中医医案转化为科学的临床研究证据，使名老中医经验可学习，疗效可重复，更好地服务于名老中医传承工作。

在中医药现代化的背景下，提高名老中医医案记录质量，使其符合病例报告研究方法学要求，按病例报告研究的形式规范地报告和撰写，是促进其质量提升的必要环节。

基于国际对病例报告方法中公认的 CARE（case report）指南，为使其与名老中医医案报告类论文兼容，更好地体现中医药辨治特点，我们对其进行了梳理和修改。可为中医医案报告研究的推广应用提供参考。

二、操作要点解析

病例报告的实施和撰写应按以下规范开展。见表 4-1。

表 4-1　中医医案报告条目规范

CARE 指南表单			拟议的中医医案报告类论文规范研究
叙事：案例报告以叙事形式讲述一个故事，包括提出的问题、临床发现、诊断、干预措施，结果（包括不良事件）和后续行动。叙述应包括对任何结论和任何要点信息的理由的讨论			无修改
项目名称	编号	简要描述；简介	无修改
标题	1	最引起关注的诊断或者干预后紧跟"案例报告"一词	修改：医家姓名＋最引起关注的诊断治疗或者干预后紧跟"医案报告"一词
关键词	2	该案例的关键要素（2～5 个字）	无修改

CARE 指南表单			拟议的中医医案报告类论文规范研究
摘要	3	a）简介：这个案例的独特之处是什么？它对科学文献有什么补充？	无修改
		b）主要症状和 / 或重要临床发现	
		c）主要诊断和干预措施及效果	
		d）结论：从这个案例中可以学到的主要经验教训是什么	
介绍	4	一到两段概述为什么这个案例是独特的（可以包括参考文献）	无修改
患者信息	5	a）取消识别患者的特定信息	无修改
		b）患者的主诉和主要症状	
		c）病史、家庭史和社会心理史，包括饮食、生活方式和遗传信息	
		d）与结果相关的既往干预措施	
临床发现	6	描述相关的查体及重要临床发现	无修改
时间线	7	描述重要的日期和时间（表格或数字）	无修改
诊断评估	8	a）诊断方法（例如：PE，实验室测试，成像，问卷）	修改：使用中医概念及方法；添加：中医四诊情况（望闻问切）+ 阳性体征、必要的阴性体征和辅助检查结果
		b）诊断挑战（例如：财务，语言 / 文化）	无修改
		c）诊断推理，包括考虑的其他诊断	添加：证机概要 / 辨证分析、中医诊断（病和证）+ 西医诊断
		d）适用的预后特征（例如：分期）	无修改
治疗干预	9	a）干预类型（例如：药物、手术、预防、自我保健）	添加：中医技术及概念
		b）干预措施的管理（例如：剂量，强度，持续时间）	添加：医案主诊医师的描述（学术背景、经验水平、研究成果等）

续表

CARE 指南表单			拟议的中医医案报告类论文规范研究
治疗干预	9	c）干预措施的变化（依据）	添加：治则治法； 修改：干预类型使用中医技术及概念（如中药、针灸、推拿、刮痧等）； 修改：干预管理说明应包括代表方剂和具体药物/针灸等（＋西药）＋药物的炮制、剂量、煎煮法、功效等关键信息/+针灸穴位、手法、针刺深度、留针时间、电针波形、电针频率、针刺次数及疗程、治疗时间等关键信息
			添加：复诊主要包括诊疗后症状变化，治疗效果，中医四诊情况，必要的检查结果，中、西医诊断及治疗意见等
随访和结果	10	a）临床医生和患者评估的结果	无修改
		b）重要的后续测试结果（阳性或阴性）	
		c）干预依从性和耐受性（以及评估方式）	
		d）不利和意外事件	
讨论	11	a）案例报告的优势和局限性	添加：按语，对医案进行说明、评价等。详细解读医案，分析患者脉证、详解诊断依据和立法处方思路。全案概括性分析与各诊次细节分析相结合，针对每诊次进行分析讲解，体现诊次之间的动态变化，展现临证思维
		b）相关医学文献	无修改

CARE 指南表单			拟议的中医医案报告类论文规范研究
讨论	11	c）结论的理由（包括因果关系评估）	无修改
		d）该案例报告的主要借鉴经验	
患者观点	12	应该用一到两段话来分享患者对治疗的看法	
知情同意	13	患者是否给予知情同意？如果要求，请提供	
	14		选择性添加：医案相关的叙事记录。可以是患者印象、故事讲述、医者反思按语等。记录临床诊疗的真实情况：可以为中医专家的诊疗场景再现、名医的经典语录、跟诊者的所见所学所思、患者的体验等。立体性地展示名老中医临床诊疗的全貌，实现道术结合的传承。同时，从人文关怀的侧面，体现名老中医如何用其丰富的认识世界感知世界的经验来关切生命、如何与患者共情，增加医案的高度和温度

　　虽然按照目前循证医学证据等级来分，中医医案的证据等级很低，但循证医学和中医学都更强调以人为主的临床研究证据，特别是以患者为中心的诊断、预后、治疗、预防及康复等方面的高质量的临床研究证据，同时也都注重与医师长期积累的、有效的临床诊疗经验的内在联系。随着人用经验被日益重视，个性化治疗需求日益增多，这些来源于真实世界的名老中医医案将发挥更大的作用，为临床应用提供不同推荐力度的证据。

　　名老中医诊疗过程中如果出现全或无（all or none）病例，是属于临床流行病学研究中病例报告研究的一种方法，"全"是指在没有采用此种治疗方法之前，"全部"患者都会发生某不良结局如死亡，而采用此种治疗方法之后，一些患者生存下来；"无"是指在使用此种治疗方法之前，一些患者因病死亡，而使用此种治疗方法之后，无一患者因该病而死亡。在由牛津大学循证医学中心制定的当前国际循证医学领域公认的证据等级中，全或无病例报告或病例系列研究成果属于Ⅰc证据，即Ⅰ级证据中的第三等级，位于同质性良好的随机对照临床试验的系统综述（Ⅰa）和可信区间狭窄的大样本多中心单个随机对照临床试验（Ⅰb）之后，高于其他所有类型的临床研究。

另外，需要注意名老中医病例采集中的最佳案例，即指某种预后不良的严重疾病经过名老中医治疗后获得完全恢复或长期缓解。最佳病例若符合全或无标准，可按以上全或无病例进行报告。保留最佳病例，可以作为典型案例进行解析，甄选最佳病例可用于数据挖掘，实现有效案例基础上的挖掘。

最差案例，指经名老中医治疗后的患者在疾病过程中出现严重后果，如严重的副作用或由于未能及时接受常规治疗而出现的严重后果。对于最差病例的报告，应仔细分析原因，厘清名老中医验方的使用范围，提醒误用或使用禁忌，也具有重大意义，避免传承偏倚。最佳－最差病例真正实现影响疗效的因素全面解析与传承。

以上经改良后的名老中医医案报告条目，一方面强调原汁原味地采集名老中医诊疗信息，另一方面还要注重保存对名老中医诊疗行为的记录和反映人文关怀的信息，对患者预后有促进作用的道术信息应保留双重介绍。例如注意记录从人文关怀的侧面，体现名老中医如何用其丰富的认识世界、感知世界的经验来关切生命、与患者共情。这些信息均可能对疗效具有促进作用。

当前名老中医治疗重大难治病的病例报告研究规范性不强，大多沿用传统医案报告的方式。目前研究的热点也强调保持名老中医医案原汁原味的记录，不因研究而干预名老中医的诊疗过程，但对于治疗过程的记录需要翔实。

三、病例报告范例

患者，胡某，女，82岁。既往患2型糖尿病、高血压病、高脂血症多年，自服拜糖平、拜新同、尼莫地平等多种药物，有胆囊炎病史多年，有轻度脂肪肝病史，2009年行心脏支架手术。体态偏胖，皮肤白皙。平素喜食甜食、冷食。

初诊日期：2014 年 3 月 18 日。

患者自述近日胆囊炎急性发作，右上腹疼痛明显，于北京某综合三甲医院行辅助检查。腹部彩超示：胆囊多发结石，胆囊壁增厚。血生化示：白蛋白 32.9g/L，尿素 10.26mmol/L，肌酐 110.8μmol/L、尿酸 398μmol/L，甘油三酯 3.05mmol/L，血糖 9.2mmol/L。因患者腹痛难忍，西医嘱其必须尽快行手术治疗，但患者年事已高，有基础病史多年，患者本人及家属均希望能继续保守治疗，遂求诊。刻诊症见：右上腹疼痛拒按，因疼痛导致入睡难，眠浅，纳差，不欲饮食，口干，大便干，排便费力，每晚起夜 1 ～ 2 次，两脉沉弦，舌红，苔黄厚稍腻。

中医诊断：胁痛（湿热内蕴，虚实夹杂）。

西医诊断：慢性胆囊炎急性发作，胆石症。

处方：

柴胡 10g	赤芍 15g	黄芩 10g	川郁金 10g
虎杖 15g	豨莶草 20g	天麻 15g	吴茱萸 6g
太子参 15g	旋覆花 10g	鸡内金 30g	瓜蒌 15g
天花粉 15g	乌梅 10g	白花蛇舌草 15g	生白术 30g
枳实 15g	陈皮 10g	海金沙 20g	

7 剂

二诊日期：2014 年 3 月 25 日。

服药 7 剂后右上腹疼痛减轻，睡眠、饮食均较前改善，口干减轻，精神好转，大便仍干，每晚起夜 1 次，晨起有白痰，量不多，两脉弦，左寸脉稍不足，舌红，舌苔黄，颌下有结节。

处方：

柴胡 10g	川郁金 10g	黄芩 10g	瓜蒌 15g
半夏 10g	枳实 10g	虎杖 15g	太子参 15g
鸡内金 30g	生白术 30g	海金沙 30g	青皮、陈皮各 15g
天麻 15g	生苡仁 30g	苏子、苏梗各 10g	生姜 5g

12 剂

三诊日期：2014 年 4 月 8 日。

服药 12 剂后胆囊部再无疼痛，纳可，仍大便偏干，入睡稍慢，白天精神略差，左脉弦，舌红，苔薄黄。再行血生化检查：糖化血红蛋白7.2%，甘油三酯 2.75mmol/L，尿素 9.48mmol/L，尿肌酐正常，尿微量白蛋白22.80mg/（g·Cr），同型半胱氨酸 19.97μmol/L。

处方：

黄芩 10g	柴胡 10g	太子参 15g	半夏 10g
枳实 15g	川黄连 8g	瓜蒌 15g	海金沙 20g
鸡内金 30g	天麻 15g	生白术 30g	川郁金 10g
知母 10g	萹蓄 15g	茵陈 15g	砂仁 8g

10 剂

另处方上药 6 倍量，制水丸。服用 10 剂汤药后自服水丸继续调理，每日 2 次，每次 9g。随访至今胆囊部疼痛未再发生，纳眠均可，无明显不适。

按：《素问·六节藏象论》说："凡十一脏，取决于胆。"胆气疏泄正常，则三焦畅通，五脏六腑气机升降有常，故胆在人体的生理功能中具有十分重要的地位。胆为中精之腑，司相火而主疏泄，贮藏排泄胆液，胆液为肝之阴精生化聚成。胆汁的贮藏、排泄受肝之疏泄功能调节。胆与肝相表里，在生理与病理上均密切相关。《诸病源候论》言"邪气乘于胸胁，故伤其经脉，邪气之与正气交击，故令胸胁相引而急痛也"，提出该病的发生与肝、胆经脉有关。肝胆病变多为气机郁结、三焦失畅。

慢性胆囊炎属于中医"胆胀""胁痛""黄疸"范畴，如《灵枢·胀论》曰："胆胀者，胁下痛胀，口中苦，善太息。"若症见寒战发热，呕恶纳呆，口苦咽干，大便尿黄，舌红，苔黄厚腻，脉数，为慢性胆囊炎急性发作，此为一般青壮年常见表现。而本例患者年逾八旬，正气亏虚，已无力与邪相争，故仅见右上腹疼痛难忍，纳差，大便干，并不见高烧、恶心呕吐等症状，但腹部彩超却提示胆囊多发结石，胆囊壁增厚。此为典型症轻病重的表现，是老年人疾病常见的临床特点，不容忽视。老年患者由于生理功能减退，机体反应能力差，临床症状多不典型，同时病情发展较快，胆囊坏疽和穿孔率高，合并症也较多。所幸本例患者既往慢性胆囊炎病史多年，警惕性较高，未错过治疗良机，没有导致严重并发症的出现。

患者素体偏胖，平素喜食甜食、冷食，脾胃本亏，易蕴痰湿。初诊时患者胆囊区疼痛拒按，乃肝胆湿热内蕴，气机不畅所致，舌红、苔黄厚稍腻俱为佐证。胆病及肝，肝气失于条达，同时湿热困阻中焦脾胃，影响脾土之运化，故现纳差。肝胆湿热内蕴，湿热久壅胆腑伤阴，湿热困遏导致津不上承，而出现口干。但同时需要注意的是，患者年逾八旬，气阴自半，属本虚标实之证。虽见大便干，但其机理不同于青壮年的急性胆囊炎发作，肝胆湿热，枢机不利，壅滞胃肠，气机痞塞，如患者正值青壮年，正邪斗争剧烈，或可致胆气横逆，燥实内结，故见高烧、恶心呕吐、脘腹胀满、大便干结。治宜清泻胃肠以泄阳明腑实之热，可用大黄等药。本例患者大便干乃气虚无力推动糟粕运行，伴湿停津亏失去濡养所致。故不能再用上述治法。故辨证为"湿热内蕴，虚实夹杂"。

由于本例患者病机的关键是肝胆湿热内蕴日久，因此治疗首当不忘清泄少阳，疏肝利胆，调畅气机，以应肝喜条达之性，以顺胆腑贵在通降之机，在清利的同时给邪以出路。脾胃为人体上下表里之枢纽，升脾降胃，以助气机运行正常。还要兼顾患者高龄，先后天之本俱不足，适当扶正固本以与邪抗争，但要避免滋腻，导致邪恋而闭门留寇。故本病治则为清利肝胆、调和脾胃、扶正祛邪。

根据上述治则，因"胆为清净之府，无出无入，其经在半表半里，不可汗吐下，法宜和解"，在初诊方中首选柴胡，与黄芩配伍，取小柴胡汤和解少阳之意。柴胡体质轻清而气味俱薄，芳香升散，能疏散肝经郁滞，能清利胸胁肝胆，能调和肠胃气机。虎杖、海金沙、豨莶草、白花蛇舌草清利湿热以祛邪。肝胆湿热壅滞中焦，热在湿中如油入面，极难清解。故在方中又加入鸡内金、陈皮等药，枳实配伍白术，取枳术丸之意，以行气健脾化湿。同时配伍吴茱萸温运中焦以行气散滞，瓜蒌行气宽中以"舒肝郁，润肝燥，平肝逆，缓肝急"。以天麻提升肝气，旋覆花主降气，一升一降，协助气机的正常运转。郁金辛开苦降，《本草汇言》曰郁金"性清扬，能散郁滞、顺逆气"，故治"胸胃膈痛、两胁胀满、肚腹攻痛"。赤芍既可泻肝火、除内湿、利水道，又可入血分，行血滞、通血脉。郁金、赤芍相伍，湿热清则肝胆利，痰瘀除则脉络通，亦可起到防止瘀血形成的作用。对于本案年老正虚的患者，不宜一味地疏肝利胆，必须兼以扶正固本，针对本例患者气阴两亏，首先应益气滋阴，使脾胃的运化功能得健，气机得畅。用太子参、白术、陈皮等健脾养阴之品。《本草再新》言太子参能"治气虚肺燥，补脾土，消水肿，化痰止渴"，太子参能气阴两补而无助湿之弊。对患湿热证而又兼气虚者用太子参。同时配伍乌梅、天花粉以益气养阴生津。以上诸药同用，共奏疏肝利胆，清热除湿，调和脾胃，培补元气之功，其中清热利湿、调畅气机，使补而不滞。此时患者正处急性期，故处方7剂。药后需复诊。

二诊时，患者腹痛明显减轻，故初诊方中去豨莶草、白花蛇舌草，海金沙增至30g，使全方的清热利湿之力减弱。口干减轻，说明三焦气机通畅，津液能够上承濡润，故去天花粉、乌梅、吴茱萸、旋覆花。患者晨起有痰，说明中焦脾胃痰湿未净，应增加"开支河"药物以健脾化痰除湿，故去枳实，陈皮改15g，加半夏10g，青皮15g，生苡仁30g，苏子、苏梗各10g，生姜5g。此时患者病情稳定，处方12剂。

三诊时，患者无腹痛，舌脉好转，说明肝胆湿热大半已去，但患者素有基础病史，痰湿内蕴，气阴两亏，极易蕴湿化热，故二诊方中去虎杖，海金沙改20g，加入萹蓄15g，茵陈15g，预防内湿蕴热，且减少剂量防伤正。同时配伍川黄连8g以清热燥湿，调和肝胃，知母10g以生津润燥。再加入砂仁8g温脾化湿，防苦寒药物伤中。全方以扶正为主，补而不滞，补泻同施，通达气机，使湿热无所依附而自散。嘱患者服完汤药后，再服用水丸调理月余，收效更佳。

该案治疗高龄慢性胆囊炎急性发作伴胆石症患者，使用中医药传统药物，使患者免受手术之苦。并在多年的临证中发现，温病学的辨治思路可以被广泛应用于临床，卫气营血辨证、三焦辨证理论体系对于各科内伤杂病、外科疾病的诊治也有非常积极的指导意义。

第二节　病例系列

病例系列研究（case series），是对曾经暴露于某种相同干预或防治措施的患者的临床结果进行描述和评价的研究方法，多数为回顾性研究。研究者提出利用观察性研究方法之一——病例系列研究探索名老中医临床疗效评价并详解设计要点，为真实世界开展名老中医临床疗效评价提供方法学参考。与之相对的是前瞻性病例系列研究，是指不设对照组，有计划、前瞻性地对某病的患者使用同一种（类）干预措施，观察一定的例数，进行治疗前后比较，以此来评价疗效的观察性研究方法。当前瞻性病例系列研究的干预措施和结局测量的设定要求类似于 RCT 般严格的时候，即被称为单臂临床试验。

一、方法学适用性分析

病例系列研究的设计模式用于名老中医临床疗效评价的主要优点在于：①观察性研究方法，既保留名老中医"原汁原味"的临床诊疗方法，又可以根据名老中医的临床患者情况，选择多种疾病同步开展观察；②不设同群体同期对照，缓解患者选择性就医倾向带来的分组压力；③结局指标的设计可以尽量贴近临床实际情况，在合理规划的前提下，适量纳入检测难度较低的以患者为中心的结局指标，如患者自评量表等；④若能选择合理的外对照，如选取目标值，弥补缺乏同群体同期对照的局限。

该研究方法主要局限在于达不到随机分组的对照要求，无法实现盲法，对于选择性偏倚、信息偏倚和混杂偏倚的控制力度低于随机对照试验，内部真实性受到局限。

综合考虑研究的内部真实性和可行性的平衡，前瞻性病例系列研究在名老中医临床疗效评价中的应用具有一定优势。

二、操作要点解析

做好名老中医病例系列研究设计需要明确以下各关键环节的信息。以下环节具体举例见表4-2。

（一）产生研究问题与研究假说

研究问题通常产生自名老中医临床诊疗实际，例如名老中医诊治某种疾病取得了显著疗效，且不是个案，而是较多案例，可进一步梳理为临床问题，即基于临床现象提出恰当、可被回答的研究问题并形成假说。

（二）明确研究目的

研究设计阶段就要明确研究目的，对于制定研究方法，明确 PICO 等各环节的设置至关重要。研究目的是观察、记录名老中医在真实世界下治疗某疾病的效果，不限定干预措施，而是名老中医自然情况下原汁原味的治疗。因此，病例系列研究的类型属于观察性研究。

（三）选定研究类型

名老中医病例系列研究根据时间可分为前瞻性和回顾性两种。前瞻性病例系列更有说服力。名老中医传承团队有计划、前瞻性地对名老中医治疗某病的患者开展治疗，详细记录诊疗过程，观察一定的例数，进行治疗前后比较，总结疾病发展变化规律或观察疗效。

（四）通过伦理审核

不论是观察性研究还是干预性研究，均需要通过所在单位或上级单位的临床研究伦理审核。知情同意书采用通过伦理审查的版本。

（五）研究对象

1. 病种选择

名老中医的擅治疾病，病例相对集中，容易形成病例系列。

2. 招募病例

招募连续病例作为研究对象。在研究过程中，分析临床研究信息之前不人为筛选疗效好的患者，不剔除疗效欠佳的病例，真实地观察并前瞻性连续纳入所有病例，再基于有效案例设定单组目标值法，进行分析，实现如实评价。

3.诊断标准

采用现行公认的中医、西医的诊断标准，此部分需保留原始诊断证据。这是非常重要的部分，是疗效是否被认可的前提，也是成果获得发表、通过同行评议的重要基础。

4.纳入标准

名老中医治疗重大难治病的纳入标准可以适当放宽，只要符合诊断标准的患者，充分知情同意后即可纳入。

5.排除标准

排除标准是指在符合纳入标准的参与者中排除那些不适于参加研究的病例。例如名老中医诊治的患者往往病情复杂、预后较差，不必排除病情重的患者，延长终末期患者生存期和提高生存质量可反映名老中医的疗效。

6.样本量

当病例系列研究想要得到确证性（而非探索性）结论的时候，可以参考单臂临床试验的样本量计算公式，但如果观察因素或预后影响因素较多，且需要做进一步确证性分析的时候，需要视情况而增大样本量，如分层计算样本量等。如果病例系列研究的目的是探索性而非确证性，建议根据临床实际情况，在研究周期和经费、人力允许的情况下，尽量纳入全部可能的连续样本。

（六）干预措施

观察性研究不限定干预措施，详细记录名老中医自然情况下原汁原味的治疗，包括辨证分型、用药、加减原则、剂型、给药途径、剂量和疗程等。若要基于病例系列进一步应用数据挖掘每位名老中医的诊疗技术、用药特点、核心方药等，需对以上细节进行详尽设计的病例报告表并记录。

（七）结局指标

结局指标分类方式众多。按研究目的可将其分为反映疗效的指标、反映安全性的指标、反映经济效应的指标和反映生活质量的指标；按照测量客观性可分为客观指标和主观指标；按照评价方法可分为医生评价的他评指标和"患者报告结局"的自评指标；按照对结局的反映度可分为中间结局指标和终点结局指标等。名老中医经验研究中选取的结局指标要兼顾合理性和可行性，尽量少增加额外的负担，少设置难以观察和记录的指标，以医生和患者最为关心的临床事件作为结局指标。

中医证候转变，可以用于体现疾病的发生发展，也可以用于判断该疾病的预后及转归，因此设置硬性的指标作为主要评价指标，而证候的转变作为次要评价指标。因为名老中医面对的患者群体非常特殊，名老中医经常是诊疗链条的最后一环，他们治疗的多为重病、慢病、疑难病，所以需要很长时间才能看到终点指标，但患者的主观体验、症状减轻、证候转变，或者协助其他药物的减量，都可以作为参考指标。关于中医辨证标准目前尚未统一，行业内认可程度少有高度一致，因此应尽量使用当前业内认可的中医证候量表和各种生活质量量表，患者自报告结局、自评医疗成效问卷（MYMOP）等作为评价指标，记录治疗前后中医四诊信息、证候的改变，帮助捕捉患者的主观治疗体验，帮助总结名老中医诊疗特征。

（八）应用目标值法实现外部对照

单组目标值法是指从大量历史数据库（如文献资料或历史记录）的数据中得到一系列可被广泛认可的性能标准，这些标准可以作为说明某类临床干预措施的安全性或有效性的替代指标或临床终点。进而通过与这些性能标准的比较，分析验证临床干预措施的有效性。即是从诸多来源中获得的治疗同一疾病其他相对公认手段疗效的确切数据，然后与病例系列所获得的名老中医的疗效数据进行比较，用来评价名老中医治疗疾病的疗效。

经验总结性研究往往更加重视报告名老中医经验在治疗疾病过程中"道"和"术"相结合的过程，注重通过对病例过程或诊疗细节定性描述的形式进行。虽然这样可以尽可能地保证名老中医经验"原汁原味"，但是却很难控制在名老中医经验评价过程中其他混杂因素的影响，也难以提供更具有说服力的证据来验证相应的疗效。疗效性评价研究往往希望通过严谨的试验设计来控制混杂因素的影响，以保证最终结果的说服力，但是忽视了真实世界研究在中医药研究领域的重要作用，也忽视了中医药领域的特色诊疗方式。尤其是在随机对照试验中，中药安慰剂制作的困难、受试者对名老中医/试验组的倾向性等原因也严重制约着研究结果的真实性和可靠性。在名老中医经验验证总结性研究的初级阶段可以通过病案报告/数据挖掘的形式进行，而随后通过相对折中的回顾性/前瞻性/时间序列性病例系列结合目标值法验证名老中医经验的有效性，在更进一步的研究中则选择相对可以提供高等级证据的研究来进行验证。

与名老中医经验传承现行的病例报告/病例系列研究相比，结合目标值法可以在无法使用对照组的情况下，人为地为研究设置目标值作为对照。目标值的选择是从业内公认的具有可比性的来源中产生的，通过严谨的流程来确定。与目前病例报告/病例系列采用的自身前后对照或定性说明好转和痊愈的方式相比，将研究结果同严谨的目标值进行比较以确定疗效也更具合理性。

（九）报告撰写

中医药病例系列的报告格式建议参考观察性研究的报告格式，按照"加强观察性流行病学研究报告的质量"声明（Strengthening the Reporting of Observational Studies in Epidemiology，STROBE）要求进行报告：前言，主要报告背景和目标；方法，包括研究设计、场所、对象（诊断标准、纳入标准、排除标准）、干预措施、测量方法、结局指标、样本量及计算、统计方法、研究资助来源；结果，主要包括研究对象各个阶段的数量、研究对象的特征、主要结果、亚组分析结果；讨论，包括重要或总体结果的解释与分析、研究的局限性、可推广性。

（十）名老中医病例系列研究方法学设计流程

连续纳入病例，根据诊断标准、纳入标准、排除标准筛选合规病案客观记录，符合要求诊次的诊疗记录并有后期随访的病案，组成病例系列。翔实记录名老中医诊疗过程。制定疗效评价指标，灵活通过单组目标值法与当前公认治疗的疗效相比和治疗前后比较进行疗效评价。见图4-1。

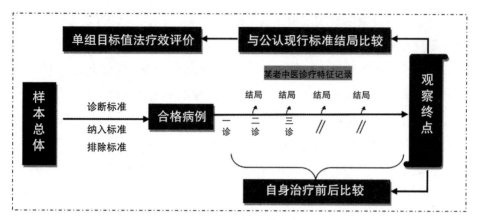

图 4-1　病例系列研究设计方案

（十一）病例系列研究中的高证据等级设计——全或无病例系列

全或无病例系列，是属于临床流行病学研究中病例系列研究的一种方法。全或无病例系列观察名老中医治疗某些公认预后不良的肿瘤等重大、难治疾病的经验，形成高质量病例系列或个案报道。对名老中医治疗重大、难治疾病中明确预后不良的病种实行记录、评价、系统总结经验。目前到名老中医处就诊的患者大多早已接受过多重治疗，具备前期理化检验、影像检查材料齐全，疾病较重、病程长、治疗难度大的特点，经治疗案例符合前后对照条件，全或无病例多。例如终末期肿瘤，在西医学除支持疗法外无有效治疗手段的情况下，经中医治疗存在长期"带瘤生存"的案例。依据现行世界卫生组织有关实体瘤疗效标准，以及患者生存期情况，挑选出接受中医药治疗后认为获得最佳收益的病例，即可以作为全或无病例保留。但是由于缺乏合适的病例研究设计经验，治疗前期未系统搜集患者临床资料，无法保证将疾病资料真实地收集和整理；患者复查时未有规范的流程和场所；缺乏中医诊疗关键的舌象照片；缺乏符合要求的检验、检查结果等，不利于后期有效的总结和推广。

例如：*Lung Cancer* 在 2004 年报告了 1 例 51 岁的金标准确诊肺鳞状上皮细胞癌患者，经过 4 个月单纯中药治疗后病灶消失，并恢复全职工作。文中详细记录了患者发病时的症状、体征、胸部 X 线原片、肺部 CT 报告、经肺部穿刺活检细胞学分析报告等客观指标。记录治疗药物及频次，以及未使用临床常用药物类别等。以患者每年的胸部 X 线及肺部 CT 未出现病灶，身体未出现异常症状为结局指标。该案例可供名老中医门诊全或无病例报告和病例系列研究作为方法学参考。

表 4–2　名老中医治疗晚期肝癌病例系列研究设计方案范例

临床问题	名老中医诊治的晚期肝癌患者的生存质量与生存期如何	
研究假说	名老中医某验方可以改善晚期肝癌患者生存质量，延长生存期	
研究目的	观察性研究：观察并记录某名老中医治疗晚期肝癌患者的生存质量和生存期	
研究类型	前瞻性病例系列	
研究期限	起止年月	
通过伦理	通过所在单位或上级单位的临床研究伦理审核。知情同意书采用通过伦理审查的版本	
研究对象	病种选择	晚期肝癌患者
	招募病例	招募连续病例，设计病例报告表（CRF）采集一般资料：年龄、性别、诊断日期、中医药治疗开始的时间、详细的针对肝癌的以前所有的治疗措施和治疗时间
	诊断标准	经组织学或病理学确诊为肝癌 保存病理诊断报告，复发和转移的病理诊断报告，在使用中医药治疗前的所有的 X 线、CT 扫描、骨扫描、MRI 等其他能确定肿瘤部位的影像学图片及报告，临床记录包括所有与疾病相关的指标和症状，其他存在恶性肿瘤和所有非恶性肿瘤的信息
	纳入标准	（1）符合晚期肝癌诊断 （2）预计生存期 ≥ 2 个月 （3）患者或法定代理人知情同意，并签署知情同意书 （4）参加三次诊疗及随访
	排除标准	（1）妊娠或哺乳期妇女 （2）患有精神类疾患 （3）正在参加其他临床研究 （4）研究者认为其不适合参加
	样本量	至少 30 个

临床问题	名老中医诊治的晚期肝癌患者的生存质量与生存期如何
干预措施	治疗方案由名老中医确定，研究者不干预名老中医诊断与治疗方案，仅全面、真实地记录治疗方案与过程，并记录该患者同期院外合并治疗的情况
访视与随访计划	入组后 1 个月、2 个月、3 个月时进行随访和评估。如该患者长期就诊于该名老中医，可长期随访，记录重要或终点结局事件
结局指标	治疗前后对照	中医症状改善：中医症状分级量表 客观检查指标：血常规、血生化检查、凝血功能和 D 二聚体、肿瘤标记物检查、淋巴细胞亚群、影像学检查 问卷：自评医疗成效问卷（MYMOP）、ECOG 评分、癌症患者生命质量测定量表 FACT-G（V4.0） 安全性评价：服用中药后出现考虑与本次用药相关的不良事件
	应用目标值法实现外部对照	肿瘤患者单组目标值筛选：无进展生存期（progression-free survival, PFS），定义为随机入组至病情出现进展或死亡的时间。晚期肝癌：1.7 ～ 2.4 个月

名老中医面对的重大难治病就诊患者较多，临床有大量宝贵的治疗经验，出现全或无病例比例高。如上病例系列研究方法学要点与范例也适用于全或无病例报告或病例系列的设计。

三、病例系列研究方案及范例

（一）方案概要

名老中医治疗脑卒中经验病例系列研究方案概要如表 4-3。

表 4-3　名老中医治疗脑卒中经验病例系列研究方案概要

研究名称	名老中医治疗脑卒中经验病例系列研究
主要研究目的	挖掘名老中医治疗脑卒中的辨证施治方法、诊疗技术、用药特点、核心方药
总体设计研究	病例系列研究
本方案研究疾病	脑卒中

研究名称	名老中医治疗脑卒中经验病例系列研究
研究对象	**诊断标准**：分为缺血性脑卒中和出血性脑卒中 1. 缺血性脑卒中参照中华医学会神经病学分会发布的《中国急性缺血性脑卒中诊治指南（2018）》急性缺血性脑卒中诊断标准：①急性起病；②局灶神经功能缺损（一侧面部或肢体无力或麻木，语言障碍等），少数为全面神经功能缺损；③影像学出现责任病灶；④排除非血管性病因；⑤脑 CT/MRI 排除脑出血 2. 出血性脑卒中参照中华医学会神经病学分会发布的《中国脑出血诊治指南（2014）》中脑出血诊断标准：①急性起病；②局灶神经功能缺损症状（少数为全面神经功能缺损），常伴有头痛、呕吐、血压升高及不同程度意识障碍；③头颅 CT 或 MRI 显示出血灶；④排除非血管性脑部病因 **纳入标准**：①符合西医脑卒中诊断；②年龄在 18 岁以上；③签署知情同意书；④参加三次诊疗及随访 **排除标准**：①经检查证实由脑肿瘤、脑外伤、血液病等引起的脑卒中患者；②患有其他威胁生命的严重疾病，预期生存时间小于 3 个月者；③本次发病前有卒中后遗症且生活不能自理者；④妊娠期或哺乳期妇女；⑤正在参加其他临床试验者
治疗方案	**观察性研究**：不干预名老中医治疗方案，全面、如实地记录名老中医在真实世界下的诊疗过程与方案。用药疗程：连续进行 3 诊次治疗记录，随访 2 次（三诊后 1 个月、3 个月）
观察指标	**主要观察指标**：四诊信息、名老中医诊断及治疗方案、名中医医案点评 **次要观察指标**：①疗效评价指标：自评医疗成效问卷（MYMOP）；②神经功能恢复状况：改良 RANKIN 量表（mRS）；③日常生活活动能力改善情况：Barthel 指数（BI）评价；④基于中风病患者报告的临床结局评价量表（PRO） **安全性指标**：并发症、不良事件记录等
访视与随访计划	完成一、二、三诊治疗后，三诊后 1 个月进行第 1 次随访，三诊后 3 个月进行第 2 次随访。如该患者长期就诊于该名老中医，可长期随访，记录重要或终点结局事件
研究期限	2018 年 12 月至 2021 年 12 月
名老中医及隶属研究单位	
样本量	需收集每个名老中医 100 例以上该病病例（3 次以上诊疗、疗效评价及随访记录）

续表

研究名称	名老中医治疗脑卒中经验病例系列研究
统计分析	中医四诊信息、诊断及治疗方案采用关联规则、数据挖掘、人工智能等统计方法与技术；疗效评价指标采用双侧检验，比较患者治疗前后变化，给出检验统计量及其对应的 P 值，以 $P < 0.05$ 作为有显著性统计学意义

（二）研究设计图

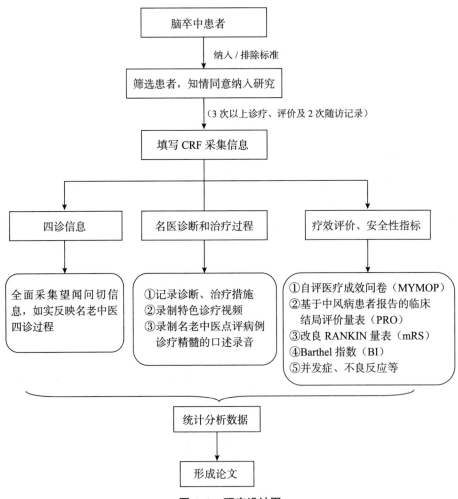

图 4-2　研究设计图

（三）实施流程

表 4-4　实施流程表

阶段	诊次			随访	
访视	首诊	二诊	三诊	随访 1	随访 2
时间	入组当天	入组第 7/14 天	入组第 14/28 天	三诊后 1 个月	三诊后 3 个月
诊断、纳入和排除诊断	√				
基本信息、既往史	√				
NIHSS	√				
签署知情同意书	√				
名老中医辨证诊疗措施					
中医四诊（舌象照片）	√	√	√	√	√
实验室、辅助检查信息	√	√	√	√	√
诊断（中医疾病、证候）	√	√	√	√	√
中医治疗信息	√	√	√	√	√
合并疗法	√	√	√	√	√
名老中医 / 弟子点评录音	√	√	√	√	√
疗效评价					
MYMOP	√	√	√	√	√
BI	√		√	√	√
mRS	√		√	√	√
PRO	√		√	√	√
安全性评价					
不良事件记录表	随时记录				

备注：①NIHSS：美国国立卫生研究院卒中量表；②MYMOP：自评医疗成效问卷；③BI：Barthel 指数；④mRS：改良 Rankin 量表；⑤PRO：基于中风病患者报告的临床结局评价量表

1. 研究目的

挖掘名老中医治疗脑卒中的辨证施治方法、诊疗技术、用药特点、核心方药。

2. 研究内容

研究收集擅长治疗脑卒中的名老中医治疗该病的病例，探索名老中医治疗该病的特色诊疗方法。

本方案针对脑卒中的设计，研究设计如下。

（1）研究设计：采用病例系列研究的方法，不干预名老中医诊疗行为，全面、如实地记录名老中医在真实世界下的诊疗过程与方案，连续进行三诊次治疗记录。后期随访2次，跟踪疗效，对诊疗信息及录音点评信息进行整理分析；比较治疗前后疗效变化（可能受限于观察时间较短），对于可以获得目标值的疾病及其结局，通过单组目标值法进行疗效评价。

说明：单组目标值法是指从大量历史数据库（如文献资料或历史记录）的数据中得到的一系列可被广泛认可的性能标准，这些标准可以作为说明某类临床干预措施的安全性或有效性的替代指标或临床终点。进而通过与这些性能标准的比较，分析验证临床干预措施的有效性。简单地说，单组目标值法就是从已经发表的权威文献中获得标准治疗的疗效的确切数据，然后，跟病例系列所获得的名老中医的疗效数据进行比较，用来判断名老中医的疗效比起标准治疗到底有多大差别。

（2）样本含量：收集每个名老中医不少于100例治疗该病的完整病例。

3. 临床资料

（1）诊断标准：脑卒中诊断标准（分为缺血性脑卒中和出血性脑卒中）如下。

A. 缺血性脑卒中参照中华医学会神经病学分会发布的《中国急性缺血性脑卒中诊治指南（2018）》急性缺血性脑卒中诊断标准：

a. 急性起病。

b. 局灶神经功能缺损（一侧面部或肢体无力或麻木、语言障碍等），少数为全面神经功能缺损。

c. 影像学出现责任病灶。

d. 排除非血管性病因。

e. 脑 CT/MRI 排除脑出血。

B. 出血性脑卒中参照中华医学会神经病学分会发布的《中国脑出血诊治指南（2014）》中脑出血诊断标准：

a. 急性起病。

b. 局灶神经功能缺损症状（少数为全面神经功能缺损），常伴有头痛、呕吐、血压升高及不同程度意识障碍。

c. 头颅 CT 或 MRI 显示出血灶。

d. 排除非血管性脑部病因。

C. 脑卒中诊断证据：患者提供发病时检查的头颅 CT 或头颅 MRI 结果以明确诊断。研究过程中若有 CT/MRI 复查，需进行记录。

（2）纳入标准

A. 符合西医脑卒中诊断。

B. 年龄在 18 岁以上。

C. 签署知情同意书。

D. 参加三次诊疗及随访。

（3）排除标准

A. 经检查证实由脑肿瘤、脑外伤、血液病等引起的脑卒中患者。

B. 患有其他威胁生命的严重疾病，预期生存时间小于 3 个月者。

C. 本次发病前有卒中后遗症且生活不能自理者。

D. 妊娠或哺乳期妇女。

E. 正在参加其他临床试验者。

（4）患者退出研究的条件及步骤

A. 研究者决定的退出：研究中，患者发生了某些特殊事件，不适宜继续接受名老中医治疗并记录；研究中，患者依从性差，不能按照名老中医治疗方案完成治疗；可能增加患者风险或损害研究结果可靠性的其他情况。

B. 患者自行退出研究：根据知情同意书（informed consent forms，ICF）的规定，患者有权中途退出研究，或患者虽未明确提出退出研究，但不再接受治疗而失访，也属于"退出"，或称"脱落"。

患者不应因此受到任何歧视或报复，其医疗待遇与权益也不应受到任何影响。但应尽可能了解其退出的原因，并加以记录。如：自觉疗效不佳；对某些不良反应感到难以耐受；不能继续接受临床研究；经济因素；或未说明原因而失访等。

C. 无论何种原因，对退出研究的病例，应保留其病例报告表，并以其最后一次的检测结果结转为最终结果，对其疗效和不良反应进行全数据集分析（full analysis set，FAS）。

（5）剔除病例标准

A. "违反合法性"，即病例选择违反了纳入标准。

B. 纳入后未曾用药或无任何可评价记录的病例。

4. 治疗方案

治疗方案由名老中医确定，研究者不干预名老中医诊断与治疗方案，仅全面、真实地记录治疗方案与过程，并记录该患者同期院外合并治疗的情况。

5. 观察指标

（1）主要观察指标：中医四诊信息、名老中医诊断及治疗方案（不少于三诊次治疗）。

（2）次要观察指标

A. 疗效评价指标

a. 自评医疗成效问卷（MYMOP）：入组当天、二诊及三诊时，完成三诊治疗后1个月内的第一次随访，完成三诊治疗后3个月内的第二次随访。

b. 日常生活活动能力改善情况：Barthel指数（BI）评价，入组当天及三诊时，完成三诊治疗后1个月内的第一次随访，完成三诊治疗后3个月内的第二次随访。

c. 神经功能缺损改善情况：改良 RANKIN 量表（mRS），入组当天及三诊时，完成三诊治疗后 1 个月内的第一次随访，完成三诊治疗后 3 个月内的第二次随访。

d. 基于中风病患者报告的临床结局评价量表（PRO），入组当天及三诊时，完成三诊治疗后 1 个月内的第一次随访，完成三诊治疗后 3 个月内的第二次随访。

B. 安全性指标：并发症、不良事件记录包括严重不良事件（死亡、颅内出血、进展性卒中、肝功能、肾功能损害）以及其他不良事件，随时详细记录。如治疗期间有血常规、尿常规、肝肾功能、凝血功能等检测需记录。

（3）基线特征与合并治疗

A. 人口学资料、基本病史、美国国立卫生研究院卒中量表（NIHSS）：入组当天记录。

B. 合并治疗情况：入组当天及完成一、二、三诊治疗后。

6. 访视时点及内容

（1）访视点 1：入组当天（第一次记录诊疗时）。

A. 取得人口学资料、基本病史、美国国立卫生研究院卒中量表（NIHSS）、相关临床诊断证据。

B. 患者签署知情同意书。

C. 全面采集四诊信息。

D. 全面、真实记录名老中医诊治方案，记录名老中医点评精粹及传承弟子心得。

E. 采集舌象、辅助检查、相关病例资料等照片。

F. 记录院外合并治疗情况并拍照保留。

G.MYMOP（首诊）、改良 RANKIN 量表（mRS）、Barthel 指数（BI）、基于中风病患者报告的临床结局评价量表（PRO）。

H. 录制具有代表性的特色诊疗视频。

（2）访视点 2：第二次诊疗时。

A. 全面采集四诊信息。

B. 全面、真实记录名老中医诊治方案，记录名老中医点评精粹及传承弟子心得。

C. 采集舌象、辅助检查、相关病例资料等照片。

D. 记录院外合并治疗情况并拍照保留。

E. 完成疾病疗效评价观察指标：MYMOP（复诊）。

F. 记录不良事件及其他情况。

（3）访视点3：第三次诊疗时。

A. 全面采集四诊信息。

B. 全面、真实记录名老中医诊治方案，记录名老中医点评精粹及传承弟子心得。

C. 采集舌象、辅助检查、相关病例资料等照片。

D. 记录院外合并治疗情况并拍照保留。

E. 完成疾病疗效评价观察指标：MYMOP（复诊）、BI、mRS、PRO。

F. 记录不良事件及其他情况。

（4）访视点4：随访1。

A. 全面采集四诊信息。

B. 全面、真实记录名老中医诊治方案，记录名老中医点评精粹及传承弟子心得。

C. 采集舌象、辅助检查、相关病例资料等照片。

D. 记录院外合并治疗情况并拍照保留。

E. 完成疾病疗效评价观察指标：MYMOP（复诊）、BI、mRS、PRO。

F. 记录不良事件及其他情况。

说明：如患者为电话随访，上述（1）（2）（3）项内容可不填。

（5）访视点5：随访2。

A. 全面采集四诊信息。

B. 全面、真实记录名老中医诊治方案，记录名老中医点评精粹及传承弟子心得。

C. 采集舌象、辅助检查、相关病例资料等照片。

D. 记录院外合并治疗情况并拍照保留。

E. 完成疾病疗效评价观察指标：MYMOP（复诊）、BI、mRS、PRO。

F. 记录不良事件及其他情况。

说明：如患者为电话随访，上述 A、B、C 项内容可不填。

7. 不良事件与处理

通过对患者的询问、四诊信息和实验室相关检查来发现不良事件。特别注意与疾病相关的症状和指标。

（1）定义："不良事件"（adverse event，AE）是患者应用药物或其他治疗后所发生的任何不良医疗事件，该事件可能与治疗无关，因此，不良事件可能是任何不适和没意识到的体征（如：异常的实验室检查结果）、症状或疾病。也包括研究开始前存在的疾病发病次数和严重程度的增加。严重不良事件是指临床研究过程中发生需住院治疗、延长住院时间、伤残、影响工作能力、危及生命或死亡等事件。

（2）记录与报告：研究者应向患者说明，要求患者如实反映用药后的病情变化。医生避免诱导性提问（可以用"用药以后有何感觉？"等语句进行提问）。在观察疗效同时，注意观察不良反应。无论不良反应或不良事件是否与本研究治疗方案相关，必须在病例报告表（CRF）上详细记录，包括不良反应出现时间、症状、体征、程度及发作频度、持续终止时间、实验室检查指标、处理方法与结果、经过、随访时间、恢复日期等。并应详细记录合并用药的情况，以便分析不良反应与名老中医治疗方案的相关性。是否需要治疗，如需要，请记录所给予的治疗。研究者判断不良事件是否与名老中医治疗方案有关，并提供支持这一判断的依据。因任何不良事件而出组的患者，研究者应继续访视，直至恢复，并加以记录。随访选择住院、门诊、电话等形式。

如果发生严重不良事件（serious adverse event，SAE）研究者必须在 24 小时之内或不迟于第 2 个工作日向名老中医团队所在课题组报告。研究者要在报告上签名并注明日期，在原始资料中记录何时、以何种方式、向谁报告了严重不良事件。

（3）患者的处理：发现不良事件时，研究者可根据病情采取必要的处理措施，如调整治疗方案等。出现严重不良事件，承担临床研究的单位须立即采取必要处理措施，保护患者安全。所有不良事件都应当追踪调查，详细记录处理经过及结果，直到得到妥善解决或病情稳定，若化验异常者应追踪至恢复正常。追踪随访方式可以根据不良反应的轻重选择住院、门诊、电话等多种形式。

8. 数据管理

（1）《病例报告表》的记录要求：研究者根据原始观察记录，将数据及时、正确、完整、清晰地记录在病例报告表中。每个入选病例必须完成病例报告表，不得随意更改，确因填写错误做任何更正时，应保持原记录清晰可辨，由更正者签署姓名和时间。

（2）数据录入和修改

A. 数据录入与管理统一由名老中医团队"数据录入员"负责。登录"名医传承平台"进行数据录入，为保证数据库的准确性，由两个数据录入员背对背录入，录入完毕，对双录入的内容进行一致性检验，核查校对。

B. 对病例报告表中存在的疑问，数据录入人员向研究者发出询问，研究者应根据原始资料尽快解答，录入员根据解答进行数据修改、确认与录入，必要时可以再次发出疑问解答申请。

（3）数据锁定：完成所有的数据录入后，由名老中医团队负责人、统计分析人员对数据进行锁定。锁定后的数据文件原则上不能再做改动。

9. 统计分析

统计分析采用第十一章"名医传承平台"进行在线数据挖掘分析。

总结入组及完成病例数，统计分析基线资料，定量指标的描述将计算例数、均数、标准差、中位数、最小值、最大值。分类指标的描述用各类的例数及百分数。

挖掘研究对象中医症状特征、证候分布、名老中医治疗特色、核心方药等，四诊信息、诊断及治疗方案采用关联规则、数据挖掘、人工智能等统计方法与技术。

疗效评价：①计算神经功能缺损、日常生活活动能力改善率、基于中风病患者报告的临床结局评价量表，可与公认目标值进行对比。②对比治疗前后研究对象基于患者报告的症状量表、神经功能缺损改善情况、日常生活活动能力、基于中风病患者报告的临床结局评价量表得分改善情况；计量资料，采用配对 t 检验、比较组内前后差异。计数资料采用卡方检验或非参数检验。

安全性分析：列表描述本次研究所发生的不良事件，如有实验室检验结果，可记录其变化情况以及发生异常改变时与治疗方案的关系。

附加：探索症状、基线资料等因素与疾病近期预后的相关性，可采用多因素分析（如 Cox 生存分析）。如做长期随访，亦可观察其与远期预后的相关性。

10. 研究的质量控制

（1）质量控制计划：实施三级管理。各名医团队应该为课题的实施制定内部的质量管理策略，明确质量目标，为一级管理，在研究结束后研究者签署审核声明，任务负责人（室站负责人）签署病例报告表审核声明。在课题启动之前，各课题承担单位需为本课题的实施设立一个核心的质量管理小组，并指派专门的质量内审员，监察课题组内所有 CRF 质量，为二级管理，并签署病例报告表审核声明。总项目设立质量督导小组，负责督查各课题承担单位研究完成的进度与质量，为三级管理，并完成督查报告。参研各名医团队的质量管理目标和标准不应低于项目课题组设立的质量管理目标和标准。

（2）研究团队

A. 各课题组应保证所有的参研人员具备执行和完成本临床研究的资质，一般情况下，应符合下列要求：

a. 具有研究方案中所要求的专业知识和经验，对临床研究方法具备相当经验或能得到有经验的研究者在技术上的指导。

b. 熟悉本临床研究相关资料和文献。

c. 如涉及医疗决策，应在本机构具有相应的专业技术职务任职和行医资格。

B. 应根据方案和协议的任务内容，明确每一位研究团队成员的具体职责分工。

C. 各课题组应建立本课题组的内部培训机制，确保所有参研人员充分具备完成研究实施所需的知识和信息，并将培训记录归档。

D. 尽可能保证研究团队的稳定性，如必须进行研究人员的任务调整，所有的任务交接均应保留书面交接记录，同时完成充分的交接培训并归档培训记录。

（3）文件管理：各课题组应该指定专门的人员管理临床研究相关文件，可由研究助理或临床研究者兼任。从协议签署开始，建立专门的试验文档，并按时更新，由监察员审核并确定所有必要的文件均在适当的档案文件夹内，直至试验结束。

（4）监察/稽查的配合

A. 在得到通知接受监察/稽查前，质量内审员有必要对本中心临床试验项目的实施情况全面审核，发现和处理暴露出来的问题。

B. 应详细记录监察/稽查人员发现的问题以及提出的建议和意见，并就存在的问题与监察/稽查人员充分沟通。

C. 监察/稽查结束后，应组织或督促质量改进会议，听取各方面参研人员的意见，提出可行的质量改进计划。

（5）课题组内部例会

A. 各课题组应建立例会制度，定期召集参研人员，沟通和交流研究实施过程中存在的问题；

B. 例会中应对目前存在的质量缺陷和风险充分讨论评估，并讨论确定可行的改进措施和风险规避计划；

C. 例会应保留书面的会议记录并归档。

11. 伦理原则

由课题承担单位确保所有临床研究必须遵循赫尔辛基宣言（2013 年版）进行。在研究开始之前，由课题承担单位的伦理委员会批准该试验方案后方可实施临床研究。

每一位患者入选本研究前，研究医师有责任以书面文字形式，向其或其指定代表完整、全面地介绍本研究的目的、程序和可能的风险。应让患者知道他们有权随时退出本研究。入选前必须给每位患者一份书面知情同意书，研究医师有责任在每位患者进入研究之前获得知情同意，知情同意书应作为临床研究文档保留备查。

12. 资料保存

各课题承担单位指定档案管理专员，负责课题组内部原始数据、课题执行过程中的所有原始文档分类管理、妥善保存、按时上传、整理数据，包括所有参加患者的原始记录、所有患者签名的知情同意书、所有病例报告表、影像学光盘等。病历资料作为原始资料保存，CRF 不能代替原始病历，须拍照或扫描，客观真实，数据完整。以上所有档案须安排固定地点，固定文件盒、文件柜存放。CRF 内容需及时上传一体化平台，形成电子版，须纸质版与电子版本双备份。保证真实、全面，随时备查。应保存临床研究资料至临床研究工作终止后最少 5 年。

13. 附件

附件一：基于中风病患者报告的临床结局评价量表（PRO）

附件二：自评医疗成效问卷（MYMOP）

附件一：基于中风病患者报告的临床结局评价量表（PRO）

填表说明：本量表由 36 个问题组成，问的是您过去 1 周内的有关情况。请仔细阅读每一个条目，根据最近 1 周来您的实际情况，选择最合适的答案，在相应的"□"内打"√"，需要您填写的内容，请在"__"上写出。

一、中风病对身体 / 生理功能的影响

1. 您觉得浑身没力气吗？

□ 0 从无　　　□ 1 很少　　　□ 2 有时　　　□ 3 经常　　　□ 4 总是

2. 您感觉自己肢体活动困难或动作不协调吗？

□ 0 没有　　　□ 1 很轻　　　□ 2 中度　　　□ 3 较重　　　□ 4 很重

3. 您觉得肢体疼痛吗？

□ 0 从无　　　□ 1 很少　　　□ 2 有时　　　□ 3 经常　　　□ 4 总是

4. 您有身体抽搐的时候吗？

□ 0 从无　　　□ 1 很少　　　□ 2 有时　　　□ 3 经常　　　□ 4 总是

5. 您的手有肿胀（输液时除外）的感觉吗？

□ 0 没有　　　□ 1 很轻　　　□ 2 中度　　　□ 3 较重　　　□ 4 很重

6. 您得病后觉得头疼吗？

□ 0 从无　　　□ 1 很少　　　□ 2 有时　　　□ 3 经常　　　□ 4 总是

7. 您的面部或肢体有麻木的感觉吗？

□ 0 从无　　　□ 1 很少　　　□ 2 有时　　　□ 3 经常　　　□ 4 总是

8. 您有头部昏沉、头脑不清楚的感觉吗？

□ 0 没有　　　□ 1 很轻　　　□ 2 中度　　　□ 3 较重　　　□ 4 很重

9. 您看东西模糊不清吗？

□ 0 从无　　　□ 1 很少　　　□ 2 有时　　　□ 3 经常　　　□ 4 总是

10. 您有耳鸣的时候吗？

□ 0 从无　　　□ 1 很少　　　□ 2 有时　　　□ 3 经常　　　□ 4 总是

11. 您有汗出异常（白天汗出，或入睡后汗出醒来汗止，或半身汗出）的时候吗？

□ 0 从无　　　□ 1 很少　　　□ 2 有时　　　□ 3 经常　　　□ 4 总是

12. 您有气短的感觉吗？

□ 0 从无　　　□ 1 很少　　　□ 2 有时　　　□ 3 经常　　　□ 4 总是

13. 您喝水时发呛吗？

□ 0 从无　　　□ 1 很少　　　□ 2 有时　　　□ 3 经常　　　□ 4 总是

14. 您白天容易流口水吗？

□ 0 从无　　　□ 1 很少　　　□ 2 有时　　　□ 3 经常　　　□ 4 总是

15. 您吃饭时食物会滞留在口腔中吗？

□ 0 从无 　　□ 1 很少 　　□ 2 有时 　　□ 3 经常 　　□ 4 总是

16. 您觉得舌头发僵，说话不流利吗？

□ 0 没有 　　□ 1 很轻 　　□ 2 中度 　　□ 3 较重 　　□ 4 很重

17. 您有想说话却说不出来的状况吗？

□ 0 没有 　　□ 1 很轻 　　□ 2 中度 　　□ 3 较重 　　□ 4 很重

18. 您觉得食欲不振，不想吃饭吗？

□ 0 从无 　　□ 1 很少 　　□ 2 有时 　　□ 3 经常 　　□ 4 总是

19. 您觉得自己大便干燥，排出费力吗？

□ 0 从无 　　□ 1 很少 　　□ 2 有时 　　□ 3 经常 　　□ 4 总是

20. 您觉得小便次数明显增多吗？

□ 0 从无 　　□ 1 很少 　　□ 2 有时 　　□ 3 经常 　　□ 4 总是

21. 您有小便不能控制而自行流出的时候吗？

□ 0 从无 　　□ 1 很少 　　□ 2 有时 　　□ 3 经常 　　□ 4 总是

22. 您白天容易犯困吗？

□ 0 从无 　　□ 1 很少 　　□ 2 有时 　　□ 3 经常 　　□ 4 总是

23. 您晚上睡不好觉吗？

□ 0 从无 　　□ 1 很少 　　□ 2 有时 　　□ 3 经常 　　□ 4 总是

24. 您感到记忆力减退吗？

□ 0 没有 　　□ 1 很轻 　　□ 2 中度 　　□ 3 较重 　　□ 4 很重

二、中风病对心理 / 精神的影响

25. 您感到对什么都没有兴趣吗？

□ 0 从无 　　□ 1 很少 　　□ 2 有时 　　□ 3 经常 　　□ 4 总是

26. 您感到坐立不安、心烦意乱吗？

□ 0 从无 　　□ 1 很少 　　□ 2 有时 　　□ 3 经常 　　□ 4 总是

27. 您担心自己生活不能自理或成为别人的拖累吗？

□ 0 从无 　　□ 1 很少 　　□ 2 有时 　　□ 3 经常 　　□ 4 总是

28. 您担心疾病再次发作吗？

□ 0 从无 　　□ 1 很少 　　□ 2 有时 　　□ 3 经常 　　□ 4 总是

29. 您担心病情对您将来生活工作的影响吗？
☐ 0 从无　　☐ 1 很少　　☐ 2 有时　　☐ 3 经常　　☐ 4 总是
30. 您经常想哭吗？
☐ 0 从无　　☐ 1 很少　　☐ 2 有时　　☐ 3 经常　　☐ 4 总是
三、中风病对社会关系的影响
31. 你觉得和别人交流有障碍吗？
☐ 0 从无　　☐ 1 很少　　☐ 2 有时　　☐ 3 经常　　☐ 4 总是
32. 您的健康状况限制了您的社会活动（如逛街、走亲访友）吗？
☐ 0 从无　　☐ 1 很少　　☐ 2 有时　　☐ 3 经常　　☐ 4 总是
33. 您觉得患病影响了您在家庭（或工作）中的地位或作用吗？
☐ 0 从无　　☐ 1 很少　　☐ 2 有时　　☐ 3 经常　　☐ 4 总是
四、患者对治疗的满意度
34. 总的来说，您觉得治疗效果如何？
☐ 0 非常满意　　☐ 1 满意　　☐ 2 一般　　☐ 3 不满意　　☐ 4 很不满意
35. 您觉得经过治疗好转得快吗？
☐ 0 很快　　☐ 1 较快　　☐ 2 一般　　☐ 3 较慢　　☐ 4 很慢
36. 您会把您的主治大夫推荐给其他患者吗？
☐ 0 非常想　　☐ 1 有点想　　☐ 2 一般　　☐ 3 不太想　　☐ 4 根本不想
除以上 36 个问题之外，您还认为有哪些症状让您觉得痛苦，请列出：
1. ＿＿＿＿＿＿＿＿＿＿＿＿＿＿＿＿＿＿＿＿＿＿＿
2. ＿＿＿＿＿＿＿＿＿＿＿＿＿＿＿＿＿＿＿＿＿＿＿
3. ＿＿＿＿＿＿＿＿＿＿＿＿＿＿＿＿＿＿＿＿＿＿＿

附件二：自评医疗成效问卷（MYMOP）

首　诊

1. 请选出一项或两项最令你困扰的症状（可以是身体上或精神上的），写在下方横线上。并把适当的数字圈上以表示该症状在<u>过去一星期</u>的情况有

多坏（0 代表情况算是最好，6 代表情况算是最坏）

　　症状一：_____ 情况算是最好　0 1 2 3 4 5 6　情况算是最坏

　　症状二：_____ 情况算是最好　0 1 2 3 4 5 6　情况算是最坏

　　2. 请写出一项对你而言重要，却因为这些症状而受影响或甚至不能进行的活动（可以是身体上的、社交上的或精神上的活动，例如工作、运动或其他娱乐等），并把适当的数字圈上以表示受影响的情况有多坏。

　　活动：_____ 情况算是最好　0 1 2 3 4 5 6　情况算是最坏

　　3. 在过去一星期，你对自己身心状况的整体感觉如何？

　　情况算是最好　0 1 2 3 4 5 6　情况算是最坏

　　4. 你上述的症状一出现了多久？（不论是连续出现，或是断续地出现）

　　□ 0~4 星期　□ 4~12 星期　□ 3 个月至 1 年　□ 1~5 年　□ 超过 5 年

　　5. 你有没有使用任何药物来治疗症状一？　□ 有　□ 没有（跳至第 8 题）

　　6. 请写出该药物的名称及每天 / 每周使用量。

　　药物名称：_____

　　使用量：_____

　　7. 你认为减少使用这些药物有多重要？

　　□ 不重要　　　□ 少许重要　　　□ 非常重要　　　□ 不适用

　　8. 对症状一来说，你认为不使用任何药物有多重要？

　　□ 不重要　　　□ 少许重要　　　□ 非常重要　　　□ 不适用

复　诊

　　1. 请把适当的数字圈上，以表示以下症状或活动（应与上次问卷中填上的症状或活动一样）在过去一星期的情况有多坏（请表示你自己的感觉，而不是其他人的意见）。

　　症状一：_____ 情况算是最好　0 1 2 3 4 5 6　情况算是最坏

　　症状二：_____ 情况算是最好　0 1 2 3 4 5 6　情况算是最坏

　　活动：_____ 情况算是最好　0 1 2 3 4 5 6 情况算是最坏

2. 在过去一星期，你对自己身心状况的整体感觉如何？

情况算是最好　0 1 2 3 4 5 6　情况算是最坏

3. 假如你出现了一项重要的新症状，请写出该症状，并把适当的数字圈上，以表示该症状在过去一星期的情况有多坏，否则请跳至第 4 题。

症状三：_____　情况算是最好 0 1 2 3 4 5 6 情况算是最坏

4. 你所接受的治疗，可能并非是影响你病患的唯一因素。如果你认为有其他任何重要的因素，例如生活方式的改变或生活上发生的任何事情，请在下面写出。

5. 你有没有使用任何药物来治疗症状一？　□有（接第 6 题）□没有（问卷完，谢谢！）

6. 请写出该药物的名称及每天 / 每周使用量。

药物名称：_____

使用量：_____

第三节　队列研究

对重大、难治病的卓越疗效，凝练着不同名老中医特色疗法和临证思路，挖掘疗效相关的不同地域特点、患者群体、学术流派等因素，形成不同名老中医辨治相同疾病的异同，为当前的临床指南提供来自名老中医经验的推荐意见，并形成行业共识，服务于临床实践，带动基层中医的诊疗水平，意义重大。且名老中医年高，开展活态传承，抢救性挖掘名老中医的卓越经验，已经迫在眉睫，时不我待。

借鉴现有循证医学中优质、成熟的临床研究方法学设计开展不同名老中医治疗同一种疾病的比较分析研究，并提出通过应用不同的专家共识方法，为现有诊疗指南提供推荐性意见，队列研究就是能够实现以上目标的科学设计。

队列研究（cohort study）又称定群研究、群组研究，是临床常用的一种观察性研究，在循证医学疗效评价证据等级金字塔中属于Ⅱ级证据，仅低于随机对照试验（Ⅰ级证据），高于病例对照研究（Ⅲ级证据）。队列研究是重要的医学研究方法，在评价治疗措施的效果、药物不良反应、影响预后的因素、病因等方面应用较多。队列研究最早用于研究与疾病发生相关的病因或危险因素。20世纪80年代，人们开始将队列研究用于研究医疗防治措施，研究目的也从疾病发生转为治疗效果的评价。

根据经典流行病学、临床流行病学关于队列研究的定义，结合中医领域应用的实际，提出以下定义：队列研究，是首先选择两组或多组未发生研究结局的队列，随访观察一定的时间，通过测量和比较两组或多组研究队列的研究结局发生率，探讨暴露（exposure）因素与研究结局之间关联强度的分析流行病学方法。

队列研究中如果有两组队列，有暴露因素组称为暴露队列，另一组为非暴露队列或对照组；如果有多组队列，则每组队列可以具有不同的暴露水平或暴露类型。暴露是指研究对象曾经接触过某些因素，或具备某些特征，或处于某种状态，这些因素、特征或状态即为暴露因素。广义的暴露包括研究者所关心的任何因素。暴露因素可以是危险因素，也可以是保护因素；可以是比较宏观或抽象的因素，如中西医结合治疗与西医治疗；也可以是微观或具体的因素，如中药葛根素注射剂。

一、方法学适用性分析

队列研究在证据等级金字塔中属于Ⅱ级证据，低于随机对照试验（Ⅰ级证据）。原因有二：①队列研究的研究者不能规定参与者一定要坚持起始暴露，或坚持某一种暴露，参与者在日常生活环境中，饮食、锻炼、起居、用药等可能影响疾病预后的因素无法得到有效控制，混杂偏倚出现的风险也较高。②队列研究主要关注终点结局，比如疾病队列研究已有的进展、死亡等，往往需要跟踪随访数年，甚至数十年。在此期间，暴露因素的特点、混杂因素的变化、仪器设备、检测手段、随访手段的进步，乃至社会的发展变化等都可能会影响研究结果。鉴于此，疗效评价中队列研究对于上述偏倚的控制力弱于随机对照试验，研究结果的内部真实性会受到影响。

个体化辨证施治是中医的特色，鉴于中医本身注重个体化辨证论治、治疗方案变异大等特点，其临床研究方法以经验的定性总结和观察性研究为主。若采用统一的药物或治疗方案，在某些情况下与医学伦理学相违背，因此不能使用随机对照临床试验，此时就可以使用队列研究，在随访观察并收集详细资料的基础上，得出与随机对照试验同样有意义、有说服力的结论。因此，在采用随机对照试验评价临床治疗可能面临方法学和伦理学限制的时候，有时队列研究是唯一选择。

队列研究涉及的伦理问题较小是其明显优势。比如在很多疾病中，设置空白对照组或者单纯中医药治疗组的随机对照试验很难通过伦理审查。此外，对于需要观察十几年甚至数十年才能获得终点结局时，随机对照试验几乎没有可行性，而这正是队列研究的主要目的和优点。而且，队列研究中的参与者与医生几乎均处于自然状态，各种临床诊疗、生活环境中可能存在的干扰与混杂都比较真实地体现在研究中，因此，用于疗效评价的队列研究结果相对更贴近于"现实世界"的情况。加上队列研究多数为前瞻性对照设计，对偏倚的控制能力仍高于回顾性研究，如病例对照研究。因此，疗效评价中队列研究属于Ⅱ级证据，位于随机对照试验之下，病例对照研究之上。

二、操作要点解析

（一）设置队列

队列研究如果有两组队列，有暴露因素组称为暴露队列，另一组为非暴露队列或对照组；如果有多组队列，则每组队列可以具有不同的暴露水平或暴露类型。

按照研究结局在研究开始时是否已经发生，可以将队列研究分为回顾性队列研究、前瞻性队列研究和双向性队列研究 3 类。根据暴露因素与研究结局之间诱导期（从暴露于某因素到发生研究结局之间的时间）的长短及研究结局发生率的大小，选择不同类型的队列研究方法。如针灸治疗某病的疗效评价，由于针灸起效快（即诱导期短）且效果明显（研究结局发生率高），所以适合用前瞻性队列研究；而观察药物的不良反应，一般情况下，由于上市药物不良反应的发生率较低，所以可采用回顾性队列研究。

（二）选择暴露组和对照组

暴露（exposure），是指研究对象曾经接触过某些因素，或具备某些特征，或处于某种状态，这些因素、特征或状态即为暴露因素。广义的暴露包括研究者所关心的任何因素。暴露因素可以是危险因素，也可以是保护因素；可以是比较宏观或抽象的因素，如中西医结合治疗与西医治疗；也可以是微观或具体的因素，如中药葛根素注射剂。

研究队列的选择：研究队列至少包含一个暴露组和一个对照组。如比较某病中医治疗和西医治疗的疗效，采用中医治疗的病例组成暴露组，而西医治疗的病例组成对照组。如果暴露因素有多个水平或多个类型，如中医治疗、中西医结合治疗、西医治疗 3 种疗法，根据研究目的的不同，可以选定其中的一个或两个作为对照组；服用某中药时间长短与疗效的关系，暴露因素就是多水平的，可以选择服用时间最短的一组作为对照组。

（三）资料收集

队列研究要收集与暴露和结局有关的资料。研究方案中必须明确定义暴露与否或暴露不同水平的测量，以及研究结局事件、观察终点及终止时间。暴露或结局事件的测量一定要准确，标准要统一。对于可能的混杂因素也要收集相关资料。

（四）样本含量估算

队列研究样本含量的估算有 2 个问题要考虑：一是对照组的样本量不能少于暴露组，2 组相等时统计效率最高；二是需要考虑失访率，通常按 10% 估计失访率，即按计算出的样本量再增加 10% 作为最终的样本量。

$$N=\frac{2\bar{p}(1-\bar{p})(Z_\alpha+Z_\beta)}{(p_1-p_0)^2}$$ 其中，$Z_{\alpha\,0.05}$=1.64；$Z_{\beta\,0.20}$=0.84。N= 每组例数；P_1= 暴露组的发生率；P_0= 非暴露组的发生率；$\bar{P}$= 两组发生率的平均值。

（五）统计分析

固定队列的每个个体都从同一时点开始观察，到研究规定的终点时间，在控制混杂因素后，比较两组或多组队列暴露与否或暴露不同水平与研究结局发生率的关联强度；但对于动态队列，在任何一时间点都会有个体退出或（和）加入，资料要采用生存分析。另外，分层分析和多变量分析方法的运用，如 Logistic 回归和 Cox 比例风险模型，不仅可以控制混杂因素，而且可同时探讨多个暴露因素与研究结局的关联及多个因素之间的交互作用。队列研究中暴露因素与研究结局之间的关联强度一般用相对危险度（relative risk，RR）表示。暴露因素有多个水平时，剂量 – 反应关系可以增加与研究结局的关联强度。

已经有应用队列研究评价中西医结合治疗糖尿病肾病的疗效及其安全性的研究、中医药治疗强直性脊柱炎与终点事件发生的相关性研究、中医综合治疗方案在延长 Ⅲ、Ⅳ 期老年非小细胞肺癌生存期中的作用研究等。目前已有研究者使用队列方法对吕仁和、邓铁涛、陈可冀等名老中医辨治重大难治疾病特色疗法进行了研究，为中医药辨治重大难治疾病与疗效评价提供了有力支撑。但队列研究通常受样本量大、研究周期较长、人力物力投入较大的限制。

三、队列研究方案及范例

（一）明确研究背景和意义

基于多位名老中医治疗同一种疾病尤其是重大难治疾病的研究需求开始日益显现出来。重大难治疾病是中西医临床上面临的共同难题，大多没有特效的疗法，未能形成统一的治疗方案。单个名老中医虽然具有明显高于一般临床水平的疗效，但受限于地域、学术背景、患者群体等因素，极大限制了名老中医在重大难治疾病中的决策和影响力。构建真实世界下基于不同名老中医治疗同一疾病的队列研究方法学，并开展比较分析研究，对研究名老中医经验传承具有重要的现实意义。

（二）设定研究目的

基于不同名老中医医案所形成的治疗同一疾病的病例系列，以不同名老中医对同种疾病的诊疗为暴露因素，创建比较分析研究方法学模式。借鉴队列研究设计方法，规范化、同期、平行采集名老中医治疗同一疾病的诊治信息、随访信息。使不同地区、流派、患者群体等不同特点的名老中医治疗某病的病例系列实现组间标准化采集、录入、分析、挖掘，增加组间所设定可比内容资料的完整性、同一性。如图4-3所示。

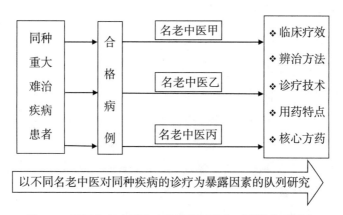

图4-3　不同名老中医诊疗为暴露因素与对照的队列研究

比较内容：不同暴露对于结局的影响。通过系统比较不同名老中医对相同疾病的诊治，获得不同名老中医治疗该病的辨治方法、诊疗技术、用药特点、核心方药等比较分析结果，条件允许的情况下，进行探索性疗效比较。

（三）制定研究步骤

1. 伦理审查

不论是观察性研究还是干预性研究，均需要通过所在单位或上级单位的临床研究伦理审查。知情同意书采用通过伦理审查的版本。由课题承担单位确保所有临床研究必须遵循赫尔辛基宣言（2013 年版）进行。在研究开始之前，由课题承担单位的伦理委员会批准该试验方案后方可实施临床研究。每一位患者入选研究前，研究医师有责任以书面文字形式，向其或其指定代表完整、全面地介绍本研究的目的、程序和可能的风险。应让患者知道他们有权随时退出本研究。入选前必须给每位患者一份书面知情同意书，研究医师有责任在每位患者进入研究之前获得知情同意，知情同意书应作为临床研究文档保留备查。

2. 病种选择

推荐选取名老中医治疗有确切疗效的重大、难治病，分析病种研究的前景及意义，综合筛选出具有研究价值的病种，例如肿瘤、脑卒中后遗症、类风湿关节炎、系统性红斑狼疮、慢性阻塞性肺疾病、糖尿病、溃疡性结肠炎等。

3. 研究场所

不同名老中医来自不同诊疗机构，为多中心研究。

4. 病例选择

所纳入的病例均需符合该疾病的合格性标准。在纳入过程中根据实际情况，研究者和患者有权决定是否继续或退出当前的研究。符合以上要求的病例，最后还需通过队列研究的质量控制，保证基线资料完整、平衡。

5. 样本含量估算

所有名老中医队列互为对照，每个队列纳入 100 例以上，需要考虑失访率，通常按 10% 估计失访率，即按计算出的样本量再增加 10% 作为最终的样本量。

6. 治疗方案

以不同名老中医对目标疾病的诊疗作为暴露因素，以不同证型作为分层因素。治疗方案均由名老中医本人确定，研究者不干预名老中医诊断与治疗方案，在保证不干扰名老中医诊疗方式、习惯和经验，在自然诊疗状态的前提下，全面、真实地记录治疗方案与过程。同时记录该患者同期院外合并治疗的情况。

比较分析过程设计见图 4-4。

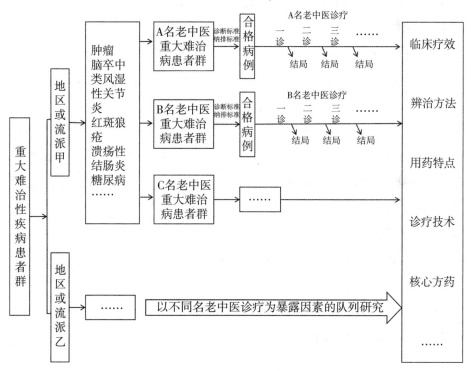

图 4-4　队列研究设计方案

7. 信息采集

规范化、同期、平行采集名老中医治疗同一疾病的诊治信息、随访信息。使不同地区、流派、患者群体等不同特点的名老中医治疗某病的病例系列实现组间标准化采集、录入、分析、挖掘，增加组间所设定可比资料的完整性、同一性。

以各种疾病研究方案和临床病例报告表为基础，采集病例临床信息，包括患者的中医四诊、证候、处方信息，以及名老中医/弟子点评录音，同时保留患者的舌像照片、实验室检查信息、院外合并治疗情况，并完整填写中医证候量表、MYMOP以及各疾病专业的评价量表。使用统一的病例报告表采集信息保证基线对齐，使暴露信息、结局指标以及疗效评价具有可对比性。比较的内容包括名老中医的诊断和治疗两个方面，以理、法、方、药（六）贯穿诊断和治疗的这个过程，同时以中医证候量表、MYMOP以及各疾病专业的评价量表作为客观的疗效评价和安全性指标，综合体现名老中医临证经验的特色和异同。

8. 观察指标

不同于传统队列研究设计，本方法学强调借鉴队列研究设计开展不同名老中医治疗同一疾病的比较分析。针对不同的内容进行比较，需要观察不同的指标。

（1）疗效比较：包括主要结局指标和次要结局指标。根据研究周期合理设置主要、次要结局指标。如果观察周期足够，主要指标可以设计该病的终点结局指标，例如不孕症的终点结局指标为胎儿活产。如果研究周期不足以观察到终点结局事件，可以使用中间结局指标，例如月经不调相关不孕症，可以设置为月经正常。

名老中医之间可以开展疗效比较，还可以通过单组目标值法进行名老中医队列之外的疗效评价。

（2）经验比较分析：应用数据挖掘的方法获得不同名老中医治疗该病的临床疗效、辨治方法、诊疗技术、用药特点、核心方药等比较分析结果。

9. 统计分析

（1）固定队列：固定队列的每个个体都从同一时点开始观察，到研究规定的终点时间，在控制混杂因素后，比较两组或多组队列暴露与否或暴露不同水平与研究结局发生率的关联强度；但对于动态队列，在任何一点时间都会有个体退出或（和）加入，资料要采用生存分析。另外，分层分析和多变量分析方法的运用，如 Logistic 回归和 Cox 比例风险模型，不仅可以控制混杂因素，而且可同时探讨多个暴露因素与研究结局的关联及多个因素之间的交互作用。队列研究中暴露因素与研究结局之间的关联强度一般用相对危险度（relativerisk，RR）表示。暴露因素有多个水平时，剂量–反应关系可以增加与研究结局的关联强度。

（2）数据挖掘

A. 处方药物的频次和特征分析：应用 Microsoft Office Excel2016 对处方药物的频次和特征进行统计分析，特征包括药性、药味和归经三部分。药物性味、归经、功效以国家颁布的最新药典作为主要依据，同时参考传统经典的本草学专著，综合进行判定。在 Excel 中应用数据透视表功能进行频次统计，按照"寒、凉、平、温、热"五种类属统计全部药物的药性之和，按照"酸、苦、甘、辛、咸、淡、涩"七种类属统计全部药物的药味之和，按照手太阴肺经、手阳明大肠经、足阳明胃经、足太阴脾经、手少阴心经、手太阳小肠经、足太阳膀胱经、足少阴肾经、手厥阴心包经、手少阳三焦经、足少阳胆经、足厥阴肝经十二种类属统计全部药物的药味之和。应用雷达图展示药性和药味结果，应用树状图展示归经结果，如图 4-5、图 4-6 所示。

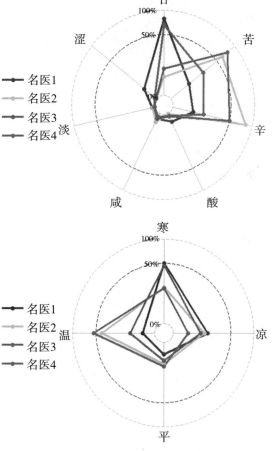

图 4-5 名老中医处方药物性味雷达图

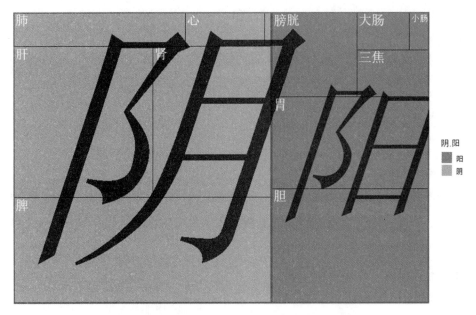

肺　肝　心　肾　脾　膀胱　胃　胆　大肠　三焦　小肠

阴阳
阳
阴

图 4-6　名老中医处方药物归经树状图

B. 复杂网络分析：应用 Gephi 软件对处方规律进行复杂网络分析。Gephi 是一款基于 Java 程序的复杂网络分析软件，用于多种网络和复杂系统分析和可视化。聚类算法是利用社区检测（community detection）算法，又被称为社区发现算法，它是用来揭示网络聚集行为的一种技术。复杂网络研究领域的 Newman 等人提出了模块度（modularity）的概念，从而使得网络社区划分的优劣可以有一个明确的评价指标来衡量。模块度是指一个网络在某种社区划分下与随机网络的差异，因为随机网络并不具有社区结构，对应的差异越大说明该社区划分越好。应用 Gephi 中的社区检测算法对不同名老中医常用处方药物进行复杂网络分析并可视化展示，可以发现名老中医核心处方的异同。如图 4-7 所示。

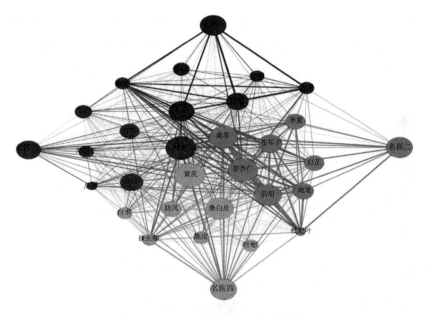

图 4-7　名老中医核心处方药物网络图

C. 关联分析：应用 R 软件对药物进行基于 Apriori 算法的关联规则分析。设置"Support""Confidence""Lift"进行关联规则分析。关联分析用于发现大型数据集中有意义的潜在联系。所发现的联系可以用频繁项集和关联规则表示。项集是包含 0 个或多个项的集合，事务是包含的项目的某次事件。其中"Support"为包含 X 和 Y 的事务占所有事务 P 的比例，即为 X 和 Y 同时出现的概率。"Confidence"为包含 X 的事务中同时包含 Y 事务的比例，即出现 X 时，同时出现 Y 的概率。"Lift"为表示"包含 X 的事务中同时包含 Y 的事务的比例"与"包含 Y 的事务的比例"的比值，反映 X 与 Y 的相关性，提升度大于 1 且越高表明正相关性越高，提升度小于 1 且越低表明负相关性越高，提升度＝ 1 表明没有相关性。见公式（1）（2）（3）。

$$Support\ (X => Y) = \frac{P\ (X \cup Y)}{P\ (I)} \tag{1}$$

$$Confidence\ (X => Y) = \frac{P\ (X \cup Y)}{P\ (X)} \tag{2}$$

$$Lift\ (X => Y) = \frac{P\ (X \cup Y)}{P\ (X)\ P\ (Y)} \tag{3}$$

　　其中，名老中医的一次处方可以看作一个事物，处方的每个药物可以看作一个项目，包含了 0 个或多个药物的组合看作为项集。关联规则可挖掘出高频药物组合，并总结药物配伍规律和核心药物组合。如图 4-8、图 4-9 所示。

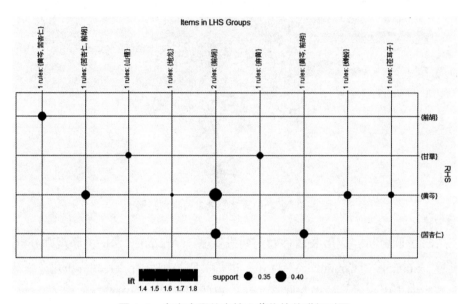

图 4-8　名老中医处方核心药物的关联规则图

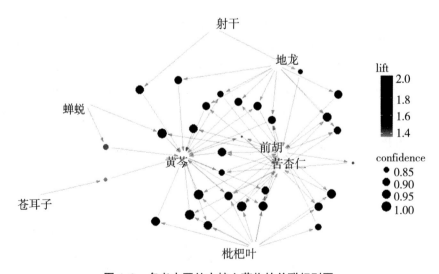

图 4-9　名老中医处方核心药物的关联规则图

D.层次聚类：层次聚类是通过计算不同类别数据点间的相似度来创建一棵有层次的嵌套聚类树。在层次聚类算法中，根据药物间的相似性度量相将联系紧密的药物组成一类，可以用于发现新的中医处方。采用欧几里得度量法计算药物之间的相似性，见公式（4）。

$$d(x,y) = \sqrt{\sum_{k=1}^{n}\left(x_k - y_k\right)^2} \tag{4}$$

取频次高的药物进行聚类分析，绘制树状图，用不同的颜色标注出不同的分类（图4-10）。

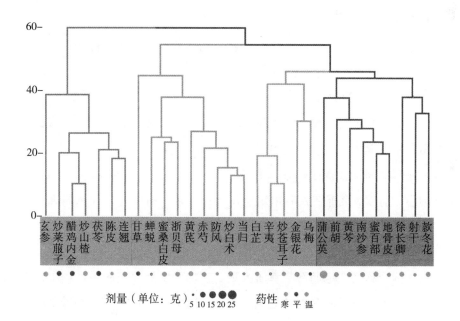

图4-10　名老中医核心处方的层次聚类图

10.结合扎根理论生成比较分析报告

名老中医经验背景复杂，主观性强，挖掘结果需要名老中医论证，还需要借鉴定性访谈、扎根理论准确捕捉名老中医学术思想的特点。将数据挖掘和扎根理论的结果形成互证，并按照研究报告的形式将两个研究结果进行汇总、梳理、归纳，全面分析不同地域、流派的名老中医共同治疗某种重大难治疾病的诊疗思路，以及常用方药体系，充分提炼和展示其中存在的共性认识和个性特色。

（四）质量控制

1. 质量管理

可实施分级管理，名老中医团队内部的质量管理为一级管理，管控内部研究质量。研究负责人需为研究设立一个核心的质量督导小组，并指派专门的质量内审员，监察各名老中医团队内 CRF 质量，督查研究完成进度与质量。

2. 文件管理

建立专门的试验文档，并按时更新，确保所有必要的文件均在适当的档案文件夹内，直至研究结束。

3. 监察 / 稽查的配合

在得到通知接受监察 / 稽查前，质量内审员有必要对本中心临床试验项目的实施情况全面审核，发现和处理暴露出来的问题。应详细记录监察 / 稽查人员发现的问题及提出的建议和意见，并就存在的问题与监察 / 稽查人员充分沟通。监察 / 稽查结束后组织质量改进会议，听取各方面参研人员的意见，提出可行的质量改进计划。

4. 内部例会

建立例会制度，定期召集参研人员，沟通和交流研究实施过程中存在的问题；例会中应对目前存在的质量缺陷和风险充分讨论评估，并讨论确定可行的改进措施和风险规避计划。

5. 资料保存

指定档案管理专员，负责队列原始数据和文档的分类管理、妥善保存、按时上传、整理数据。所有参加队列研究的名老中医团队需确认病历资料作为原始资料，须拍照或扫描，客观真实，数据完整。以上所有档案须安排固定地点、固定文件盒、文件柜存放。CRF 内容需及时上传，形成电子版、纸质版双备份，保证真实、全面。

本研究所采用的队列研究方法不同于以往临床流行病学中所提出的队列研究。以往经典的队列研究方法的基本原理是在一个特定人群中选择所需的研究对象，根据目前或过去某个时期是否暴露于某个待研究的危险因素，或其不同的暴露水平而将研究对象分成不同的组，如暴露组和非暴露组，高剂量暴露组和低剂量暴露组等，随访观察一段时间，检查并登记各组人群待研究的预期结局的发生情况，比较各组结局的发生率，从而评价和检验危险因素与结局的关系。在实际的名老中医经验传承中发现，传统中医门诊诊疗的特点是辨证论治，注重因时、因地、因人制宜，强调个体化和精准化治疗。

基于名老中医诊疗队列研究的特殊性，我们一方面需要做好队列比较的同质性，保证同一疾病信息采集具有相同的基线可对比，另一方面须认识到名老中医队列研究是具备确定因果关联的高级别观察性研究。我们需要保证名老中医临床治疗的"原汁原味"，保留和还原真实的诊疗场景，不干预和打扰名老中医诊疗方式、习惯和经验，确保采集的信息能够体现名老中医诊疗的真实想法，体现中医辨证论治体系的独特思维。因此我们需要尽量在自然诊疗状态的前提下，科学有效地收集病例和道术结合的诊疗信息，以保证后期电子平台化的完整真实，对后期队列研究的比较具有至关重要的意义。

第四节　随机对照试验

随着循证医学的引入，越来越多以名老中医辨证、立法、遣方、用药经验为基础的临床流行病学研究逐步开展，并初步获得了一些成果，使得中医药从经验医学向实证医学逐步转化。这其中随机对照试验（randomized controlled trial，RCT）起到了较为关键的作用。例如，王永炎院士、张伯礼院士等开展多中心、大样本、随机双盲对照研究，系统地评价了益肾化浊法治疗老年期血管性痴呆疗效，提出毒损脑络的理论假说，继承和发展了中医学术。王辰院士采用随机对照试验方法评价传统中药汤剂（麻杏石甘汤合银翘散加减方）治疗甲型 H1N1 流感临床疗效，研究中的传统中药汤剂组方来自周平安、姜良铎等一批名老中医的经验和共识，某种程度上也是对名老中医经验的继承、发挥、延伸。本节将简要介绍 RCT 的概念、类型，及其在名老中医经验传承中的设计和应用要点。

　　RCT 是国际公认的临床疗效评价的金标准方法。在循证医学临床干预疗效评价的证据等级中，采用盲法且设计严谨的高质量 RCT 结果属于Ⅰ级证据。RCT 的基本原理是通过随机分组形成有可比性的两组或多组受试对象，进行结果比较，从而得出组间是否存在差异及差异大小的结论；其设计的基本原则为随机化、对照和盲法，RCT 设计模式见图 4-11。将 RCT 应用于名老中医传承的优势在于，可以从试验中验证名老中医经验方与疾病或事件之间的联系，可以从客观性、准确性、可靠性上证实和评价其结果。常用于新药研发及疗效认定等方面。

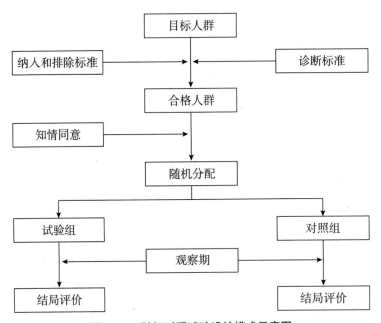

图 4-11　随机对照试验设计模式示意图

　　然而，相比于西医学简单规范标准化的操作，中医药治疗有其特殊之处。例如中医治疗强调辨证论治、三因治宜、同病异治、异病同治等，这就使得不同名老中医的经验及治法不尽相同，难以规范化和标准化；此外，还有患者偏好问题，对照措施难以设置问题，诊断标准、疗效标准不统一问题等。因此，如何在中医领域开展 RCT 一直是临床专家及方法学专家努力攻破的难题。

近年来，真实世界研究范式逐渐兴起，也为名老中医经验传承研究提供了新的思路。RCT 与真实世界研究有着紧密的联系，实用性随机对照试验设计（pragmatic randomized controlled trial, pRCT）、单病例随机对照试验设计（randomized controlled trial in individual patient, N-of-1）、随机交叉临床试验设计（randomized cross-over trial, RCT）、技能型随机对照试验设计的 RCT（expertise-based RCT）和基于患者意愿的部分随机对照设计（partially randomized patient preference trial, PRPP）等均属于真实世界研究范畴，在名老中医经验传承方面具有可应用性。下文简要介绍这 5 种设计的思路及在名老中医经验传承中应用的设计要点，并附 pRCT 实例。

一、不同 RCT 方法

（一）实用性随机对照试验（pRCT）

1. 方法学适用性分析

经典的 RCT 是指解释性 RCT（explanatory randomized controlled trial, eRCT），其方法在中医药临床疗效评价中，尤其是在中药新药研究中，已得到广泛应用。但是对于名老中医经验传承的研究，eRCT 则遇到了方法学上的挑战与局限。为此，国际上一些 RCT 方法学家提出了 pRCT，其方法学特点较适用于中医干预的特点。

eRCT 是传统意义上的 RCT 设计，一般用来评价干预措施的特异性疗效，是指干预措施在严格控制的理想条件下，对经过严格标准筛选后的受试者产生的治疗性作用。如前文所言，eRCT 在名老中医经验传承研究中的应用较为局限，也不属于真实世界研究范式；但随着现代科学对中药研发的要求，eRCT 仍然是评价疗效的不二之选。因此，当名老中医经验已经可以形成固定方，满足固定处方、固定剂型对适用人群固定疾病或症状产生疗效时，可以考虑作为新药研发，此时应用 eRCT 进行研究可达到对名老中医经验严谨可靠的证实。由于已对 pRCT 设计进行了详述，此处仅列表对比 eRCT 与 pRCT 区别，见表 4-5。

表 4-5　解释性 RCT 与实用性 RCT 的特点比较

条目	解释性 RCT	实用性 RCT
环境	实验性环境	常规医疗环境
评价疗效	评价特异性疗效	评价总体效果
适用疾病	更加适用于急性病情	更加适用于慢性病情
对照设置	安慰剂对照	非安慰剂对照
盲法实施	对患者施盲使偏倚最小化	不对患者施盲使协同作用最大化
目的	目的在于鉴别特异与非特异性效应	目的在于最大限度提高总体疗效
干预设置	标准化治疗，简单干预	常规治疗，复杂性干预
干预实验者	干预实施者熟练掌握标准化方案	干预实施者熟练掌握常规治疗
随访期	通常随访期较短	通常随访期较长
真实性	内部真实性高，外部真实性低	外部真实性高，内部真实性低
临床相关性	与临床实践相关性/影响度低	与临床实践相关性/影响度高
受试人群	要求同质性好的受试人群	要求有差异的代表性受试人群
样本量	要求的样本量相对较小	要求的样本量相对较大
应用情况	应用较多	应用较少

总体而言，pRCT 可以从一定程度上缓解中医诊疗特殊性与 eRCT 设计方法学之间的矛盾。首先，pRCT 允许医生适度地调整治疗方案，尊重患者的选择和价值观念，增加长期治疗的依从性，这符合中医药临床治疗复杂干预的特点；其次，pRCT 通过采用当前最佳治疗作为对照而不用安慰剂对照，可以避免因安慰剂无效治疗所带来的风险；最后，医生与患者的沟通和交流对于中医诊疗过程十分重要，pRCT 不要求盲法，可以保持中医临床诊疗过程的人性化特点，并体现良好的医患关系，形成医患之间的诊治同盟，使试验结果更能体现出临床的实际效果。

2.操作要点解析

RCT 的设计要点要从研究对象（participants，P）、干预措施（intervention，I）、对照措施（comparators，C）、结局指标（outcome，O）四个方面进行考虑。

（1）纳入研究的对象要有代表性：对纳入研究的对象通常不做严格的限制，要尽可能地代表不同的医疗机构，如社区医疗机构、专科医院和综合性医院等，以尽可能地接近临床的实际情况。不能因为受试者同时患有其他疾病或服用其他药物或接受其他治疗而将其排除在外。pRCT 的设计可以反映出真实临床实践过程中患者之间的变异，目的在于帮助解决临床实践中对不同治疗措施该如何选择的问题。选择临床上正在使用或很有可能将来使用的医疗中心和医护人员作为试验实施者，最大限度地保证试验条件接近临床实践的条件，确保试验结果对医生的临床决策有实际参考价值。

（2）干预措施符合临床实际：选择临床实践中经常使用的干预措施，且最大限度地保持原貌，允许医生在一定范围内的个体化辨证加减。pRCT 不要求给所有患者提供相同的治疗，但需要详细描述干预措施的变化。研究的关键在于研究方案的制定和实施，而并不在于个体治疗的整齐划一。例如，在评价基于"陈可冀院士血瘀证辨证方法"论治冠心病稳定性心绞痛的有效性及安全性的研究中，试验组患者接受辨证诊疗，并且根据传承人的临床经验判定血瘀证的轻重，具体处方由四种方案加减，并列出了药味和剂量。

（3）对照措施为当前最佳治疗方案：在 pRCT 设计中，对照组不主张使用安慰剂，原因显而易见，在临床实际中患者和医生均不可能选择安慰剂治疗。这体现了 pRCT 的主要目的是在于帮助临床医生在一种新疗法和当前最佳治疗方法之间进行选择，因此也就更加实用。例如，在基于"陈可冀院士血瘀证辨证方法"论治冠心病稳定性心绞痛的有效性及安全性研究中，对照组就选择了使用非名老中医经验辨证论治的通脉方加减治疗。

（4）注重健康相关的结局：pRCT 的结局指标应该反映出受试者的全面健康受益情况，例如中风发生率降低、生活质量提高等。在基于"陈可冀院士血瘀证辨证方法"论治冠心病稳定性心绞痛的有效性及安全性研究中，其主要结局指标就设定为血瘀证计分和心绞痛计分。

（5）其他要点：pRCT 设计最好拥有较大样本量和较长随访时间，以此来保证覆盖更大范围的受试者群体和观察更全面的治疗效果。

此外，还需要注意以下几点：

第一，确保试验实施中实际给予受试者的治疗与对照措施必须是试验方案中的试验和对照措施。需要强调的是，尽管 pRCT 没有 eRCT 设计严苛，但是仍然属于 RCT，即有人为规定的干预和对照措施，而不能随意更改。因此需要在试验前规定干预措施和对照措施必备的特征性要素，及其在实施中可以允许的自由度，例如名老中医在对组内患者进行治疗时，根据自己的经验、风格、医院实际条件、患者个体差异等因素对规定的干预措施和对照措施实施有限范围内的调整等，以保证干预措施的可重复性。

第二，根据试验目的，严格筛选参加试验的医生资格。由于不同名老中医的诊疗方法和不同资历传承人的水平都存在较大差异，且没有明确标准来判断对错优劣。所以，对于 pRCT 而言，医生个体水平对结果的影响较大。因此，医生的教育背景、专科领域、跟师时间、诊疗经验等规范非常重要，应尽可能地设置标准来判定。资历同质性好的试验结果内部真实性较好。

第三，使用随机分组方法来减少选择性偏倚。随机分组是 RCT 不可缺少的环节，随机分组可以消除试验中的选择性偏倚。pRCT 可以选择整群随机的方法来减少组间患者沾染和避免由于干预措施导致的行为改变而影响对照组受试者的管理。此外，区组随机和分层随机的方法也有助于保持 pRCT 的内部真实性。

第四，扩大样本量。pRCT 需要从更为广泛的人群中招募受试者，这其中可能就会存在一些拥有某种特征的受试者治疗效果较差的情况，如同时接受其他疾病治疗的患者，这种情况会冲淡干预措施的作用。此外，pRCT 随访时间较长，因此需要扩大样本量来尽量减少失访和退出对结局评价的影响。

第五，选择符合中医诊疗特点的结局指标。pRCT 应该选择与受试者日常生活相关的结局，比如测量受试者的功能变化和生活质量，或者采用受试者自报告结局等，来反映受试者的整体健康获益。

　　第六，设置独立结局评价者并对其施盲。盲法是 RCT 的原则之一，pRCT 不强调对受试者施盲从而使协同作用最大化，但这样可能会导致测量偏倚。这种偏倚可以通过对独立的结局评价者施盲来消除。所谓的独立的结局评价者，体现在名老中医经验疗效评价中，结局评价者不应是传承人或名老中医的追随者，且必须被施加盲法，使其无法判断需要评价结局的患者来自哪一组，也应无法根据名老中医处方和诊疗方法辨别患者来自哪一组。

（二）单病例随机对照试验（N-of-1）

　　N-of-1 设计是 RCT 的一种特殊形式，它是以单个病例自身作为对照，评价某种药物或多种药物与对照措施比较对患者本身的差异，其目的是通过反复在同一个体身上进行多次交叉对照研究，来观察患者对某药物及其对照的反应，常用于个体病例的诊疗。具体设计模式见图 4-12。

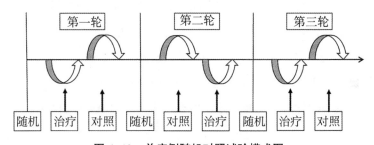

图 4-12　单病例随机对照试验模式图

　　N-of-1 以单个病例作为研究对象，其研究过程与中医临床诊疗模式非常吻合，与中医的个体化诊疗原则一致，能够一定程度上体现中医诊疗的动态时空性。N-of-1 设计、执行简单，随机化可避免主观性选择偏倚，双盲法可避免实施和测量偏倚，个例研究可避免因个体差异带来的机遇的影响，它所体现的科学性使其在进行 RCT 有困难或还没有进行 RCT 的情况下成为一种补充方法。N-of-1 是针对个例患者的研究，医患共同商定疗效指标，患者参与疗效评价，因此提高了依从性。其设计方案符合循证医学原则，使其研究结果对单个患者的长期干预方案有极高的指导价值，证据等级相对较高。N-of-1 可应用于对名老中医经验的不同治则、不同药物剂量、药物不同加减方案等进行探索和评价。

N-of-1 设计和实施也存在一些特殊要求和挑战。

首先是适用情况：①慢性病，即在一段时期内症状稳定的疾病；②罕见及新发现疾病；③药物评价，即个例患者纳入临床试验可以拓宽药物使用的范围，并对早期新药的评价提速；④寻找特定亚组，即在异质人群中发现对某药物治疗有效的特殊人群亚组；⑤靶向选择药物或治疗措施，即对个例患者尤其是病情复杂，合并多种疾病的患者靶向选择药物及治疗措施；⑥精确调整剂量，即从多种药物中，选择对个例患者"最"有效的药物或选择某种药物的"最"适剂量；⑦对补充替代医学的验证；⑧对药物基因组学研究的促进。

其次是设计难点：①洗脱期的设置，设置一段合理的洗脱期最大限度去除前一个周期治疗产生的延迟效应，以减少偏倚；②重视"样本量计算"，这里的"样本量"实际为试验的轮次数或每个轮次内观察指标所测量的次数；③名老中医诊疗注重随患者变化而变化，因此基线数据的设定和测量不仅要满足可多次反复测量的需求，更应符合患者的实际情况；④结局指标应医患共同制定，可采用经过信度效度检验的量表。

最后是实施难点：①随机化：应慎重选用 ABBA 或 BAAB 这种设计，以避免无形中延长某种疗法的治疗时间；②在 N-of-1 设计中，患者主观感受是影响试验结果的关键因素，因此严格实施盲法则尤为重要。

目前已有研究使用 N-of-1 比较个体化治疗（辨证论治方）和固定方（支气管扩张稳定方作为对照）在治疗稳定期支气管扩张症患者中的疗效差异；评价健脾清热化湿方联合美沙拉秦对比美沙拉秦治疗脾虚湿热型缓解期溃疡性结肠炎患者的疗效和安全性；采用 N-of-1 比较慢性肾脏病（CKD）Ⅲ期病例的中医个体化治疗与常规治疗的疗效。

（三）随机交叉试验（randomized cross-over trial）

随机交叉试验与前文提及的 N-of-1 设计有相似之处，均是经过随机化分组，对患者接受的不同干预措施进行随机化，以考察不同干预措施的疗效。不同之处在于，随机交叉试验是对两组受试对象使用两种不同的干预措施，治疗后经过洗脱期，将两组干预措施互换，使每个受试对象都先后接受两种干预措施，对比两种干预措施结果的设计方法。交叉试验实施过程中需要有足够长的洗脱期将第一阶段干预措施的残留效应消除，而在洗脱期内，两组受试者都不能接受任何可能会对所观察的结局产生影响的处理措施，其具体实施过程见图 4–13。

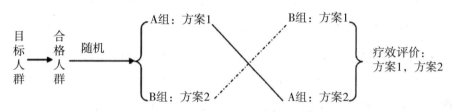

图 4–13 随机交叉试验实施过程示意图

随机交叉试验是对群组内患者的干预评价，其优点是同种情况下样本量仅为 RCT 的一半，且因为两种干预措施的受试对象相同，所以处理效应的估计将获得更高精度，在伦理和经济上较为有利。但与此同时，其设计实施比 N–of–1 要更加严格和困难，例如要求纳入患者的病情比较稳定、慢性病程、反复出现的病症是其得以实施的基础；洗脱期较长会导致病例脱落，而脱落病例又对试验的影响较大。在名老中医经验传承研究中，最好充分考虑患者的病情及其对两种干预措施的依从性，以使实施过程不至脱落过多而影响结果。此外，干预措施的制定也要相对规范统一，尽可能减少对结果稳定性的影响。目前该试验方法在国外非药物疗法如针灸研究中应用较为广泛，在国内有使用该方法评价中药热敷联合循经推拿治疗乳腺癌术后上肢淋巴水肿的临床疗效，以及使用温经通络中药外治法外治化疗性周围神经病变的疗效和安全性研究，可为采用随机交叉试验研究名老中医经验传承提供参考。

（四）技能型随机对照试验（expertise–based RCT）

技能型随机对照试验，是指采用医生专业技能为重要分组依据的试验设计，即在对受试者进行随机分组时，充分考虑到干预实施者之间的经验和技能的差异，并将其作为分组的重要因素。技能型随机对照试验也属于pRCT和真实世界研究范式，其设计模式与pRCT相同，此处不做赘述。技能型随机对照试验的设计对参加研究的医生有比较严格的要求，他们必须熟练掌握一种试验所要检验的技能干预方法，例如针灸、推拿等能体现名老中医技能的干预方式。

技能型随机对照试验充分考虑到了患者本身的利益，并且更能适应名老中医个人技能的特点，干预方式更为贴近临床实际。然而，其重复难度较大且结果外推需要慎重，这就需要预先制定参与研究的名老中医干预方式、更换或替换的原则与方法。目前已有研究以针刺治疗癌症化疗后恶心呕吐为载体，通过技能型随机对照试验，初步探讨不同技能和经验的针灸医生的临床疗效，分析技能和经验在针灸临床疗效产生中的作用。

（五）基于患者意愿的部分随机对照试验（PRPP）

该模式首先询问患者对所接受的干预措施有无明显的偏好，当入组患者有明显偏好时，可按照患者的意愿分组而不采用随机；当患者无明显偏好时则采用完全随机的方法分组。这样既能鼓励更多患者参与临床研究，从而较好地反映真实治疗环境中一般患者的治疗效果，同时也能将"意愿"这一由于盲法缺失而导致信息偏倚的因素考虑到疗效评价中，提高研究的外部真实性。

在名老中医传承研究中，如果进行随机对照试验，患者的意愿一定是一个难以攻破的难关，因为患者往往对名老中医的诊疗具有偏好而拒绝进入非名老中医治疗的对照组。对干预措施有强烈偏好的患者，如果不纳入则会影响试验样本的代表性及存在选择性偏倚的可能性；如果纳入则可能会由于患者意愿带来报告偏倚。针对这种情况，PRPP在试验设计中考虑到了患者意愿的影响，一定程度上反映真实水平，打破了患者对临床试验研究认识上的局限性，弥补了这类患者的缺失情况，并且尽量避免了结果偏倚。目前有一项采用该研究设计，针刺与拔罐对照治疗纤维肌痛综合征的疗效评价研究正在进行。

二、随机对照试验研究方案及范例

以 2017 年发表在《中国中西医结合杂志》上的《基于陈可冀院士血瘀证辨证方法治疗冠心病稳定性心绞痛的实用性随机对照研究》为例，解析 pRCT 在名老中医经验传承中的应用方法。

（一）研究简介

研究背景与目的：评价基于"陈可冀院士血瘀证独特辨证方法"论治冠心病稳定性心绞痛的临床疗效和安全性。

资料与方法：纳入符合国际诊断标准的冠心病稳定性心绞痛患者 300 例，采用分层区组随机的方法随机分为两组，采用中心随机的方法实施随机化方案。

治疗方法：两组患者冠心病西药治疗均参考《慢性稳定性心绞痛诊断与治疗指南》进行。试验组患者接受陈可冀传承人（均为主任医师）的辨证诊疗，并且根据传承人的临床经验判定血瘀证的轻重，具体处方由以下和血方、活血方、破血方、清瘀方案加减。对照组同样由陈可冀传承人（均为主任医师）进行诊治，接受通脉方加减治疗。两组患者如有其他兼证，加用预先规定的临床常用药物治疗。所有患者中药连续服用 4 周，可在入选 2 周时根据证候变化进行调方。试验期间不能服用任何有活血化瘀作用的其他中药制剂。

评价指标：主要评价指标为血瘀证计分和心绞痛计分；次要评价指标包括硝酸甘油停减情况、西雅图心绞痛量表评分、血液流变性各指标及其降低值；安全性相关指标。

结果与结论：最终纳入 253 例患者进行评价分析，试验组 127 例，对照组 126 例。与本组治疗前比较，试验组与对照组的血瘀证计分、心绞痛计分和血液流变学各指标均降低，西雅图心绞痛量表评分改善（$P < 0.05$，$P < 0.01$）；与对照组治疗后比较，试验组心绞痛计分、西雅图心绞痛量表评分、血液黏度（120.0/s）降低值均优于对照组（$P < 0.05$），治疗过程中未发

现明显不良反应。基于"陈可冀院士血瘀证辨证方法"论治冠心病稳定性心绞痛安全有效，较常规血瘀证辨治方法具有一定优势。

（二）研究解析

该研究将国医大师的辨证论治方法与常规辨证论治方法进行对比，开展了 pRCT 研究，其选题非常符合名老中医经验传承的主题。其设计的优点：纳入的患者从病情到年龄以及实施环境都贴近于常规医疗情景，患者为冠心病稳定性心绞痛属于相对平稳状态；干预措施的实施者为陈可冀传承人，能够熟练掌握辨证论治技巧；治疗方式较为复杂但符合临床的实际诊疗常规，对照措施为非安慰剂的常规治疗；没有对患者实施盲法，但随机分组的设计非常严谨；选择的疗效评价指标——血瘀证计分具有中医特色且属于评价总体效果。然而也存在一些不足之处，例如随访时间不够长，治疗 4 周后随即判断疗效，仅关注了当下短期疗效。建议增加随访或干预时长，以体现远期疗效或药效时长等患者关心的指标。如果再同时设置西医常规治疗组，可以更好地凸显本试验中作为对照的"常规血瘀证辨治方法"的疗效与西医常规相比处于什么水平。也可以考虑引用既往权威西医常规治疗的效果证据作为目标值或者历史对照。

此例中，将名老中医对血瘀证的特色辨证论治方法与常规血瘀证辨治方法进行比较，以探索名老中医经验的临床价值，是有益的尝试。

第五节　目标值法

目标值法（objective performance criteria，OPC）多被定义为借助多个临床研究及 Meta 分析的某一个终点结局，通过严格的方式确定其研究目标值，最终对其研究的终点指标与已确定的目标值进行比较，从而获取证据。也就是依照初期临床试验数据或者在治疗某种疾病时可以获得的业内承认的目标效应值，根据自身实际情况，或直接选用此最佳效应结局，或采用专家论证等严谨的论证方式，确定预期可获得的目标效应值。当临床研究仅具有试验组时，将该目标效应指标值作为研究应该获得的最小效应值。

　　在名老中医经验传承的临床研究中，使用目标值法就是采用严格的方法从诸多来源中获得治疗同一疾病其他干预措施（相对公认或指南最佳）疗效的确切数据，然后与病例系列（回顾性、前瞻性或时间序列）/单臂临床试验/随机对照试验所获得的名老中医的疗效数据进行比较，来评价疗效。在名老中医经验传承的研究遇到以下几种情况时，研究者们往往可以考虑使用目标值法的研究设计，如：安慰剂制作困难、容易破盲、使用安慰剂对照时容易造成更多的受试者脱落、病情较重难以使用随机对照试验等。当针灸/拔罐/推拿试验的对照组设计存在严重方法制约，受试者和干预措施实施者的盲法很难实现时，也可以考虑采用单组设计的目标值法。

一、方法学适用性分析

　　名老中医经验传承研究初期的总结经验阶段相对更加受到青睐，然而随着研究的逐步深入，研究者可能想要对名老中医经验中理论相对清晰、组方固定的治法或验方进行确证性研究，此时单臂临床试验或者随机对照试验方法仍旧凸显出重要价值。在名老中医经验验证总结性研究的初级阶段往往可以通过病案报告、数据挖掘的形式进行，而随后通过相对折中的回顾性/前瞻性/时间序列性病例系列结合目标值法验证名老中医经验的有效性，更进一步的研究可选择相对能提供高证据等级的研究来进行验证。

　　名老中医经验疗效评价研究常通过病例报告或病例系列研究设计开展，其优点是容易实施，但该类型研究设计常带有更多的主观性，缺乏严格的设计，且缺乏对照，在病例的选择、研究的实施及结果的测量与评价等过程中都难以避免各种偏倚因素的影响，使研究结果的论证强度弱，重复性差。与目前名老中医经验传承现行的病例报告、病例系列研究相比，结合目标值法可以在无法使用对照组的情况下，人为地为本次研究提供目标值作为对照。目标值的选择是从业内公认的具有可比性的来源中产生，通过严谨的流程来确定。与目前病例报告、病例系列采用的自身前后对照或定性说明好转和痊愈的方式相比，将研究结果同严谨的目标值进行比较以确定疗效也更具有合理性。

在名老中医经验传承的研究中，要为名老中医的经验提供更充足的证据，既需要考虑较为成熟的随机对照试验设计；也需要根据中医特色情况，选择适合名老中医经验传承研究的临床研究设计方法。在结合中医特色的基础上，针对中医临床研究的具体情况权衡使用随机对照试验或目标值法试验设计的利弊。尽管目标值法的研究设计尚属于历史对照研究的范畴，缺乏相应的平行对照，难以像随机对照试验一样极大地控制外在因素对研究结果的影响。但是当无法设置对照，仅能采用空白对照时，经过严谨流程开展的目标值法则相对更具优势。目标值法的开展既可以切实为解决中医临床研究中存在的严格的方法学设计要求与真实世界中诸多实际困难二者之间的矛盾提供新的思路，也可以拓宽广大临床研究者的视角，合理节约研究投入，减少伦理问题。

但是，值得注意的是，由于文章发表的异质性和疾病研究领域的迅速发展，我们往往很难选择合适的目标值进行比较。能否选择合适的具有说服力的目标值决定了后续研究设计能否顺利进行以获得更可靠的证据。

目标值法不仅局限于和病例系列相结合，其与单臂临床试验进行结合的证据最终说服力较病例系列更强，虽然证据等级仍然无法超过随机对照试验，但其通过人为选择目标值法作为对照，可以较为有效地避免单臂临床试验缺乏对照组的弊端。当然，在名老中医经验传承研究中，如果可以选择随机对照试验设计，仍然要以随机对照试验作为其最优先的设计。随机对照试验的设计依然可以结合目标值法进行使用。

二、操作要点解析

要设计出较为可信且质量较好的与目标值法相结合的研究，需要考虑以下几个方面。

（一）研究病种及结局指标的选择

在设计目标值法时，要选取名老中医擅长治疗的疾病，该类疾病要有明确的西医诊断和清晰的纳入排除标准。依据名老中医的个人诊疗习惯，可以同时具有或不具有中医诊断。由于目前临床常规治疗尚无法提供针对中医疾病的公认目标值可供使用，因此建议选取目标疾病必须有明确西医诊断以方便后续目标值的选择。随后选取较为公认的主要或次要结局指标。对于结局指标的评价也需要使用治疗同一疾病其他干预措施（相对公认）较为客观，具有说服力、代表性及可供参考的观察和评价指标。例如在有效性结局指标的选择上，一项治疗外周血管疾病的单臂临床试验选择将血管狭窄减少至 ≤ 30% 的百分比作为其主要疗效评价指标；而在安全性结局指标的选择上，一项同样治疗外周血管系统疾病的单臂临床试验则选择使用 12 个月不良事件发生率作为主要安全性评价指标。其结局指标的选择往往与其他研究设计结局指标的选择方式相同，大多根据研究所属疾病、领域、不同干预措施及研究目的等进行选择。尽管卫生经济学指标可以不需要引用目标值的设定，但在研究设计中仍不能忽视。

（二）目标值的选择及样本量的计算

由于目标值法通过选择目标值发挥随机对照试验中对照组的作用，因此目标值选择的严格与否是目标值法研究能否进行下去的关键。在目标值的选择上，目标值法研究的基础目标值多来源于国家、业内公认标准，治疗同一疾病其他干预措施的大量临床试验数据或 Meta 分析结果。美国 FDA 建议目标值来源的多个临床试验受试者需要在一万名以上。但在前期对外文文献的梳理中发现，SCI 文章中其基础目标值来源的受试者也未达到这一标准。因此在传承名老中医经验的临床研究中，研究者们也可以根据中医临床研究的具体情况来选择，但必须使用与研究设计具有可比性、说服力强且证据等级相对较高的目标值。若达不到美国 FDA 的建议标准，需要在局限性中加以讨论并说明其对结论真实性的影响。如果基础目标值尚无法从上述四种来源获得，研究者往往也可以根据自身需要，在研究的准备工作中，提前进行系统综述或 Meta 分析，以为其后续研究基础目标值的确定提供一个合理参考。如果要从临床试验中确定基础目标值，需要注意到该类临床研究的基线、人群、疗程、终点结局及研究时点等信息要与自身开展的研究具有可比性。确定基础目标值后，最终目标值往往还可以通过专家共识的方法再结合名老中医的经验适当修改目标值，但需要有充分的理由。另外，需要根据确定的目标值对研究所需要的样本量进行合理的估算。当同一研究中有不同的结局指标与不同的目标值进行比较时，样本量需要采用逐步寻值法根据多个目标值进行多次样本量估算。

（三）统计分析方法的选择

最终研究结果同目标值的比较主要分为可信区间法和假设检验法两种。假设检验法主要是使用自身样本率（样本均数）同总体率（OPC/ 总体均数）进行比较。一篇使用目标值法评价无截肢生存率（AFS）的文章便是采用样本率（试验组无截肢生存率）和总体率（目标值）进行了最终的评价比较。而可信区间法的使用则是需要根据使用目标值的结局指标的性质来决定。当结局指标为高优指标（数值越高越好的指标）时，通常可以使用最终结果可信区间的下限同目标值进行比较；而结局指标为低优指标（数值越低越好的指标）时，则使用最终结果可信区间上限与目标值进行比较。一篇使用目标值法对心源性死亡的发生率进行评价的文章最终使用其试验组可信区间的上限同目标值进行了比较。若进行最终数据分析时，结局指标数据出现缺失，我们可以使用敏感性分析来证明最终结果的稳定性。

名老中医经验传承仍需要通过开展具体的临床研究提供高等级证据来进行验证，使名老中医的治疗经验可以更具有外推性。名老中医经验传承的研究可详细划分为三个阶段：第一阶段是将目标值同病例系列结合以验证疗效，第二阶段根据前者结论使用目标值同单臂临床试验相结合进一步验证，而第三阶段则是根据单臂临床试验的结论采用随机对照试验的方式提供对名老中医经验的最高证据。目标值法较为适合名老中医经验传承的研究，但是其提供的证据等级仍无法超过随机对照试验。尤其在无法选择到与自身研究具有可比性的目标值，或可以找到与研究具有可比性的目标值，但其来源不具有说服力、证据等级不高时，也不建议选择目标值法进行研究。

三、目标值法研究方案及范例

以一项"基于第三方复证和目标值法建立中医个体化诊疗循证模式的研究"为例，解析将单臂目标值法应用于名老中医经验传承的设计方案。

（一）研究简介

研究目的：以某名中医治疗肠易激综合征（IBS）的个体化诊疗经验为研究对象，通过严格质量控制、无同期对照的单组临床试验考察效应指标结果是否在指定的目标值范围内，以此来推断某名中医个体化诊疗经验的效果。

资料与方法：纳入腹泻型 IBS 患者，要求年龄在 18 ～ 75 岁之间，性别不限；基线期 IBS-SSS 积分＞ 75 分。

干预措施：以某名中医治疗肠易激综合征（腹泻型）的个体化诊疗经验为研究对象。干预措施以中药处方加减内服：以党参、炒白术、白芍、防风、广藿香、神曲、炒山楂、葶苈子、白芷等药物组成为基本处方加减治疗。

结局指标：以明显缓解（AR）为主要疗效指标；以单项症状、IBS 严重程度评分、IBS 生活质量量表、医院焦虑与抑郁量表为次要疗效指标。

目标值的设定：欲评估某名中医治疗肠易激综合征的个体化诊疗经验是否优于中药安慰剂效果，因此以中药安慰剂整体评估的有效率作为目标值进行样本量的估算。经查阅国内外文献，确定目标值为 45%；根据既往研究结果和查阅国内外文献，确定靶值为 64%。

样本量计算：结局事件发生率为"高优"指标，且所推断的总体参数只有一种方向（即试验结果比目标值好），故选用单侧检验 α ＝ 0.025（单侧），把握度为 80%，根据《目标值法设计的指导原则》推荐的样本量计算公式，估算样本量约为 53 例，考虑到至少 15% 的失访率，最终将样本量确定为 65 例。

研究结果：研究过程中脱落 5 例患者，最终共 60 例患者数据纳入分析。

常规统计检验结果表明，某名中医治疗肠易激综合征的个体化诊疗经验主要效应指标明显缓解（AR）有效率可达 78.33%；次要指标肠易激综合征严重程度评估量表（IBS-SSS）应答率为 68.33%，IBS-SSS 总分治疗后相比基线有了明显降低（$P < 0.05$）。目标值法统计推断结果：60 例完整随访患者明显缓解率为 78.33%，95% 置信区间 [67.78%，86.68%]，与目标值 45% 相比明显优于目标值，且差异有统计学意义（$P < 0.001$），与靶值 64% 相比明显优于靶值，且差异有统计学意义（$P = 0.01$）。未发现明显不良事件报道。

（二）研究解析

本研究以某名中医治疗肠易激综合征（腹泻型）的个体化诊疗经验为研究对象，患者来源于广东省两家医疗机构，治疗方法采用名中医个体化辨证论治，结局指标以明显缓解率这一宏观指标为主要结局指标，次要结局指标采用多个量表进行测量，关注患者的症状和整体感受，符合临床实际情况。目标值法的单组临床试验，其关键点在于目标值的设定，本研究通过查阅国内外文献，找到同类研究中证据等级较高的系统综述 /Meta 分析结果作为目标值，并设定靶值再次佐证疗效。但其目标值在英文文献中表述为整体症状改善，而在本研究设置中为明显缓解率，虽然都属于宏观指标，但可能存在一定差异，因此目标值的设定最好有权威专家及权威机构认可。

第五章　扎根理论

定性研究，又称质性研究，这种方法最初产生于人类科学（human sciences）从自然科学（natural sciences）中相对独立的过程中。19世纪20年代，人类学家 Malinowski 发表了重要论著，利用定性研究的方法，在人类学（anthropology）的研究原则基础上，发展出人种学（ethnography），对于当时的社会科学来说，爆发了一场空前的学术革命。由此，他被尊称为定性科学方法论的先驱。定性研究的方法从此也得到了广泛的应用和发展。

定性研究方法于20世纪初被广泛应用于人类学、社会学、心理学、民俗学等学科，当前已经被逐渐应用于医学研究领域。医学行为本身并不是仅仅为了解决客观世界的科学问题，还包含许多更为丰富的主观世界的哲学问题。

定性研究是指在自然环境中，通过现场观察、体验或访谈收集资料，对社会现象进行分析和深入研究，并归纳总结出理性概念，对事物加以合理解释的过程。定性研究包括四个基本要素：对纳入研究的对象必须合理、有目的地加以选择，应当与研究问题相关；资料收集的方法必须针对研究的目的和场所；资料收集的过程应当是综合的，能够反映一定覆盖面和代表性，能够对观察到的事件加以适当的描述；资料分析的手段恰当，分析结果与多种来源的信息进行整合，确保研究对象的观点得到合理的解释。

扎根理论是定性研究中较成熟、应用范围广的一种研究方法。扎根理论是 Glaser 和 Strauss 在1967年共同提出的定性资料系统分析与理论构建的研究方法。在扎根理论刚提出时，存在着一些问题，后来经过这两位学者以及其他研究者持续的补充与修正并提出更具体的数据分析技术和程序，才使得扎根理论逐渐成熟。20世纪90年代以后，扎根理论研究方法由于其科学性、严谨性与灵活性而被广泛地应用于教育学、社会学、心理学与管理学等专业的研究中。目前，扎根理论被视为定性研究中最科学的一种研究方法。

第一节　方法学适用性分析

目前学界比较一致的看法：扎根理论是一种通用的方法，是收集、分析资料，最终生成理论的系统性进程；扎根理论的研究自具体的社会现象而始，最后以解释性的理论呈现。扎根理论采用归纳的方式，对现象加以分析整理得到结果，是一种自下而上建立理论的方法。扎根理论在系统化的资料搜集与分析基础上，发掘、发展形成理论。在研究过程中，资料的搜集和分析，与理论的发展是彼此相关、彼此影响的。发展扎根理论不是证实已有理论，而是先有一个待研究的领域，然后自此领域中通过收集资料，不断萌生出概念和理论，并完善它。

一、扎根理论研究的基本原理与方法

（一）从资料中产生理论

扎根理论特别强调从资料中提升理论，只有通过对资料的深入分析，才能逐步形成理论框架。这是一个归纳的过程，从下往上将资料不断地进行浓缩。扎根理论不对研究者自己事先设定的假设进行逻辑推演，而是从资料入手进行归纳分析。所构建的理论一定要可以追溯到其产生的原始资料，一定要有经验事实作为依据。如果理论与资料相吻合，理论便具有了实际的用途，可以被用来指导人们具体的生活实践。

（二）增强理论触觉

由于扎根理论的主要宗旨是建构理论，因此它特别强调研究者对理论保

持高度的敏感。不论是在设计阶段，还是在收集和分析资料的时候，研究者都应该对自己现有的理论、前人的理论以及资料中呈现的理论保持敏感，注意捕捉新的建构理论的线索。保持理论敏感性不仅可以帮助我们在收集资料时有一定的焦点和方向，而且在分析资料时注意寻找那些可以比较集中、浓缩地表达资料内容的概念，特别是当资料内容本身比较松散时。

通常，定性研究者比较擅长对研究的现象进行细密的描述性分析，而对理论建构不是特别敏感，也不是特别有兴趣。扎根理论出于自己的特殊关怀，认为理论比纯粹的描述具有更强的解释力度，因此强调研究者对理论保持敏感。

（三）灵活运用文献

在适当使用前人理论的同时，扎根理论认为研究者的个人解释在建构理论时也可以起到重要的作用。研究者之所以可以"理解"资料是因为研究者带入了自己的经验性知识，从资料中生成的理论实际上是资料与研究者个人解释之间不断互动和整合的结果。原始资料、研究者个人的理解以及前人的研究成果之间实际上是一个三角互动关系，研究者在运用文献时必须结合原始资料和自己个人的判断。研究者本人应该养成询问自己和被询问的习惯，倾听文本中的多重声音，了解自己与原始资料和文献之间的互动关系。

（四）理论性评价

扎根理论对理论的检核与评价有自己的标准，总结起来可以归纳为如下四条：一是概念必须来源于原始资料，理论建立起来以后应该可以随时回到原始资料，可以找到丰富的资料内容作为论证的依据。二是理论中的概念本身应该得到充分的发展，密度应该比较大，即理论内部有很多复杂的概念及其意义关系，这些概念坐落在密集的理论性情境之中。三是理论中的每一个概念应该与其他概念之间具有系统的联系，"理论是在概念以及成套概念之间的合理的联系"，各个概念之间应该紧密地交织在一起，形成一个统一的、具有内在联系的整体。四是由成套概念联系起来的理论应该具有较强的运用价值，应该适用于比较广阔的范围，具有较强的解释力，对当事人行为中的微妙之处具有理论敏感性，可以就这些现象提出相关的理论性问题。

二、扎根理论在名老中医传承中的作用

1.扎根理论能够为现实经验到理论之间的中层架构理论提供一套严谨、可操作的方法。

2.注重对现象的深入观察和归纳，更能挖掘出名老中医医疗行为中的深层规律，从而归纳出名老中医的临床思维模式。

3.扎根理论追求高度概括的抽象化理论，是基于量化规范的质化研究，从而有助于提升传统定性研究中资料整合的效率，能在一定程度上超越具体情境。

三、中医传承研究中应用扎根理论的意义

中医药学是基于长期经验的临床实践医学。定性研究能够研究医生和患者的知识、态度、观点、动机、期望，观察其医疗行为、医患关系，了解干预措施实施过程中的障碍，能够更好地促进临床证据在医疗实践中的应用，充分体现以"患者为中心"的医疗模式，这正是定量研究不能回答的问题。中医的诊疗临床实践过程是复杂性干预，体现在诊疗过程中多环节、分阶段、不同措施的干预方面，中医药取得的疗效是由诊疗过程中许多不同的要素综合作用的结果，不仅仅是中药处方的作用，许多要素隐含在中医诊疗的过程中，不易被总结归纳，不易被从复杂的中医整体干预中抽提出来。各个中医医生之间存在共性和差异，而且没有现成的、已经被达成一致的共识，这就更加体现出了中医诊疗过程的复杂性。中医对疗效有作用的因素包括建立良好的医患关系，给予患者一定的心理安慰和鼓励，进行望、闻、问、切的信息采集，交流时与患者进行的接触、沟通和倾听，提供生活方式、饮食习惯、运动的建议，开具处方实施中药或针灸治疗。而且这些要素间并不是彼此相互独立的，可能还有复杂的交互作用。

扎根理论有助于构建名老中医学术理论体系与临床思维过程，从而解决

传承难点。名老中医经验传承的难点在于学术体系的建立和临床思维的复制，扎根理论作为一种后实证主义和构建主义方法，提供了规范且可操作的构建理论的方法学指导，一方面有助于描述名老中医临床思维过程并总结其规律模式，另一方面能够将琐碎的经验系统化成为理论，形成名老中医的特色学术体系，便于传承者的高效学习和应用。在中医领域中，扎根理论已经应用到中医学诊断辨证论治框架的构建和中医复杂性干预的研究当中，扎根理论这一定性研究方法将会在中医领域中发挥重要作用。

第二节　操作要点解析

一、资料收集

（一）观察法

观察法是指通过对研究对象的行为、事件的发生过程及环境的观察获得一手资料的一种定性研究方法。定性研究观察法从方法学角度讲，非常适合对名老中医个体化辨证论治过程进行研究，通过对名老中医诊治患者全过程的观察，描述名老中医辨证论治过程，通过分析、抽提与疗效相关的要素，可以更好地传承名老中医的临床诊疗经验，提高疗效。观察法分为参与性观察（participant observation，PO）与非参与性观察（non-participant observation，NPO）。前者可能以不同形式参与到名老中医的真实诊疗过程中；后者则是以旁观者的身份，不对研究过程做任何干预，尽量客观地呈现诊疗过程。

参与性观察法是一种没有固定结构类型的观察方法，研究者成为他正在观察的自然社会环境中的一部分，与观察对象共同存在于被观察的情景中，观察对象了解观察者的存在。而非参与性观察在整个观察过程中是独立于观察情景之外的，只是客观地进行观察和记录，与观察对象没有接触，研究者的身份在此过程中是不被察觉的。举例而言，如研究者以侍诊身份进行观察，属于使用参与性观察法实现对名老中医诊疗过程的描述。如研究者置身事外，则属于非参与性观察法。

观察法系统描述和记录名老中医诊疗过程，例如，名老中医诊疗过程中是否有心理干预的作用，名老中医是如何通过与患者的交流审因论治。以名老中医治疗肝气郁滞为例，情志致病是最常见的病因，除了开具疏肝理气中药之外，对于患者进行心理疏导也是重要的环节。名老中医在诊疗过程中通过与患者的沟通、交流与倾听，给予患者适当的安慰与怡情悦性的建议，例如建议多与亲友沟通、多进行户外活动舒展情志、读什么类型的书、如何修身养性不为琐事所累、常饮玫瑰花茶等。这些都构成了名老中医治疗的要素，都可能对患者的预后起积极作用。通过定性研究观察法可以总结归纳这些现象并进行解释。单纯观察不能解决的问题可以同时结合定性访谈的方法直接从名老中医或患者那里获取答案。

对于病因明确的疾病，针对病因的特异性治疗可以起到积极的作用。但是对于那些病因复杂，疗效不能肯定的疾病，药物的特异性治疗作用就相对有限。应该关注的是，观察某种疗法或治疗措施的整体性疗效，不能仅仅着眼于药物的特异性疗效这一点上，这样则见一隅而失全局。名老中医对于这些慢性病、难治病，不但具有卓越的特异性疗效，非特异性疗效也是传承中需要关注的，传承名老中医的整体疗效组成要素，是可以通过观察获得的。

（二）访谈法

定性研究中资料收集的数量和质量是研究成败的关键，面对面深度访谈是最常用的资料收集方法。深度访谈较少有框架，可能仅仅针对一两个主题做深入细致的访谈。访谈者如何开展一项高效、优质的访谈，决定了研究的最终产出丰满度与质量，是研究者必须掌握的技能。通过访谈名老中医本人、弟子、患者等实例，介绍访谈准备、实施过程中的注意事项与实施要点，为中医药定性研究更好地应用访谈方法收集资料，提高访谈质量和效果提供参考。

访谈法可以有效地补充观察法所不能获取的内容。二者可以互相补充，互相校对，而且有利于发现问题。访谈是归纳、总结、验证名老中医学术思想与临床经验最直接的方法，其目的是取得名老中医及其传承者对某一现象的观点和理解。可分为以下几类：

结构式访谈（structured interview）：通过使用定式问卷完成访谈，这需要在开始访谈之前培训访问者用标准的方式提问。

半结构式访谈（semi-structured interview）：根据研究内容制定一个松散的框架，这一框架由结构式和开放式问题组成。

深入访谈（in-depth interview）：访谈通常由两个人组成，研究者和受访者。访谈由研究者引导和维持。进行定性研究访谈的首要条件是研究者对引出访谈的话题要有充分的准备，使受访者可能"用他自己的话"或基于他自己的想法来回答问题。

焦点组访谈法（focus group interview）：是针对某一特定问题选取具有代表性的 3 ～ 12 个参与者进行渐进的、引导式的访谈。访谈通常持续 1 ～ 3 小时，由调解人（moderator）或引导者（facilitator）主持访谈。主持人的身份并不是作为一般研究者，而是在与研究问题相关的小组中激励互相交流和影响，强调的是每个参与者都能够表达自己的观点，而且通过他们之间的倾听和交流，可以启发和产生更多对某一事物的看法。焦点组访谈的目的不仅仅是同时获得多人对某事物的看法，而是强调通过每个参与者之间的交流互动，研究者获得的信息大于每个参与者提供的信息之和。

值得注意的是，传承者在跟师临床的时候，单纯的模仿名老中医的行为、动作，而不清楚这些外显行为与疗效或医疗之间的隐性相关性，是无意义的。明白隐性知识和意义，即可进行传承，甚至达到发扬的目的。以上各种访谈方法，利于最大限度地探索名老中医真实想法及与外化行为的关系。

1. 访谈准备阶段

研究者做好访谈前的充分准备，以确保研究顺利开展。

（1）熟悉访谈目的：研究者应对研究目的烂熟于心，对访谈目标信息敏感，进而有目的地抽样、有目的地访谈以便获得所需资料。

（2）正式访谈前开展预访谈：模拟访谈情景，熟悉访谈问题，避免将访谈变成随意的聊天。研究者从访谈者和受访者的不同角色积累经验，有助于灵活掌握整个访谈情境，提高访谈效率。

（3）事先了解受访者背景资料：研究者应先行了解受访者背景资料，寻找可以切入的话题，方便暖场，使受访者更易于敞开心扉，畅谈主题。注意事先了解不是道听途说，不能先入为主对受访者进行价值判断或预设，以免影响访谈的实效性。

（4）访谈者衣着恰当：若访谈话题较轻松，可着便装。若话题严肃，可着深色正装，以示对受访者的尊重和对本次访谈的重视。不宜过于艳丽、颜色复杂，不喧宾夺主，以免受访者分心。

（5）约定访谈并提前给出访谈话题：提前约定访谈时间、地点、次数、时长。受访者在自己安排的空闲时间和熟悉场所里身心舒适，更能畅所欲言。约定访谈后即可向受访者提供访谈问题清单，使受访者在访谈前有时间准备。

A.结合研究目的，选择恰当的方法：访谈法、观察法、实物资料分析法等均属于定性研究中常用的资料收集方法。定性访谈是一种研究性的交谈，是研究者有目的地通过口头谈话的方式从受访者处收集或建构第一手资料的研究方法。相比其他方法，访谈的优点：a.实施过程相对省时省力、方便实现；b.采集资料方式直接，可以直接获得受访者的所思所想，避免观察产生的遗漏和偏差；c.能够给受访者充分的表达空间，尊重研究对象对自己行为的解释；d.访谈过程中可以产生新的思考和碰撞，使研究发现升华。

在名老中医诊疗经验和学术思想的传承研究中，通过观察获得名老中医的诊疗特点和医疗行为比较直观，但要总结出名老中医的观点、态度、治疗思路则需要反复观察，访谈可以通过名老中医自己的语言解释其医疗行为，相比于观察更加省时省力，直奔主题。目前，已有运用定性访谈方法对名老中医经验的研究，例如张晓雷采用定性访谈法研究周平安教授运用表里和解法治疗流行性感冒，得出寒邪和内热是该病的重要病机，清肠保肺是重要治法。苏国彬等通过对黄春林的定性访谈，分析归纳出慢性肾脏病患者呼吸道感染的常见证型及其常用治法为"培土生金"和"清邪于肺门"。

B. 明确对象，了解基本情况：访谈前要确定访谈对象，如果是应用扎根理论设计则需要遵循理论性抽样的原则选择研究对象，在构建理论的过程中有目的地选取研究对象所需提供的资料，因此扎根理论研究过程中每一例访谈根据构建理论所需选取对象与提问的问题都是有目的地选取和修订的。因此，要初步了解受访者的基本情况是明确研究对象之前需要做的基本工作，了解受访者的主要事迹、案例等。找到方便切入的话题，使受访者更容易敞开心扉，有利于访谈的顺利实施。

例如，以研究某位名老中医治疗某重大难治疾病的经验传承为例，访谈对象可以是多角度的：经验的创造者——名老中医本人，经验的承载者——名老中医的弟子，经验产生疗效的最终反馈者——名老中医的患者。不同的角度获得的信息是不同的，各有侧重，以丰富研究发现。访谈前需要让受访者填写个人基本信息表，例如名老中医和弟子作为受访者，应提供性别、年龄、职务、教育背景、从业经历、师承经历等；患者作为受访者，应提供基本情况以及疾病、病程、大致治疗经过等。构建理论的过程中，同一类受访者的访谈问题也可以调整，例如构建理论中发现某些维度的信息不足——名老中医停诊期间与患者沟通的方式、特点、频次等，选取可以给出此方面信息的患者，如选择通过邮件沟通或网络沟通的患者，访谈问题中关于医患沟通的细节将针对邮件沟通和网络沟通开展。

C. 建立互信，设计开场问题：访谈可开始于知情同意，也可以先聊一会儿，建立互信之后再开始正式访谈。如果双方是第一次见面，让受访者充分信任并敞开心扉，给出访谈者充分的信息，如何开场是非常重要的环节。一旦为访谈确立了氛围，中途再想转换则比较困难。例如访谈者是名老中医的传承人，受访者是患者，访谈者对于受访者来说处于权威地位，如果一开场就非常严肃，受访者仿佛处于被审视和评价的状态，回答中规中矩非常刻板，时刻担心自己表达有误，就很难给出更多的想法和体会。访谈开场的沟通氛围应该是轻松的，所谈论的话题应没有任何威胁性，让受访者能够放心地表达想法。访谈者要注意给予反馈，目光注视受访者，眼神柔和，态度和善，让受访者感受到被关心、被关注、被倾听，建立信任，产生倾诉的愿望。比如访谈名老中医患者的开场，"您来这里看了多少次了呀？""您都有什么不舒服呀？""现在身体怎么样？""您为什么选择某某医生呀？"通过类似这样的轻松问题，访谈双方建立信任后，问题逐渐具体、聚焦。

D. 知常达变，设计主体问题

a. 谨守核心，紧扣研究目的：研究目的在项目设立之初就已经明确了，研究者在设计访谈问题时要围绕研究目的拟定。所有的访谈问题都是紧紧围绕研究目的，把研究目的根据现有的认识进行拆解。这部分访谈问题在访谈中是保持基本不变的，是访谈不同受访者获得最大代表性资料的核心目的，根据具体需要，语言和顺序允许调整，但这部分信息必须获得，否则不能达成研究目的。

例如在名老中医经验传承研究中，获得名医的道和术是研究目的，研究紧紧围绕名老中医的为医之道、为人之道、医疗技术等方面设计具体问题。对于名老中医"道"层面的内容，研究者可以根据研究目的再拆解成不同的主题，比如思想道德、人文素养等，设计访谈问题时当围绕着不同的主题来进行。

b. 有机组合，利用问题类型：访谈问题依据研究问题、访谈者的习惯、受访者的个性及当时的具体访谈情形而有所不同，但有共性规律。一般常见六种问题类型，分成三组介绍：①开放型和封闭型：开放型问题指的是在内容上没有固定的答案，允许受访者做出多种回答。这类问题通常以"什么""怎么""如何""为什么"之类的词语为主线。封闭型问题指的是对受访者的回答方式和回答内容限制较为严格，其答案往往为固定的答案，例如回答"是"或者"否"的一类问题。②清晰型和含混型：清晰型问题指结构简单明了、语义清晰、容易被受访者理解的问题。含混型问题指的是语句结构复杂、承载着多重意义和提问的问题。③具体型和抽象型：具体问题指询问具体事件的问题，有利于受访者回到事件发生时的时空和心态，对事件的情境和过程进行细节上的回忆。抽象问题指的是对一类现象进行概括或总结，或者对一个事件进行比较笼统的、整体性的陈述。由于扎根理论研究方法产生的理论全部依托于所获得的资料，只有资料越翔实、越清晰，最终的理论才会越饱满。因此最常用的访谈问题类型有三种，即开放型、具体型、清晰型。在运用时也可以根据需要将开放型与封闭型结合使用，避免使用含混型问题。

以上常见的三种问题类型应灵活组合，以解决实际需求。例如，要了解某位名老中医的学术渊源，可以设计以下问题类型："您是怎么走上中医之路的？""在您一路成长为名中医的过程中，有哪些人对您产生过重要影响？""产生了什么样的影响？"第一、三个问题属于开放型问题，通过问"怎么""什么""为什么"了解师承情况进而知道其学术渊源；第二个问题问到"哪些人"，属于具体型问题、封闭型问题，通过对细节进行回忆，名老中医分享其独特经历、想法，以及事情的来龙去脉，做出回答。以上几个问题之间具有关联性，封闭型问题结合开放式问题，切中主题，回答起来自然通畅，不会显得跳跃。避免直接提问抽象问题"您的学术渊源是什么？"让人无从答起，可采用如上具体问题将抽象问题"掰开"，帮助名老中医了解事情的细节、情境和过程，从而做出更有效的回答。

要了解名老中医的诊疗思路，可以设计以下问题："请问您最擅长治疗的疾病是什么？""您如何认识该病的病因病机？""您是怎么辨证的？""此病的常用治法都有哪些？""核心方药是什么？""针对该病用药有什么特点？""您能不能举个病例？"以上问题是由连续的清晰型问题构成的，简单明了，对方很容易理解，答案也将是清晰的。避免直接问"您的诊疗思路是什么？"这会让受访者无从答起。

c.适当总结，开放问题收尾：每结束一个话题开始下一个话题或者整体访谈结束前，访谈者可以适当总结，方便发现遗漏的访谈问题。访谈结尾建议设置开放型问题，可以是针对以上主要内容的补充或者良好的建议。比如，"关于对名老中医经验传承方面您还有什么补充吗？"或者"还有哪些您认为在名医传承中很重要，而刚才我们没有谈到的？"这样设计问题主要起两方面作用，一是给受访者足够的空间，给予充分的尊重，有机会说出那些没有被问到，而受访者认为对研究很重要的话题；二是有助于对前面的访谈内容作一个补充，避免遗漏。到这里，一份完整的访谈问题提纲就初步列好了。

d. 开展预访谈，完善问题清单：为了保证访谈质量，在正式访谈之前，预访谈非常重要。对访谈对象的要求和条件可以适当放宽。预访谈的目的是通过预访谈及时发现访谈问题清单可能存在的各种问题，如访谈问题顺序、是否重复提问、是否遗漏话题、是否问题清晰方便作答、是否给予受访者足够空间、是否能达到一定深度给出充分案例等。访谈者熟悉访谈提纲，身心准备充分，预访谈的受访者可以选择从内部人员开始，缓解访谈者的紧张情绪，开展预访谈是访谈者练习的最佳机会。熟练把控整个访谈时长，合理分配每个问题的问答时间。预约面对面正式访谈可能受各种客观条件的限制，如时长、地点等，所以尽量在一次访谈时间里达到最佳的访谈效果。因此只要能够达到上述目的，适当安排预访谈，以提高正式访谈效果、纠正错误、累积经验。

e. 共识检验，形成正式清单：访谈问题清单初步确定以后，需要听取由研究者、研究对象代表、专家共同组成的成员开会讨论，达成共识。因为访谈提纲的设置主要是从研究者角度提出和制定的，受访者是资料的提供者，来自受访者群体的意见非常重要，可以选取代表进行检验。专家可以选取具有定性研究经验和访谈经验的人员组成。最终形成一份全面、科学的半结构访谈问题，为整个研究目的服务。

访谈问题的设计需要遵循一定流程，首先针对不同的资料收集方法，根据研究目的，确定使用访谈法收集资料；明确研究对象，了解受访者基本情况，为访谈问题的设定提供基础信息；设计好开场问题，尽快建立双方互信，保证访谈顺利进行；紧扣研究目的，设计主体问题，知常达变，针对不同受访者灵活设置访谈问题，不追求"问清楚了"，应以受访者"听明白了"为准；适当总结，使用开放型问题收尾，给予受访者充分空间，查缺补漏；开展预访谈，完善问题清单，增加经验；开展共识性检验，形成正式访谈问题清单。通过以上七方面的完善和准备，有助于中医领域应用扎根理论研究的开展，促进访谈资料的收集更加规范，补充当前针对访谈问题清单产生的方法学过程，有利于访谈的操作和实施。

2.访谈过程中的实施要点

（1）暖场环节：访谈者针对不同性格类型、教育背景、身份地位的受访者应该充分进行准备，访谈前可以进行暖场，使访谈双方尽快熟悉。访谈者既不可因受访者是患者有居高临下的姿态，也不可因受访者与自己同为名老中医弟子对师门共识信息省略不谈，应以语言的形式访谈出来作为原始资料。暖场问题应该是广泛的、无威胁的，无须受访者特别思考，可与访谈目的不相关。访谈者面带微笑不拘谨，态度自然神情亲切，不使用书面语。如果能从暖场问题逐渐过渡到研究话题则更加顺畅，避免受访者因明显的氛围跨越而紧张起来。暖场需注意控制好时间，不要挤压正式访谈的时间。

实例：访谈者走进访谈地点时，看到名老中医桌上有书。自我介绍后，访谈者询问："您在看这本书吗？"获得肯定回答后，可任选以下问题继续询问，"这本书有什么有意思的地方吗？""您能为我们年轻人推荐几本这方面的书吗？"以上问题均不需要名老中医过多思考，且能让名老中医体会到访谈者对自己的关注和兴趣，增进双方的情感交流，进而自然过渡到研究话题："谢谢您！您推荐的这几本书对我们非常有用，我也很感兴趣，我们回去仔细拜读。您现在能和我讲一讲您是怎么走上中医之路的吗？"接下来访谈正式开始。

（2）提问环节

A.问题类型：定性研究中访谈的问题按照问题的语句结构可以分为开放型问题和封闭型问题。开放型问题没有固定答案，允许受访者做出多种回答，深度访谈基本依赖于开放型问题。封闭型问题对受访者的回答方式和内容均有严格的限制，其回答往往只有"是""不是"，能保证回答具有更高一致性。名老中医学术思想和临床经验的传承研究中，研究者可以结合使用不同的问题类型进行访谈，以最大限度地获取有用信息。

实例："您是第一次来这里看病吗？"如果回答是，可以继续问"您为什么选择这位医生？"如果回答否，可以继续问"您在这里看了多少次了？"获得答案后继续问"您为什么选择这位医生？"这些就属于封闭型问题开头，与序贯开放型问题的结合使用。

B. 提问方式

a. 充分尊重受访者，紧紧围绕受访者展开提问。研究者不可在访谈中作学术权威，以免受访者处于被审视、被教育和被评价的状态，从而无法获得受访者内心更多丰满的、有血有肉的想法。

b. 确保受访者能够听得懂问题，问题的内容应适合受访者的身心发展程度、知识水平和谈话习惯，尤其是对于那些不掌握相关专业知识的群体。如果访谈者能讲受访者的方言，给受访者"自己人""家乡人"的亲切感，则可以在潜移默化中有力地拉近彼此距离，有助于访谈者消除与受访者之间的隔阂。但要注意，方言会增加后期设备转录文字的难度和校正工作量。

实例："吃完医生开的中药后，您感觉和以前有哪些不一样了？"这样患者能有很多可以说的感受。

C. 避免以下情况

a. 避免一次发问多个问题或太长的问题。即使问题互相关联、逐层递进，访谈者也不要一次性抛出，以免受访者抓不住重点、遗忘部分问题，甚至给受访者留下"我可以选择性回答"的印象，从而导致被忽略作答的问题成为无效提问。访谈者可以在受访者回答之后紧接着问下一个问题，再次获得答案之后继续逐一提问。同时，访谈者需要注意问题的长度，在保证表达完整的前提下越短越好，简洁清晰明了的问题易于受访者准确理解。

b. 避免先入为主，不用带有倾向性的问题和词语。访谈者要悬置个人观点和既往认知。不主观评价任何人，不做简单的逻辑判断，要呈现事物本真的状态。

实例："您是如何以患者为中心进行医患沟通的？"即为带有倾向性的问题。名老中医在医患沟通过程中，可能是以患者为中心和以医生为中心相结合的。可以改为"您能给我讲讲您门诊上和患者沟通的过程吗？"获得回答后，再询问"这么说，您在听取主诉的时候是给患者足够时间表达的？""这是不是以患者为中心？""什么情况下由您主导医患沟通的内容？"

c. 敏感性话题避免直接发问，采取迂回提问的方式，以免妨碍后面的访谈。

实例：访谈通过前期的观察和患者的反馈，发现某名老中医门诊的患者不能加号。访谈者提问："您怎么从来都不给患者加号啊？"这样即将受访者置于非常敏感的话题，处于被评价、被审视，甚至被问责的心理，上升到伦理道德的高度。应采取迂回的方式提问，可以改为"您从医后，半天门诊最多能看多少患者？"本问题不固定时间，指从医以来的最多就诊患者情况。"通常到几点能结束门诊？"以了解每次门诊时长。"有没挂上号的患者请求加号的情况吗？""您不同时期都是如何处理的？"以上问题给予受访者空间，进而对名老中医处于不同身体状况、年龄阶段处理患者加号的做法，询问想法和具体原因。获知名老中医85岁前均给患者加号，现已92岁，加号会严重损害他的看病效率和自身健康，此时访谈者应适当表达理解和关怀。

d. 避免过于开放的问题和抽象性问题。访谈者要注意开放的程度，太开放的或者抽象性问题会导致受访者无法作答。适度开放，利用具体性问题，通过询问细节把抽象性问题掰开，有助于目标信息的获得。

实例：访谈时问患者"您在名老中医这看病有什么感觉？"受访者会无从答起："到底想问我什么？是我心理上的感觉还是我身体上的感觉？还是我对名老中医的印象？"可以改为"您来这儿看了几次了？""现在和第一次就诊时相比，您身体上有哪些改善，能跟我说一说吗？""大夫嘱咐您什么了吗？""您有哪些印象深刻的细节？"变成患者可回答的最小单元的问题，并逐层深入。

（3）追问环节

A. 不拘泥问题清单，灵活变通：问题清单只是参考，研究者可以随时修改访谈问题和顺序，灵活变通。研究者与资料的互动不是始于资料分析，而是访谈。若从受访者回答中发现了有意思的关键词，需要继续深入追问，则不可能拘泥于原来的访谈顺序。或访谈第1个问题时，发现第4个、第5个问题已被一并作答，则无须再行提问。但若第4个、第5个问题尚有回答不全面的细节，可以在受访者对第1个问题展开系统回答之后，继续进行有针对性的补充提问。

B. 敏感捕捉"闪光点"或"关键词"：访谈者要保持敏感性，能够从受访者的回答中迅速发现关键词，或者灵光乍现的闪光点，及时记录，避免遗忘。在受访者回答完当前问题之后，马上追问受访者提到的关键词，逐层深入，环环相扣。顺畅的访谈像一串珍珠项链，珍珠间有完美的过渡和顺承，话题之间的转换并不生硬，让受访者感觉到自己反馈的信息被重视且访谈逻辑清晰。

针对关键词进行有针对性的深入挖掘，获得细节，是丰富原始资料的重要途径。关键词可以是与研究目的相关的内容，也可以是意外发现、与既往认知不同的概念或事件等。研究除了发现共性，也要提出特性。例如研究名老中医的道和术，名老中医符合全国的评选标准，势必道术具有共性，如医德高尚、医术高超等。但除此之外，每位名老中医还有自身的特色，通过访谈获得细节的资料和特性，让名医传承更加落地，使研究发现更具有生命力和价值。

访谈时还需要注意"本土概念"，即受访者在口头表达中经常使用的、用来表达他们自己看世界的方式的概念。例如那些"师门共识"的专有名词，而师门之外的人并不了解，这些词语可能具有一定的含义，可通过追问获得内涵。

C.适当追问"为什么"：对于受访者来说，讲故事、举例子，还原事件的概貌和细节，难度相对较小且真实性高。如果研究者追问"为什么？"则是问原因而不是需要陈述的事实。原因需要受访者经过脑内分析、抽提概括和逻辑推理，由此获得的信息可能偏离事实，或者有所遗漏。所以对于诸如"为什么"类问题得到回答的完整度和真实度，还要取决于受访者的逻辑推理能力。

D.鼓励讲故事、举例子：访谈中提及某个事件时，要让受访者尽量论述详尽，包括事件的人物、时间、地点、因果、条件、经过等。避免没有事实，均是比较空的概念的罗列。

实例：访问名老中医的弟子时问到"您最敬佩老师什么优秀品质？"受访者回答"淡泊名利"。需要继续追问"您能讲讲这方面的故事吗？"进一步了解名老中医是怎么做的，使概念"淡泊名利"有事实支撑，实现内部验证。

（4）沟通环节

A.判断"跑题"，适时引导：访谈过程中访谈者认为受访者可能"跑题"，此时不应随便打断谈话。若确定为"跑题"现象，访谈者应主动向主题引导，回到正题。

a.如果时间充裕，可耐心听完，因为有的受访者不直接回答，是有自己的动机和逻辑的。"跑题"可能是有话要说，可能是心理需要，或者是为主题铺垫，就像剥洋葱一样，先剥开外面的那层，才能展现内心的那一层。虽与访谈目的无关，日后可从中发现有价值的东西，另行挖掘。

b.如果时间紧张且确为跑题，可以做出适当的肢体暗示，例如开始看访谈记录本和访谈提纲，暗示将要按访谈提纲进行下一问题。

c.往回引导，例如受访者沉浸在对过去的回忆中，讲述与学医无关的挫折和经历，访谈者可以问："您说的这些对于日后您成为名医有促进作用吗？"回到名医话题上来。

d.礼貌打断，例如"您说的这些都很有意思，可是因为时间有限，我还想问您关于指导学生的问题，不知可不可以？"

B.善于倾听，及时反馈：提问、倾听和反馈组成了完整的访谈，而倾听的重要性容易被忽略。善于倾听是建立良好人际关系的一种手段，以便捕捉对方谈话中的真实意图和目的。受访者在访谈过程中完全可以感觉到访谈者对自己的回答是否真的感兴趣，因此访谈者应非常深入地倾听，听出受访者真正的态度。访谈者要及时给予反馈，可以利用副语言表达，副语言也叫形态语言，是指除语言以外的面部表情（微笑、皱眉、大笑）、眼神（凝视、专注、游移）、肢体动作（点头、摇头、拥抱、握手、记录）、语气（感叹、疑问、陈述）。例如受访者说到重点处，访谈者马上记录下来，这也是一种正性反馈，会让受访者觉得自己现在回答的是有价值的东西，彼此有共鸣，从而给出更多的信息。有专家提倡倾头侧耳听人谈话的动作能传递出认真听的信息，再配合与对方眼神接触传递情感和共情。访谈过程中需要注意副语言的分寸感，避免过度和夸张。

C.允许沉默，给时间思考：访谈过程中发现有冷场的时候，访谈者要注意判断，这种沉默虽然占用了有效的访谈时间，是否有必要开口打破。

a.访谈初期，受访者可能由于不知道说什么，或对访谈情境不适应等而沉默，此时访谈者可问几个暖场问题破冰，让受访者慢慢放松，同时激发受访者的记忆而变得更加健谈和主动。

b.受访者没有理解问题而沉默，可从受访者的表情看出来，此时访谈者需要马上解释问题或转换其他方式提问，让受访者能听懂问题。

c.若受访者沉浸在回忆中，或是在思考如何给访谈者满意的答案，此时应允许沉默，访谈者要保持眼神鼓励和期待。平静过后的信息量可能像火山喷发，也体现了访谈者的礼貌、兴趣和尊重。

d.访谈者可在提下一个问题之前，有意留出一段沉默的时间，让受访者补充信息。沉默也是一种鼓励，访谈者看着受访者，传达"您说的我都很感兴趣，请继续说下去"。沉默时长把握要恰到好处，既不由于常常沉默使访谈支离破碎，又避免一个问题紧接着一个问题，中间没有思考和沉淀的时间，让受访者有紧迫的感觉。

D.确认观点，凝练拔高：每当受访者结束一段回答的时候，访谈者可以进行适当的总结反馈，尤其是一些比较重要的态度和观点。访谈过程中访谈者不断地跟受访者碰撞，通过帮助受访者凝练和拔高，获得具有一定高度、深度的资料。这样的访谈在访谈过程中即进行了"概念化"，且有受访者的确认，共同把现象提升到"概念"的层次。通过访问者的启发，受访者本人有醍醐灌顶的感觉会特别愉悦，愿意提供更多这方面的资料和想法，甚至是受访者之前未总结到的高度。

实例：访谈过程中，受访者说到名老中医是怎么对待他们家植物的？是怎么对待动物的？对待动物药和植物药的态度。此时研究者可以帮受访者凝练，"通过您所反馈的这些信息，能够体现出这位名老中医对于生命的尊重。他认为草木、动物和人都是生命，是需要被尊重的，可以这样认为吗？"通过上升到名老中医对待不同生命的态度，可以更好地理解他是如何用药的，他为什么对所有的患者一视同仁，因为他是这样理解生命、理解世界、理解宇宙的。

E.访谈结束与开放型收尾：访谈已接近事先约定的时间，访谈者要根据实际情况果断判断是否结束。如果受访者已比较疲劳，或考虑到受访者的年龄、精力，访谈者可以主动预约下一次的访谈，按时结束本次访谈。如果受访者兴致盎然精力充沛，可以询问访谈是否继续。访谈结尾的时候要有开放型的问题，例如"对于名老中医经验传承方面您还有什么补充吗？"给予受访者发挥的空间，并对访谈者没有问到，但受访者认为与本次访谈目的有关的内容进行补充。

3. 访谈后的补充方法

如果访谈者后续分析受访者的转录资料时发现一些非常有意思、有意义的内容，但没有深入，或第一次访谈还有遗留的话题未谈到，可以及时邀请二次访谈。需要注意的是，定性研究一般为小样本，不要求信息的重复，而是需要资料的丰富，穷尽"维度（dimension）"，通过目的性抽样，从下一个受访者处获得目标信息。此外，现有文献资料、影音资料是进行所需信息补充的重要途径。

综上，定性研究是一种"实践"活动。在访谈准备阶段，首先要明确研究目的，其次是开展预访谈，了解受访者背景资料，确定访谈时间、地点，衣着妥当。在访谈过程中，关注暖场、提问、追问、沟通环节的实施要点。访谈后及时整理资料，评估是否进行二次访谈或用其他资料进行补充。一个好的访谈，应该紧扣研究主题，完成访谈目标。真正做到深度访谈，获得丰富的案例，能够挖掘出丰富的概念，穷尽维度且真实客观，有依有据。访谈过程有温度，访谈内容有广度、有深度，受访者和访谈者均沉浸其中，享受其中。掌握适宜的访谈实施要点有助于使中医领域相关定性研究的开展取得更好的效果。

二、编码程序

（一）编码的原则

1. 归纳原则

扎根理论是从原始资料中产生的理论，通过对原始资料的深入分析，逐步构建理论框架。这是一个归纳的过程，是自下而上将资料不断地进行归纳、概括、浓缩的过程。扎根理论没有事先设定假设，并对其进行逻辑演绎；而是从原始资料入手进行归纳分析，理论产生于原始资料，一切以原始资料为依据。

2. 不断比较原则

扎根理论的主要分析思路是"比较"。在原始资料和原始资料之间、编码和编码之间、类别和类别之间、理论和理论之间不断进行对比。比较通常有四个步骤：①根据概念（conception）的类别（category）对资料进行比较：对资料进行编码并将资料归到尽可能多的概念类别下面以后，将编码过的资料在相同和不同的概念中进行对比，为每一个概念找到类别。②将有关概念类别与它们的属性进行整合，对这些概念类别进行比较，考虑它们之间存在的关系，将这些关系用某种方式联系起来。③勾勒出初步呈现的理论，确定该理论的内涵和外延，将初步理论返回到原始资料进行验证，同时不断地优化现有理论，使之变得更加精细。④对理论进行描述，将所掌握的资料、概念类别、类别的特性以及概念类别之间的关系一层层地描述出来，作为对研究问题的回答。

3. 理论性原则

研究者的分析和抽样是同时进行的，将资料中初步生成的理论作为下一次收集资料确定抽样的标准。现有的资料和获得的理论可以指导下一步的资料收集和分析工作，如抽样、编码和产生类别。每个环节对研究者都具有理论指导作用，可以限定研究者下一步该往哪里走、怎么走。

（二）扎根理论的程序

扎根理论通过以下三个程序开展研究：开放式编码（open coding）、轴心式编码（axial coding）、选择式编码（selective coding）。

1. 开放式编码

开放式编码是把原始资料"打散"，目的是把原始资料按照事件、现象和含义重新"组合"。在初始编码过程中，研究者根据原始资料的事件、行为和内含不断地进行对比，找到它们的相似之处和不同，为原始资料进行"标签（label）"。这样，描述同一事件的资料就被整合到一起，研究者根据描述同一事件的原始资料和初始编码（initial code），进行归类，通过归纳的方法产生类别，为下一步的轴心式编码（axial coding）奠定基础。

在进行开放式编码时，可以考虑以下一些基本的原则：①对资料进行仔细的编码，不要漏掉任何重要的信息；编码越细致越好，直到饱和；如果发现了新的编码，应该在下一轮进一步收集原始资料。②注意寻找当事人使用的词语，特别是那些能够作为编码的原话。③给每一个编码进行初步的命名，命名可以使用当事人的原话，也可以是研究者自己的语言，不要担心这个命名现在是否合适。④在对资料进行逐行分析时，就有关的词语、短语、句子、行动、意义和事件等询问具体的问题，如：这些资料与研究有什么关系？这个事件可以产生什么类别？这些资料具体提供了什么情况？为什么会发生这些事情？⑤迅速地对一些与资料有关的概念的维度进行分析，这些维度应该可以唤起进行比较的案例；如果没有产生案例，应该马上寻找。⑥注意列出来的编码范式中的有关条目。

2. 轴心式编码

在轴心式编码的过程中，研究者通过把所有描述同一事件的初始编码归类，组成副类别（sub-category）和类别，副类别组成类别的各个方面，类别、副类别都是扎根理论过程中产生的不同层级的概念，每个概念有不同的维度，用以描述各个概念的程度。例如描述超市里人们购买物品的过程，这个过程中由寻找目标、检查物品、排队付款几个过程组成，这是类别层面上的。检查物品时，人们会看、闻、摸，发生这几个动作，这几个动作就是组成类别的概念。每个概念都有不同的维度，例如"看"的时间长短，"长"和"短"就是"看"的维度，表示动作发生的程度。

研究者通过不断对比的原则，对比原始资料和编码、原始资料和类别、编码和编码、编码和类别、副类别和类别、类别和类别，确定了产生于原始资料之上的类别。每个类别并不是孤立存在的，研究者在轴心式编码的过程中，深入发掘各个类别之间的关系、类别和副类别之间的关系。这些联系可以是因果关系、时间先后关系、语义关系、情境关系、相似关系、差异关系、对等关系、类型关系、结构关系、功能关系、过程关系、策略关系等。在轴心编码中，研究者每次只对一个类别进行深度分析，围绕着这一个类别寻找相关关系，因此称之为"轴心"。随着分析的不断深入，有关各个类别之间的各种联系应该变得越来越具体。这个过程中，研究者不断问自己："这一部分，我获得了什么？""受访者或被观察者为什么这么说或这么做？""这一部分和以前的编码是什么关系？它们之间有什么联系？""我的研究问题是什么？""这一部分和我的研究问题是否相关？""接下来，我应该干什么？"

这是一个非常复杂和烦琐的过程，是研究者思考的过程，是类别产生的过程，是明确各个类别之间复杂关系的过程。在对概念类别进行关联性分析时，研究者不仅要考虑到这些概念类别本身之间的关联，而且要探寻表达这些概念类别的被研究者的意图和动机，将他们的言语放到当时的语境及他们所处的社会文化背景中加以考虑，才能够扎根"事实"，还原"事实"，在"事实"基础上抽提产生"理论"。

3. 选择式编码

选择式编码是研究者站在更高的角度看待所有类别和它们之间的关系，抽提和产生核心类别（core category）的过程。所有的类别都是为了这个核心类别服务，核心类别产生于各个类别，是由原始资料上升到编码，再由编码上升为副类别，从副类别提炼到类别，通过对比和归纳，最终产生了核心类别。是扎根理论构建理论的最后步骤。核心类别应该具有如下特征：①核心类别必须在所有类别中占据中心位置，比其他所有的类别都更加集中，与最大数量的类别之间存在意义关联，最有实力成为资料的核心。②核心类别必须频繁地出现在资料中，或者说那些表现这个类别的指标必须最大频度地出现在资料中；它应该表现的是一个在资料中反复出现的、比较稳定的现象。③核心类别应该很容易地与其他类别发生关联，这些关联不应该是强迫的，应该是很快就可以建立起来的，而且相互之间的关联内容非常丰富。④在实质性理论中一个核心类别很容易发展成为一个更具概括性的理论；在发展成为一个形式理论之前，需要对有关资料进行仔细的审查，在尽可能多的实质理论领域进行检测。⑤随着核心类别被分析出来，理论便自然而然地往前发展出来了。⑥由于不断地对核心类别的维度、特质、条件、后果和策略等进行编码，因此其下属类别可能变得十分丰富和复杂，寻找内部变异是扎根理论的一个特点。

核心式编码的具体步骤：①明确资料的故事线；②对主类别、次类别及其特质和维度进行描述；③检验已经建立的初步假设，填充需要补充或发展的概念；④挑选出核心类别；⑤在核心类别与其他类别之间建立起系统的联系。如果我们在分析伊始找到了一个以上的核心类别，可以通过不断比较的方法，将相关的类别连接起来，剔除关联不够紧密的类别。

核心类别可以概括和描述整个研究的现象。是研究者通过不断提问而产生的，如"这个研究产生的最主要的类别是什么？""如果这个研究所获得的发现，用一句话进行概括，我该怎么描述？""所有的事件，所有的资料都在述说什么问题？""我将如何解决和解释各个类别之间的变异性？""核心类别可以产生于现有的类别中，还是在所有类别的基础上另行概括产生？""是否现存的某一类别可以包含所有其他的类别，从而可以作为核心类别？"

所有的类别都与核心类别发生关系，或者作为核心类别产生的条件或结果。当明确了所有类别和核心类别之后，故事主线（story line）浮现出来，每个研究只能有一个故事主线。核心类别被找到以后，可以为下一步进行理论抽样和资料收集提供方向。所有的类别和原始资料都围绕着核心类别，由故事主线串联起来，描述或阐述一个完整的"故事"。

三、扎根理论研究方案及范例

扎根理论研究的具体步骤见图 5-1。

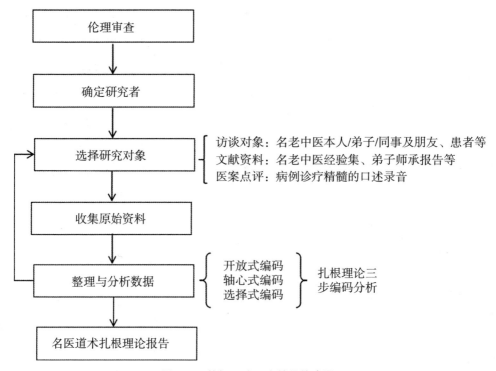

图 5-1 扎根理论研究的具体步骤

（一）伦理审查

访谈部分应在研究前通过伦理审查，并获得伦理批号。研究需要名老中医工作室所隶属课题组通过伦理审查以及名老中医工作室通过所在单位伦理审查。

（二）确定研究者

定性研究的研究工具是研究者本人，因此研究者素质会对研究质量产生影响。结合研究目的，建议研究者需满足以下要求：①是名老中医的弟子、传承人、学生、课题组专员等，具备一定的科研能力和沟通能力。②参加系统培训，掌握扎根理论的研究方法。

（三）选择研究对象

研究对象的选择原则及方法：结合研究目的及主题词选取研究对象。在研究过程中，通过分析访谈、文献等原始资料，根据初步分析结果，有针对性地选取下一个研究对象（即理论性抽样）。通过研究对象结合访谈直接推荐下一个研究对象（即滚雪球式抽样）。结合研究的难度，选取方便联系、易于沟通的研究对象（即方便性抽样）。

研究对象：访谈对象、文献资料、医案点评。

1. 访谈对象

结合研究主题词，不同访谈对象侧重于不同主题。

（1）名老中医

在名老中医本人身体条件允许的情况下进行。名老中医本人是最为宝贵和重要的研究资料。

（2）名老中医的弟子、学生、传承人

纳入标准：接受名老中医的亲传，了解名老中医诊疗习惯，获得名老中医信任的弟子。可请工作室或名老中医推荐。

（3）同事、朋友、亲属

纳入标准：了解名老中医，联系紧密者。可请名老中医推荐。

（4）患者

纳入标准：在名老中医处诊治3次及以上者，语言表达清晰。

2. 文献资料

选取最具有代表性的名老中医经验集、弟子师承报告、学术论文等能反映名老中医道术经验的文献。

（1）纳入标准

作者：名老中医、传承弟子、学生、亲属等。

类型：师承报告、专著、文章、毕业论文等。

内容：与主题词相关，如学术思想、学术经验、跟师体会、思想道德等。

数量：以信息饱和为准。

（2）排除标准

名老中医对于内容不认同的文献。

注：根据扎根理论原则，文献资料如果为已经高度理论化的文献，则不需要再进行扎根理论三步编码分析。直接从中抽提出"学术观点、辨治方法、诊疗技术、用药特点、核心方药"等信息进行呈现。如果专著中包含"名老中医的思想道德、价值观念、思维方式、文化精神、学术渊源"方面的资料（各种具体事件、事例、故事等），可以进行扎根理论三步编码，同访谈资料、医案点评一样进行分析。

3. 医案点评

此部分为病例系列研究中，名老中医 / 弟子点评病例的诊疗精髓。

（四）收集原始资料

1. 文献资料收集

根据研究的主题词，结合纳入、排除标准搜集整理。

2. 医案点评收集

完整病例的名老中医 / 弟子点评精粹。

3. 访谈资料收集

（1）访谈前准备

A. 确定访谈地点：安静且受访者能够感到轻松的环境。例如办公室、诊室等。

B. 准备材料

a. 纸质版主题词和访谈问题：项目组提供主题词和访谈问题范本，主题词是研究的核心，访谈问题是围绕主题词，结合不同受访对象特点而设置的。研究者可根据具体研究调整访谈问题。

b. 基本信息页。

c. 知情同意书：需一式两份，名老中医工作室保留一份，受访者保留一份。知情同意书以各工作室实际取得伦理版本为主。

　　d.现场笔记本：研究者要注意访谈过程中受访者的肢体语言、表情和事先没有预想到的比较重要的信息，要记录访谈过程中发生的重要内容、随时的想法和问题、发现等，以及每次访谈的地点、场景、环境等。

　　e.录音笔：在征得受访者知情同意后，需要全程录音。

　　（2）开展访谈

　　A.知情同意

　　a.介绍项目，访谈目的，受访知情。

　　b.对于访谈进行录音的知情同意：获得受访者同意后，方可开启录音或录像。

　　c.签署知情同意书。

　　d.填写基本信息页：名老中医的信息可先请名老中医弟子填写，访谈前请名老中医本人进行核对即可。

　　访谈者：＿＿＿老师您好，感谢您能抽时间参加访谈，这是一项国家重点研发项目——名老中医传承研究，在访谈之前，有一个知情同意的过程，希望访谈您对于中医传承方面的一些理解、经验等，给我们讲讲故事。这是我们的知情同意书，如果您同意，请您签名。

　　＿＿＿教授：好。

　　访谈者：为了后期分析本次访谈，我们将会对访谈进行录音，所有的录音资料和您的个人信息都将获得保护，请问您是否同意我们录音呢？

　　＿＿＿教授：可以。

　　访谈者：谢谢您。我们需要填写一些您的基本信息。已经请您的学生进行了填写，请您确认一下信息是否正确。如果没有问题也请您签名。

　　＿＿＿教授：好。

　　访谈者：谢谢您。

　　……

B.展开访谈：研究者应熟悉研究目的，围绕访谈主题词，结合访谈问题，展开访谈。

a.访谈原则：访谈要求所得到的资料应全面（覆盖所有主题）、深入、形象生动。因此，研究者要时刻牢记访谈目的、访谈主题，问自己目前获得的资料是否足够丰富以抽提出名老中医道术两方面的信息？是否有充分的资料可以帮助自己进行总结？和名老中医道术相关的内容还有哪些没有覆盖到？我下一个问题要问什么？

b.访谈问题：访谈问题的作用是提醒研究者尽量覆盖访谈主题。但访谈既不拘泥于访谈问题顺序，也不拘泥于访谈问题清单。若访谈中得到访谈问题范围之外的答案，但与研究目的和主题词相关，亦可以保留并继续追问深入挖掘。不同研究对象侧重于不同的主题词，以下为不同研究对象的访谈问题范例。

名老中医访谈问题

说明： 根据实际情况，分 1 ～ 3 次完成名老中医访谈。

时间： 每次 30 ～ 60 分钟。

暖场： 开场白，简要介绍访谈目的、过程、意义、需要配合的地方（知情同意书）。

主题 1： 名老中医的学术渊源、思想道德、价值观念、思维方式、文化精神等

1. 您是怎么走上中医之路的？

2. 在您一路成长为名中医的过程中，有哪些人对您产生过重要影响？具体有哪些方面的影响？

3. 您认为作为一名优秀的中医师，应该具备什么素质？

4. 您能谈谈您对医生这个职业的看法吗？

5. 您是否关注国内的一些公共卫生事件或情况（例如"非典""甲流""新冠"的流行）？您是如何参与的？能举个例子吗？

---

6. 您实现了您的什么理想吗？您还有什么最想做的？

主题 2：名老中医的综合文化知识、中医基本功、治疗某种疾病的学术观点

7. 您认为学习和从事中医可以分为哪几个阶段？能介绍一下不同阶段您学习和研究中医的方法吗？

8. 您觉得中医经典在学习中医过程中起到什么作用？您是如何学习中医经典的？哪些经典著作对您影响最大？

9. 您门诊都采集患者哪些信息？如何全面地认识患者的病因病机？有哪些因素会对疗效产生影响？您如何理解这些因素？

10. 您是如何理解____病（名老中医的擅治、特色、重大疾病范围的病种）的发病？其核心病机是什么？都有哪些辨证要点？您在临床上是如何治疗的？有哪些常用方剂，核心药物及特点？针法、手法？或其他疗法？

主题 3：名老中医的临床实践能力。包括医患沟通能力、随机应变能力等

11. 您如何看待和对待患者？

12. 如何建立良好的医患关系？您是怎么做的？有没有印象深刻的故事？

主题 4：名老中医对中医传承的要求和贡献

13. 您选拔弟子有哪些标准？您是如何培养弟子的，对弟子有什么要求吗？有什么成绩？

14. 您能给后学赠送几句话吗？

15. 您还有什么需要补充的吗？

弟子访谈问题

说明：根据实际情况，分 1 ～ 2 次完成弟子访谈。

时间：每次 60 分钟左右。

暖场：开场白，简要介绍访谈目的、过程、意义、需要配合的地方（知情同意书）。

主题1：名老中医的学术渊源、思想道德、价值观念、思维方式、文化精神等

1. 什么样的机缘，让您选择了____名医为您的师承老师？

2. 您最敬佩老师哪些方面的品质？能举个例子吗？

3. 您能从为医、为师、为学结合成就方面综合描述一下____老师吗？

4. 您都如何向老师请教和学习的？老师如何给您指点？

5. 您能谈谈老师在公益方面或者公共卫生事件中的成就吗？他是怎么做的？这些事迹对您产生了什么影响？

主题2：名老中医的综合文化知识、中医基本功、治疗某种疾病的学术观点

6. 老师在临证中有哪些特色的辨治方法？老师临床中有哪些创新（理论、技法、诊断等）？

7. 老师擅长治疗哪些疾病？诊治____疾病有哪些诊疗技术、用药特点、核心方药？跟老师学习后您有什么提高？可否举1～2个疾病为例进行说明？

主题3：名老中医的临床实践能力。包括医患沟通能力、随机应变能力等

8. 老师是如何对待患者的？能讲几个印象深刻的故事吗？

主题4：名老中医对中医传承的要求和贡献

9. 您认为老师的哪些方面亟待传承？您都向老师学习到了哪些方面的知识和能力？这与成长为一名优秀的中医师有什么关系？

10. 老师平时是如何教导弟子的？

11. 您还有什么需要补充的吗？

同事访谈问题

说明：建议 1 次完成。

时间：30 ～ 60 分钟。

暖场：开场白，简要介绍访谈目的、过程、意义、需要配合的地方（知情同意书）。

主题 1：名老中医的思想道德、价值观念、思维方式、文化精神等

1. ____在治疗____病上有自己的学术见解，作为同行，您怎么评价____在行医路上的成就？

2. 在跟____相处的过程中，有没有让您印象深刻的事情？

3. 请您讲讲____在为人、为医、为师、为学方面的事迹？

主题 2：名老中医的临床实践能力，包括医患沟通能力、随机应变能力等

4. ____对中医传承工作有哪些贡献？

5. 您还有什么需要补充的吗？

朋友或亲属访谈问题

说明：建议 1 次完成。

时间：30 ～ 60 分钟。

暖场：开场白，简要介绍访谈目的、过程、意义、需要配合的地方（知情同意书）。

1. 您和____认识多长时间了？是如何成为朋友的？（您是____的什么亲人？）

主题 1：名老中医的思想道德、价值观念、思维方式、文化精神等

2. ____在您心中是一个怎样的人？

3. 您觉得他具有哪些优秀品质需要传承？

4. 他在为人、为医、为师、为学方面都有什么事迹？

5. 他对您产生过什么影响吗？

6. 您觉得____对待事业的态度如何？

7. 您能用几个词对他做个综合评价吗？

8. 您还有什么需要补充的吗？

患者访谈问题

说明：建议 1 次完成。

时间：30 分钟左右。

暖场：开场白，简要介绍访谈目的、过程、意义、需要配合的地方（知情同意书）。

主题 1：名老中医的思想道德、价值观念、思维方式、文化精神等

1. 您为什么找这个医生诊治？能具体说说吗？

主题 2：名老中医的综合文化知识、中医基本功、治疗某种疾病的学术观点

2. 您对这位医生有什么印象？

3. 您认为医生给你提供的哪些措施对您有帮助？比如药物的作用、心理的安慰、您遵从医嘱等，您能详细说说吗？有什么改善？

4. 您还有什么想分享的吗？

附：访谈范例节选

访谈某教授，录音转录后，某教授编码为 001。

访谈者：我们想请您给我们讲讲故事，您从事中医有多少年了呀？

001：如果从上学的时候开始，那就算 40 年了。

访谈者：您当时为什么选择了中医这条路呢？

001：学中医呢，是当时从小，家人生过病。我父亲是神经衰弱，睡眠不好，还有十二指肠溃疡。这两个病都是老中医给他治好的。我曾经在初中的时候，有过一次急性的湿疹，就是挖防空洞的时候，就急性发病了。也是中医给我治好了。所以在高考填志愿的时候，我填的志愿就是中医。

访谈者：您在学习中医过程中，对中医的认识，跟您报考、来校之前有没有什么变化？

001：有变化，变化在于更加坚定了专业的信念。

访谈者：能给我们讲讲吗？

001：如果说过去只是一个很感性的选择。

访谈者：是受益者。

001：当时是受益者，对，就是有了这么一个小小的动力。那我们现在是由于不断地在学习、研究、实践的过程当中，更感受到中医药学的博大精深。所以就更加坚定了自信和对中医热爱。

访谈者：当时您还在大学期间就坚定了这个信念？

001：不是，我觉得在大学求学过程中还不是主要的，更多的是在工作实践的当中，越来越感受到的。还有就是自己也处于不断学习升华的过程。因为在上学期间，学习毕竟还是比较肤浅。学习有一个螺旋式上升的过程，理论到实践，实践上升到理论的认知。

访谈者：那除了来自院校教育，主要还是您的个人努力，实践到理论，理论到实践，您说的这个螺旋式的上升。

访谈者：那么在您成长的这个过程中，有没有哪些老师和医家对您有一个外力的推动，让您加深了对于中医理论实践的理解，对您影响比较大呢？

001：对！你提出这个问题非常好，更强调的是客观的因素，就是外力啊，这些老师们都有影响。在我看来，一个人的成才实际上是主观和客观结合，就是在自己的学习过程当中，活态的老师和文献的老师，他们都给予了我很多的一些指导。我们在读某一本经典著作的时候，实际上，包括医案理论等，那都是促进我们的思考，学、思、悟、践。另外，就是老师们的风范，老师们的道与术多方面对我们的引领、指导和启迪，也使得自己成长得更快更好，这些都是非常重要的。

访谈者：您能讲一下对您影响最大的老师吗？

001：那就应该说是某老师，因为他是我的研究生导师，同时我又是某老师传承工作室的学生。我是他传承工作室的负责人，所以我是最大的受益者。

访谈者：您跟着某老师求学，大约多少年？

001：我不间断地跟某老师整整十年，是从 1985 年到 1995 年。整整十年。之后这么多年不定期地去跟老师做一些交流，那个都不算。那十年里，跟师参与教学，还有临床实践，抄方子抄了十年，一起研究中医问题，是这样的。

访谈者：跟老师学的时候也是要学习老师的道和术，您能以您最敬爱的某老师为例，讲一讲您从他身上学到了什么，能给我们说一说吗？

001：我觉得这确实要分几个大的方面，一个就是为人方面，从容淡定的这样一个心态，这也是一种特别辩证的认识世界、认识生命的认识论、方法论，可能对我影响很大。他自己，身心的这种平衡协调，内心的秩序，有非常重要的启发。就是他能把自己的内心梳理得非常好，那么这是他为人的成功之道。

……

（五）数据整理与分析

扎根理论要求及时整理与分析数据。研究者要在完成了第一个访谈或观察之后开始分析。可根据初步分析获得的内容，调整访谈问题或选取下一个研究对象，以丰富所要构建的理论。通过不断比较、总结概括，最后形成名老中医扎根理论报告。虽然一边收集资料一边分析比较理想，但是有时候在收集资料时，又不能马上开始分析。也可以开展几例访谈之后停下来开始分析。文献资料、医案点评、叙事故事为文字资料，与访谈资料转录后的文字资料同等对待，分析原则和方法一致，可以作为访谈资料的补充。

1. 转录录音资料

（1）利用一定准确率的录音笔，转录录音资料。

（2）研究者听录音，核对转录资料。

（3）反复阅读原始转录数据，理解原意，不遗漏信息。查看现场笔记。

转录范例节选同上（访谈范例节选）。

2. 扎根理论分析

扎根理论分析步骤（模式图见图 5-2）：

（1）把研究资料中的信息"命名"（即"归纳的原则"，把信息高度凝练，赋予概念，类似小学语文学习的归纳中心思想），命名的信息即打上了"标签"。

（2）不断比较新信息，确定使用已有标签还是重新命名一个标签。

（3）将所有标签归类，把指向同一事件、思想、概念的归成一个类别。

（4）再分析这些类别之间的关系，使所有类别围绕一个中心思想，去发现这个中心思想。

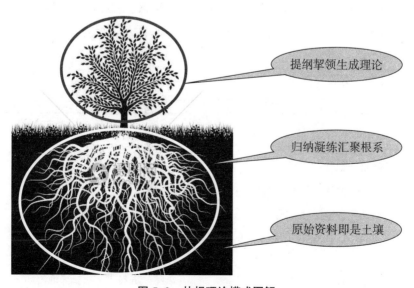

提纲挈领生成理论

归纳凝练汇聚根系

原始资料即是土壤

图 5-2　扎根理论模式图解

3.具体分析访谈转录资料

采用三步编码，即开放式编码、轴心式编码和选择式编码。

（1）三步编码的具体步骤

编码：给每行或每段文字资料命名，贴上标签。

注意：编码者应去除个人的"倾向"和现有的"认定"，将所有的资料按其本身呈现的状态进行编码。也可采用受访者原话作为编码。

编码目的：将文字资料打散，重新命名，然后把有共同含义和指向的编码重新组合起来。

编码层级：编码根据其所含内容分为不同层级。取决于编码者的归纳能力和归纳次数。

A. 开放式编码

通读内容，逐字逐句提炼原文，提取或归纳为仅包含单个信息的最小单位，此为初始编码。即从转录原文中直接归纳获得。

也可采用受访者原话作为初始编码。对比初始编码从而产生类别（category）。

采用本项目平台进行编码，并即时导出 excel 文件。将产生的初始编码和类别汇总于 excel 文件中，方便管理。具体步骤分解如下（表 5-1）。

例如，我们编码以下原文，采用每句、逐行编码，可获得如下初始编码：

a. 获得初始编码

表 5-1　开放式编码初始编码

原文	逐行原文编码	语义抽提编码
还有在处方后会耐心地告诉患者煎药与服药方法，以及饮食禁忌	耐心；煎药方法；服药方法；饮食禁忌	态度；医嘱
我想这些也都是患者服药取得良好效果的因素		疗效要素
因为患者信任就会坚持与认真服药	信任；认真服药	依从性
再好的诊断处方，最终都要落实到患者或其家人的执行上	处方；患者或家人执行	起效前提
所以交代后续事宜极其重要	医嘱；重要	地位

b.定义类别和所获得的编码

副类别组成类别，特质是组成类别或副类别的不同的方面。维度是指特质的具体内容。如表 5-2 所示。

表 5-2　开放式编码逻辑层级

类别	副类别	特质		维度	原文
疗效要素	医嘱	态度		耐心—不耐心	还有在处方后会耐心地告诉患者煎药与服药方法，以及饮食禁忌
		内容	服药方法		
			煎药方法		
			饮食禁忌		
		地位		重要—不重要	所以交代后续事宜极其重要
		……			
	信任	依从性	坚持服药	（程度）（时间）（频率）	因为患者信任就会坚持与认真服药
			认真服药	（程度）（时间）（频率）	
		……			
	处方	起效前提	患者或家人执行	（程度）（时间）（频率）	我想这些也都是患者服药取得良好效果的因素。再好的诊断处方，最终都要落实到患者或其家人的执行上
		……			
	……				

注：上表中括号内的内容是本段原文中没有包含的维度信息。

研究者在下一次访谈的时候有目的地进行抽样以补充以上信息。范例如图 5-3 所示。

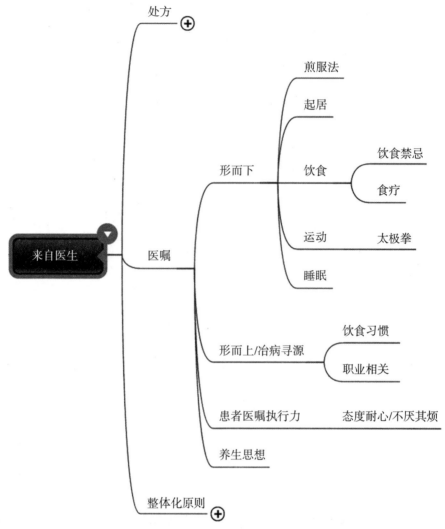

图 5-3　开放式编码各级概念思维导图

B. 轴心式编码

分析各个类别之间的关系，表现资料中各个部分之间的有机关联，并使用原始资料对这些关系再次进行检验。在轴心编码中，研究者每次只对一个类别进行深度分析，围绕这一个类别寻找相关关系，因此称之为"轴心"。随着分析的不断深入，有关各个类别之间的各种联系变得越来越具体、明晰。范例见图 5-4。

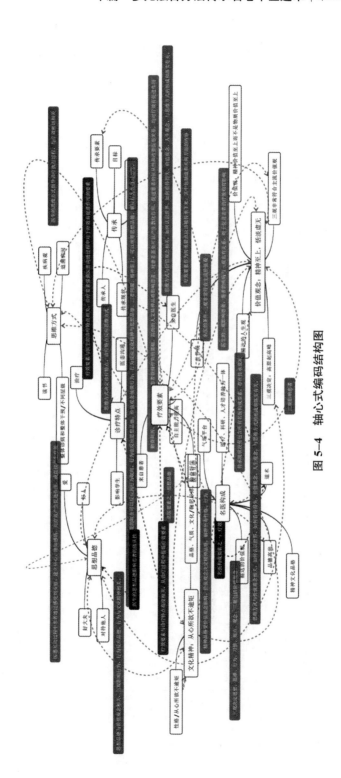

图 5-4　轴心式编码结构图

疗效要素为轴心，与类别、子类别的关系，分析如图 5-5 所示。

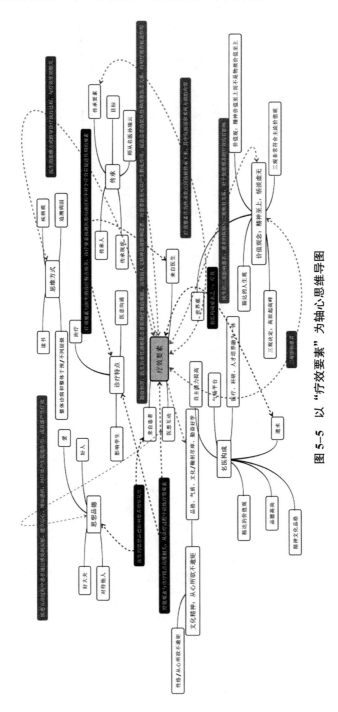

图 5-5 以"疗效要素"为轴心思维导图

a.疗效要素与其子类别的关系分析举例

　　医生是中医干预的实施者，"好的临床疗效是自然科学和社会人文的一种整合"而"药仅仅是一种方法而已"。例如前文疗效要素中举的孔光一教授看病的例子，一个患者看了两个小时，通过对患者进行人生梳理，不只关注患者作为一个生物人，也同时是一个社会人，将其一生的不顺利梳理开，打开郁结。配合中成药，取得了满意的疗效。两个小时的交流是起效的基础。医生实施诊疗的全过程中来自医生与患者的互动所产生的所有环节中，可促进疗效的均为疗效相关的要素。来自患者的疗效要素亦与医生高度相关。

　　来自医生的处方、医嘱；来自患者的医患信任、依从性；来自医患互动的气机调整、安慰效应、患者持续感悟、愈病的最大动力、诊疗认真使患者获得信心、三观影响患者、情志疏导，以上所有因素均离不开医生为主体的干预。患者作为受体，不同的患者在诊疗过程中产生的反应不同，处方之外的疗效要素获得不同，但终来自医生以及医患共建的医患共体、患者对于医生的信任和依从性所带来的疗效。

b.疗效要素与其他类别的关系分析举例

疗效要素与思想道德、患者信任、依从性

　　诊疗行为是医德的载体之一，患者可以通过医患沟通，感受到医生的思想道德，沟通过程中患者通过感受到安慰、建立信心、感悟、受文化精神品格影响等，进而对疗效产生促进作用，或者直接产生疗效。医生的思想道德可以促进医患信任，影响医患关系，影响依从性，对疗效产生影响。

　　患者的依从性影响疗效，通过对治疗的坚持、医嘱执行率高促进疗效。

　　102：他这个行为的影响是让患者相信他，并且吃下去药，所以就是看诊的时候，患者就觉得这大夫可靠，是一个可以信任的人，所以患者才可以坚持服药，比如患者服药前一个月都不起效的时候，还能坚持吃，吃到第六个月的时候起效，这是非常常见的。

医患信任也是促进疗效的要素。

104：患者信任就会坚持并认真服药，再好的诊断处方，最终都要落实到患者或其家人的执行上，所以交代后续事宜极其重要。

医生的思想道德会影响患者对医生的信任，信任会促进依从性。

以上因素与疗效相关，均可作为疗效要素。

c.疗效要素与价值观念

医患沟通过程中，患者可以感受到医生的三观，价值观念、世界观、人生观可以影响患者，患者的疾病与三观也有关系，医患过程中，患者持续感悟医生对于患者的影响，对于促进患者的疗效均有影响。

101：比如说，她没有评上职称，因此郁闷，她就得了乳腺增生，甚至乳腺癌。对吧？那么实际上这都是身外的名和利益的问题，那如果是说真把自己的生命看得最重要，在某老中医这里她能感受到医生的三观，对待人生的追求。把自己要为这个社会做贡献作为目标，而不是把社会给你的这样一个评价作为目标，那这个问题就迎刃而解了。

301：要进取、要追求，但是不能贪婪，这实际上就是一种豁达的人生观。然后某老中医会影响他的患者。

101：名医对她是怎样一个指导和影响？这种影响有可持续性，在精神动力上是可持续的，它比药力可能更有可持续性。

C.选择式编码

选择式编码是指产生核心类别，并使所有类别都与核心类别相关联的过程。核心类别可以代表整个研究的核心现象。与其他类别相比，核心类别应该具有统领性，能够将大部分研究结果囊括在一个比较宽泛的理论范围之内。就像是一个渔网的拉线，核心类别可以把所有其他的类别串成一个整体拎起来，起到"提纲挈领"的作用，范例如图5-6所示。

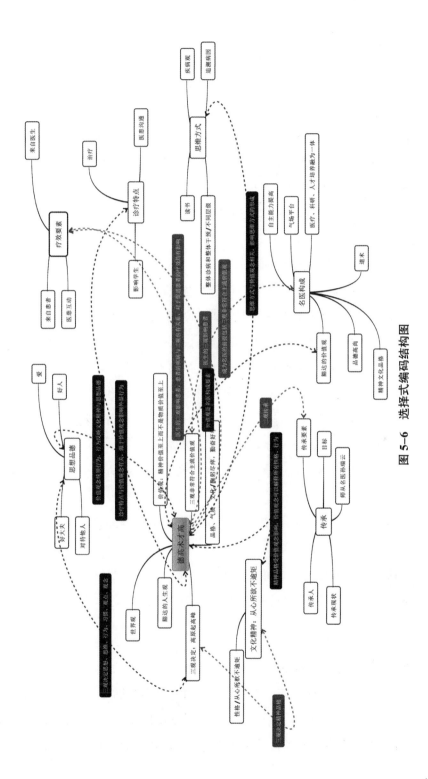

图 5-6　选择式编码结构图

分析举例：

以上各类别及其关系可逐步归纳，并发现：

思想道德影响患者信任、依从性。思想道德与文化精神相关。

诊疗行为是医德的载体之一，患者可以通过医患沟通，感受到医生的思想道德，沟通过程中患者通过感受到安慰、建立信心、感悟、感受文化精神品格影响等，进而对疗效产生促进作用，或者直接产生疗效。医生的思想道德可以促进医患信任，影响医患关系，影响依从性，对疗效产生影响。

价值观念具有统领作用：

诊疗特点与价值观念有关，源于价值观念影响外显行为。

价值观念与思想道德同一性，对客观的取舍可以反映到行为取向，行为也反应思想道德。价值观念统领行为，行为反应文化精神与思想道德。三者同源。精神至上，可以统筹思想道德、解释行为性格理想等。

思维方式与价值观念相关，如何认识世界、如何看待得失、价值观念、人生观念，与思维方式的形成和落实有关。

思想道德与价值观念相关，三观影响行为，行为反应品德。行为与文化精神相关。

精神品格受价值观念影响，价值观念决定精神品格，解释所有性格、行为。

而三观决定思想、思维、行为、习惯、观点、观念。三观包括价值观念。因此，抽提 "精神至上，恬淡虚无，德高术才高" 为核心类别。

（2）记录备忘录（memo）

研究者需要记录备忘录。产生理论是研究者不断思考的过程，备忘录可记录理论产生过程中研究者的思考，包括遇到的问题、困难和解决办法等。备忘录是研究者在分析时和自己对话的过程，例如："这段话在说什么？""他真正想表达什么？""为什么是这样的？""还有什么我没有问到的地方？"

　　备忘录不是研究报告或正式的书面文件，是非常灵活的，可以用口语书写，主要是记录研究者当时的想法。备忘录举例如下。

【备忘录 1：记录方法学理解过程】

> 　　编码过程中：扎根理论编码的过程中很重要的原则就是使用"对比"，目的是争取发现最多的条目，不落掉任何有意义的编码，而且在第二步和第三步编码中，前后联系所有的编码，产生更深一层次的类别。所以，理论发掘的过程中，实际上是反复对比，反复前后联系，发掘内在的关系和联系，避免重复的过程。
>
> 　　不是什么都可以作为编码的，必须是有一定意义的名词、动词、形容词、副词、短语、句子，它们作为标签可以独立存在，具有一定概括性，有一定的意义。
>
> 　　在开放式编码阶段可以使用原话编码形式，甚至有的类别仍然可以使用一些原话。完成开放式编码。在轴心式编码阶段，寻找可以作为类别的编码或者重新产生一个具有特质和维度的类别，并在此阶段分析各个类别间的关系。在选择式编码阶段将产生最终的核心类别，它将是和各个类别都有联系的，每个类别都将围绕它，为它服务。
>
> 　　综合所有资料，丰富这个核心类别，使之有血有肉，也就是说，找出所有条件，即在什么条件下，在什么环境中，在什么前提下，产生了这个理论或者假说。

【备忘录 2：记录问题】

> 　　每行编码分析，有时候不是几行一个主题，一个编码。而是可能一行里有几个主题和编码，这种时候，怎么处理？是否说明分析者对于编码不熟练，不能准确地提炼编码？所以同一行的信息中主要的信息和次要的信息，不能很好地区分，不能很准确地提炼主题句。

【备忘录3：分析过程】

> 创造一个"平和"的"氛围"是需要医生有所作为的。研究者观察到，在整个诊疗过程中，医生的语速都不徐不缓，而且非常均匀，声调也非常均匀，没有让患者有一种非常"紧迫"的感觉，不是自己被医生很快地"打发掉"而急着看下一个患者。研究者看来，这种"平和的氛围"不只表现在医生的态度、表情、肢体语言上，也表现在医生的语速、医生的声调等非常具体的细节上。
>
> 这是需要医生在长期的诊疗过程中不断修炼的，医生的态度需要"有退有进，收放自如"，既让患者感觉到医生真正站在他的角度去理解他，关爱他，还能够从一个权威的高度指导他。但是作为医生来讲，这是一个比较高的境界，需要医生不断自我完善。医生面对的工作对象是"有血有肉"的人，医生作为治疗环节中的一个非常关键的部分，本身也是一个"有感情"的"治疗工具"，医生也有自己的主观世界。在影响患者的同时，自身并非不受任何影响，不能在医患沟通的过程中一味对医生提出要求，一味强调关注患者的主观世界。实际上，医生作为一个有"思想"、有"感情"的独立个体，其主观世界、医患交流对其带来的影响也同样不能被忽视。该医生从而谈到了作为一个合格的医生对待患者时的态度应该收放自如。因为医生健康的心态，反过来对于医患沟通的成功起着关键的作用。

3. 抽样结束，关闭研究

当研究者已经在一定深度上探究每个类别，找出了不同条件下其各种特质和维度，可以说该研究已经达到了饱和的水平。即研究者再进行访谈、分析，也不会有新的类别产生，不会丰富当前的发现了。"我构建的理论已经非常稳定，这棵'理论之树'已经枝繁叶茂，我可以停止我的研究了"。

一般一个成熟的扎根理论，大概需要30个访谈样本才算比较优质。研究的复杂度越高，需要的样本量越大。本研究可不拘泥于访谈，已发表文献、师承报告、经验集也属于原始资料，可以补充访谈发现。

（六）撰写扎根理论报告

作为结题所需，可以将来自所有不同研究资料的内容根据研究设计，统一进行汇报，报告应包括：前言、资料与方法、发现（结果）、讨论、结论五部分。

以上全文形成了本项目要求的传承研究报告——采取基于访谈的定性研究，结合已有名老中医经验集、弟子师承报告、发表文献等资料，抽提每位名老中医的学术观点、辨证施治方法、诊疗技术、用药特点、核心方药、传承要点等，形成名老中医传承研究报告。

特别说明：扎根理论不只是一种方法，也是一种科研设计和思维，研究者仍需要经过系统的扎根理论培训。

第三节　三角互证

三角互证（triangulation）指的是一种结合不同研究者、研究资料、研究方法等对同一问题进行分析的研究策略。"triangulation"一词来源于中古拉丁语，原意是"做三角"。在航海和土地丈量等领域，它是以三角形原理为基础的测量定位方法。采用两种或多种方法研究同一个问题，对不同方法的结果进行比较，可以使研究结果进行聚敛、互补，从而提高结果的可靠性、真实性。

一、三角互证方法学适用性分析

名老中医不仅有丰富的临床经验、独特的诊疗方法，而且有深厚的理论造诣、高尚的医德修养。医生的态度、诊疗行为、医患互动、文化精神都可以与疗效产生直接或间接的联系。因此要全面把握名老中医传承研究中的医术和医道内涵，全方位、多层次地传承。名老中医经验具有内容复杂、主观性强、难以量化的特点，为避免定量研究过程中对不可量化的内在主观世界描述性信息的丢失，可采用定性研究的方法，开展名老中医全人研究。三角互证是指在定性研究中使用多种方法或数据源来全面了解现象。三角互证在分析事件的过程中使用多种方法、理论、数据源或研究人员，从多个角度理解给定的现实，实现信息对抗，以尽量减少因单一分析角度导致的偏差，使用三角互证的研究策略可提高研究的效度和广度。

为验证研究的效度，整合不同来源的资料，可以采用三角互证法对文献、观察性研究资料、访谈资料进行互证。例如：通过先观察后访谈的方法，用访谈所得对整个名老中医诊疗过程中名老中医的诊疗行为和心理活动进行深度解析。破解名老中医对患者的生物干预、心理干预、社会支持干预、环境干预、认知与行为干预等方面的具体信息，有利于名老中医真实世界传承。还可以比较不同数据来源的资料是否具有明确的一致性，若不一致可深入探索访谈－观察－文献之间的鸿沟。

二、操作要点解析

（一）访谈资料及分析方法

以儿科专家为例，访谈材料来源于访谈对话的转录文字稿。访谈对象包括儿科名老中医、其传承弟子及患儿家属。受访弟子对名老中医学术思想、生活作风等比较了解；患儿及家属为就诊 3 次及以上，语言表达清晰。可选择采取目的抽样、理论抽样和滚雪球抽样相结合的方法。根据研究内容和对象的不同，针对性地设置访谈提纲，规范开展访谈。参照程序化扎根理论方法，采用三步编码，即开放式编码、轴心式编码和选择式编码对资料进行分析、抽提、归纳、总结，应用迅捷思维导图绘制类别关系图。

（二）观察资料及分析方法

观察法是指研究者根据一定的研究目的、研究提纲或观察表，用自己的感官和辅助工具去直接观察被研究对象，从而获得资料的一种方法。本次研究先进行非参与性观察，确定观察地点、对象、内容，最后撰写观察报告。观察内容为名老中医的疾病诊疗行为，包括接诊行为中的医患沟通，诊疗过程中的查体和处方用药，诊疗结束后的医嘱。医患沟通过程包括患儿及家长的就诊期望、依从性、就诊评价。经过多次观察后，统计并总结观察结果，撰写观察报告。

（三）文献研究及分析方法

检索名老中医学脉发表的或总结的文献，筛选出文献。归纳量化研究内容、方法和结果，应用思维导图绘制归纳结果。

三、三角互证研究方案及范例

李素卿教授为北京中医药大学东直门医院著名儿科专家，第二批全国老中医药专家学术经验继承工作指导老师，主任医师、教授。从事儿科临床、教学、科研工作 50 余年，在中医、中西医结合治疗儿科疾病方面积累了丰富的经验，尤其擅长反复呼吸道感染、多发性抽动障碍、小儿过敏性紫癜等。李素卿教授临床疗效显著，医德医风优良，受到了患者和业界广泛称赞。本研究以李素卿教授辨治反复呼吸道感染为例，采用三角互证策略，全面总结李素卿教授医术和医道两方面内容。

（一）访谈研究结果

1. 反复呼吸道感染的病因、辨证论治和用药特点

反复呼吸道感染的主要病机为正气不足，邪气相干，其中正气不足更为关键。病因：首先，是胎养不足、发生早产等引起先天禀赋不足，体质偏弱；其次，是饮食不节，主要是多食引起胃肠积热，腑气不通，肺气不降，易发复感；第三，不注意避风寒，贪凉吹冷等生活失于调护，也容易反复患呼吸道感染。

根据反复呼吸道感染患儿的不同表现，可分为 5 种类型：肺脾气虚证主要症见乏力、汗多、面色不华、口唇青，脉沉。治疗以补益肺脾，调补气血

为主，用玉屏风散加当归补血汤为主方。在此基础上加止咳止痒药，止咳可用桑白皮、枇杷叶、炙紫菀，止痒多用徐长卿。痰热恋肺证主要见咳嗽，容易发出吭吭声，舌苔黄腻，脉滑。治疗以清热解毒，利湿化痰为主，用桑白皮汤加减。脾胃伏热证主要见纳差，舌红，或兼有舌苔黄。治疗以清热导滞，消食和胃为主，用保和丸加减。如果舌苔厚，加苍术、砂仁。气阴两虚证主要见面色不华，口唇淡，舌质淡，少苔，脉沉。可用生脉饮加太子参、麦冬、五味子，佐以补血药，如当归、红景天等。伴有鼻衄者多见流清涕、揉鼻子等。治疗以过敏煎为主，加辛夷、白芷、炒苍耳子、路路通。如有鼻塞，见下鼻甲肥大，可加消瘰丸，即玄参、贝母、生牡蛎，再加夏枯草。

用药方面，为确保每一位患儿的安全，李素卿教授非常注意中药过敏情况，会询问全部初诊患儿是否存在白僵蚕、蝉蜕和鱼腥草等相关的过敏史。此外，为了提高患儿服药的依从性，李素卿教授在保证中药汤剂疗效的基础上，选择甜叶菊、芦根等药物进行调味，以改善中药汤药的口感和味道。

2. 全方位治疗

李素卿教授在反复呼吸道感染的治疗中，以中药内服为主，"常常单用或是结合手法按摩、药物外敷等治疗方法，也特别注重孩子的心理、家庭环境问题"。这种全方位治疗的理念，可提高临床疗效，增加患儿和家长的依从性。

全方位的治疗体现在医患沟通中，耐心细致，有问必答，和蔼可亲。患者常说"李素卿大夫态度很好，很慈善，我们问她，都会很耐心地给我们讲解"。与患儿沟通时，"都会跟孩子互动，让孩子有一种觉得没有那么害怕的感觉"，用孩子的交流方式，在互动游戏中平等友爱地沟通。在整个诊疗过程中，李素卿教授会给患儿家属介绍诊疗方案，患儿家属配合度会大大提高。除了药物治疗，李素卿教授会详细地介绍饮食要求、生活调摄等。例如"一口肉，两口饭，三口水果，四口菜""要把上衣掖到裤子里，然后少吃一点"。

3. 全周期治疗

李素卿教授在治疗疾病中，"强调要分期诊治，在病症的急性期重视祛邪以保存正气，而在急性期后则特别强调扶助正气，顾护脾胃。她在疾病的后期常采用益气固表，补气养血，消食和胃之法以善后"。分期也包括"患儿所处的特殊时期。小儿'脏腑娇嫩，形气未充'，不耐攻伐。小儿生长发育对气血的需要旺盛。故患病后正气与邪气交争，气血耗损，易出现胃气失和、气血不足之证"。

4. 医德医风

（1）勤业敬业：李素卿教授看病特别仔细，先是认真听取患者家属和患儿的叙述，"望闻问切，每一步都不落。细心、敬业。会看每一个小孩的面色、口唇，听诊时会把前胸整个听一遍，后背从上到下也听一遍"。这使得她可以更加准确地把握患儿的病情，常常可以提前预警重病，也能在疑难杂症中抽丝剥茧，明确诊断。"这是一种敬业，这种敬业精神值得我们后一代人去学习。我们是真的受益于她，很感谢"。李素卿教授以出众的临床诊疗技能和认真细致的检查诊疗，一次次地妙手回春，正是《大医精诚》中的"唯用心精微者"。

（2）患者至上：李素卿教授秉持"以患者为中心"的理念，想方设法方便患者，提高疗效，全心全意地为患者服务。"儿科是我们医院最早开展夜诊的科室，初衷就是为了方便患儿就诊，多数患儿家长只有晚上才有时间带孩子来看病，这也为'有病早治'提供条件。这是以医务工作者牺牲更多的休息时间换来的。李主任就是这样以身作则的"。李教授常说"乐于奉献的文明行医风尚是每一位医务工作者的责任"。在门诊上，经常有患儿着急看病，即便超过中午12点，李素卿教授也常常给加号，并且耐心认真地看完，令患儿家属非常感动。"患者有问题，我就回答，一直答到满意了就行了。患者来看病，就是为了解除痛苦，不能给他们思想压力，也不要给孩子压力"。

（3）廉洁行医："克己奉公、廉洁行医是一个医务工作者的行为准则，全心全意为人民服务，对党、对人民负责是我们人民医生的神圣职责。对患者负责就是对人民负责，也就是对党负责，为人民服务不能讲价钱。发扬救死扶伤，忠于职守，爱岗敬业，乐于奉献的文明行医风尚是每一位医务工作者的责任"。李素卿拒不收礼的事情举不胜举，无数次把那些送礼的人拒之门外。她是发自内心地体谅患者，"农村收获一点多辛苦，我不能要你们的东西""救死扶伤是我们的职责，患者本来就需要营养，我们做医生的，怎么能釜底抽薪，发患者的财"。于是有患儿的父母便买来一块匾，"高尚的医德，精湛的医术"送给儿科。这高悬的镜匾，正是对李素卿教授一生最好的写照。

以上访谈研究结果，如图 5-7 所示。

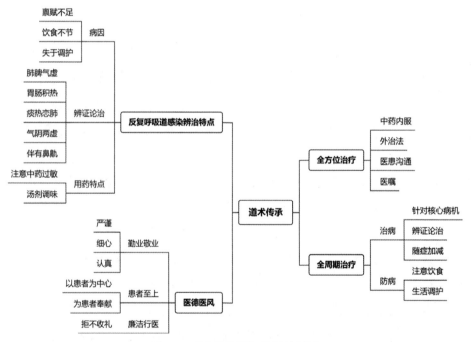

图 5-7 "道术传承"类别结构图

（二）观察研究结果

通过在李素卿教授门诊跟诊，记录李素卿教授诊疗反复呼吸道感染患儿的接诊情景、病历情况和医嘱情景，总结李素卿教授治疗反复呼吸道感染的诊疗要点，分析疗效要素。结果显示，李素卿教授接诊时态度和蔼、四诊仔细，医患沟通时的行为艺术，赢得患儿和家长的配合，同时遇到典型体征会指导学生识证，遇到典型病例会讲解疾病的因机证治。记录医案认真仔细，病证结合，询问全部初诊患儿过敏情况。会为患儿指导饮食和生活调摄方案。（表5-3）

表5-3　观察李素卿教授诊疗10例反复呼吸道感染患儿的情况（√为是）

		1	2	3	4	5	6	7	8	9	10
接诊情景	态度和蔼	√	√	√	√	√	√	√	√	√	√
	四诊仔细	√	√	√	√	√	√	√	√	√	√
	兼顾带教		√			√	√				√
	沟通艺术	√	√	√	√	√	√		√	√	
病历情况	认真记录	√	√	√	√	√	√	√	√	√	√
	询问过敏	√	√	√	√	√	√	√	√	√	√
	病症结合	√	√	√	√	√	√	√	√	√	√
医嘱情况	指导饮食	√	√		√	√	√	√	√	√	√
	指导穿衣	√	√								√

诊疗情景实录：

诊病情景：李素卿教授亲切地微笑着，问患儿："宝贝儿，怎么啦？"家长开始讲述发病情况和刻下的症状。李素卿教授接着认真仔细地查体，心脏听诊至少要1分钟，肺部听诊是前后、左右对称着听，"心律是88次/分钟，肺里边没事，挺干净的"，一边查体一边跟家长和同学们报告查体结果。接着跟患儿用商量的语气说："给我看看你的大舌头好不好？"接着自己做伸舌头的示范。患儿慢慢伸出舌头，李素卿教授开心地伸出大拇指给患儿点赞："真棒！真乖！"患儿也开心地笑了起来。李素卿教授拿着手电筒检查咽喉，"张大嘴让我看看嗓子，真棒！咽充血，咽后壁淋巴滤泡增生"。接着又检查鼻孔，"下鼻甲是苍白的"。李素卿教授接着跟同学们说："你看他眼轮发青，口周发青，舌淡红，苔白腻，脉沉，你们都摸一摸脉。"于是跟诊的同学们都开始轮流摸脉。

病例记录：患儿，男，7岁。近1年来反复感冒，近1周咳嗽，有痰，无发热，咽痒，鼻子痒，鼻塞，纳差，汗多，面色不华，口唇淡红，咽部充血，咽后壁淋巴滤泡增生，下鼻甲肥大苍白，舌质淡红，苔薄白而腻，脉沉。诊断：反复呼吸道感染，过敏性鼻炎。中医证候：肺脾气虚，胃肠积热。处方：黄芪25g，白术10g，防风6g，赤芍10g，当归5g，桑白皮10g，蝉蜕5g，辛夷8g，白芷8g，苍耳子5g，石菖蒲10g，夏枯草10g，金荞麦25g，生甘草6g，鱼腥草25g，枇杷叶9g，紫菀9g，款冬花9g，穿山龙9g，鸡内金10g，山楂10g，莱菔子10g，砂仁5g，甜叶菊4g，黄芩10g，颗粒剂7剂，水冲服。开药过程中询问是否有鱼腥草等过敏。

医嘱情景：开完方子，拉着患儿的手，认真地说："要记住，好好吃饭，一口肉、两口饭、三口水果、四口菜，不喝饮料不吃糖，每次吃完饭后都要漱口。记住了吗？咱们拉钩！"于是跟患儿小拇指拉钩，大拇指相对，"盖章，咱们盖章喽！答应我的事情一定要做到噢！"患儿点头答应。接着对家长说："你给孩子买个高领的衣服，这有个天突穴，露在外面，风一吹，孩子就容易感冒。把上衣掖到裤子里，不要让孩子着凉。"家长连声答应："好的，一定一定！"

（三）文献研究结果

检索李素卿教授治疗反复呼吸道感染相关文献，2篇近期发表的关于李素卿教授治疗反复呼吸道感染的数据挖掘研究文献。分别为《李素卿教授治疗儿童反复呼吸道感染用药规律的多维度分析》《Data Mining and Systematic Pharmacology to Reveal the Mechanisms of Traditional Chinese Medicine in Recurrent Respiratory Tract Infections' Treatment》，我们从研究内容、研究方法和研究结果进行提炼总结，发现李素卿教授治疗反复呼吸道感染以补益肺脾为核心治法，兼顾清肺化痰、清胃消积等，近年来增加了清胃消积的治法（表5-4）。

表 5-4 李素卿教授诊疗反复呼吸道感染量化研究文献总结情况

条 目	文 献	Luo et al.，2020	骆长永等，2021
样本情况	样本时间	2019～2020 年	2012～2020 年
	样本量	100 诊次	3898 诊次
研究方法和结果	描述性分析（总结药物药性、药味、归经）	寒药主要是苦寒和甘寒，温药主要是甘温和辛温	寒药主要是苦寒和甘寒，温药主要是甘温和辛温，归经主要为肺、胃、脾经等
	层次聚类（挖掘药物组合）	药物组合 6 个：补益肺脾；清化胃肠积热；软坚散结；清肺利咽；辛温通窍；清肺止咳	严格筛选的稳定药物组合 2 个：补益肺脾、清热化痰；清化胃肠积热
	关联规则（获得核心处方）	核心处方：黄芪、白术、防风、当归、赤芍是治疗反复呼吸道感染的核心方药	无
	流年分析（探索治法演变）	无	用药流年变化：2015 年后清化胃肠积热的治法逐渐增加

（四）三角互证的道术传承模型构建

本次的三角互证研究通过多种方法对访谈资料、观察资料和量化研究文献资料进行分析，将各研究结果聚敛、互补和分歧整合，将李素卿教授治疗反复呼吸道感染的道术传承内涵总结提炼为"三全治人"，即为"全身心、全方位、全周期"（图 5-8）。

1. 全身心

全身心包括李素卿教授勤业敬业、患者至上、廉洁行医的文明行医风尚。这样爱岗敬业，乐于奉献的医德风范赢得了患儿及家属的信任和喜爱，孩子们都亲切地称呼她为"李奶奶"，在服药和遵从医嘱方面非常认真严格，大大提高了临床疗效。

2. 全方位

全方位包括中药内服、外治法、医嘱和医患沟通。中药内服方面，李素卿教授以辨证论治为主，主要治法为补益肺脾、清肺化痰、清胃消积，在此基础上随症加减；外治法包括手法按摩、药物贴敷等；医嘱方面包括患儿的饮食和生活调摄；医患沟通方面体现在通过耐心地问答、细致地解释病情，以建立良好的医患关系，这不仅容易获得最真实的信息，有利于诊断，同样利于患儿遵从医嘱，规范服药，注意饮食和建立良好的生活习惯，也是治疗的重要组成部分。

3. 全周期

全周期包括治病、防病两方面。治疗上以补益肺脾、调和气血一法贯穿，兼用清肺化痰、清胃消积等法。针对反复呼吸道感染的病因，李素卿教授交代每一位患儿及家长，注意饮食和生活调摄，饮食上采用"一口肉，两口饭，三口水果，四口菜"，饭后漱口，生活上尤其重视颈部和肚脐的防护，避免风寒侵袭。

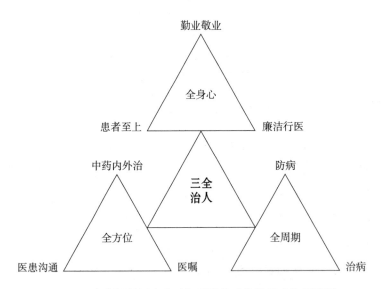

图5-8 李素卿教授治疗反复呼吸道感染的道术传承模型

（五）讨论

1. 道术传承思路使名老中医传承研究更为全面

目前的中医传承研究注重采用数据挖掘、验案分析等量化研究方法，针对名老中医医术进行经验总结，对于医道方面的研究存在不足。医术和医理是传承的基本内容，医道是传承的核心和最高境界。医道包括行医道德规范和行为准则所体现的价值定位。以道统术、以术载道，二者密不可分。在李素卿教授的道术传承研究中，"全方位"和"全周期"治疗为直接的疗效要素，可称为"医术"；"全身心"是内在的道德文化，是间接的疗效要素，可称为"医道"。道是术的升华，术是道的体现。在名老中医传承研究中，我们用"道术结合"的思路，更为完整和全面。李素卿教授的医德医术，让患儿及家属改变了对中医的观念，中医不是慢郎中；家长们非常希望李素卿教授的优秀品格和高超医术能够传承下去，甚至希望自己的孩子能够学医；有一些孩子也表示想让李奶奶当他的老师，未来也想成为一名中医。因此，在中医传承教育中，不但要注重学生医疗技术能力的培养，也应该加强对医德医风的引领和培育。

2. 三角互证的研究方法可提高名医传承研究的效度和广度

三角互证是一种旨在提高研究效度、广度的研究策略。结果的聚敛可使结果的可靠性、真实性提升。聚敛指向效度，结果的互补可以从不同维度、角度丰富研究结果。互补指向广度，结果的分歧可以让研究者更加谨慎并思考分歧的原因。本研究中对李素卿教授诊疗过程中非线性的、不可量化的文化精神和价值观念等，通过访谈和观察研究方式在医道内容的研究中获得了高质量的聚敛效果。访谈研究和量化文献研究既有聚敛也有分歧，聚敛部分进一步明确了李素卿教授针对反复呼吸道感染核心病机，以补益肺脾为主，兼顾清肺化痰、清胃消积等辨证论治思想；分歧在于访谈中，李素卿教授认为气阴两虚也是重要的证型之一，但是在量化研究中发现近10年的处方中使用益气养阴的处方极少，进一步分析发现随着患儿饮食结构的变化，近些年来胃肠积热证的患儿逐渐增加，气阴两虚证的患儿逐渐减少，这也提示我们在总结名老中医经验时也应该重视时间维度的分析。此外，访谈研究与量化研究可以起到很好的互补作用。量化研究早已经被证实在名老中医医术研究中发挥重要作用，访谈研究在挖掘名老中医医道内涵方面独具优势。访谈研究和量化研究相结合的方法在名老中医"道术"传承中可以起到优势互补的作用。

（六）结论

本研究采用"访谈－观察－文献"的研究资料三角互证、"名老中医－传承弟子－患者"的研究对象三角互证，"扎根理论－观察报告－量化分析"的研究方法三角互证，对研究结果进行聚敛、互补和分歧整合，构建了李素卿教授治疗反复呼吸道感染的"三全治人"模型，即全身心为患者服务的医德医风，涵盖内外治法、身心同调、注重家庭环境等的全方位治疗措施，以及重视治病和防病的全周期的治疗理念。李素卿教授治疗反复呼吸道感染以补益肺脾为核心治法，兼顾清肺化痰、清胃消积等，全身心、全方位和全周期的治疗理念是名医传承的重要"道术"内涵，三角互证研究方法在总结名老中医道术内涵方面具有一定优势。

第六章　共识性研究

共识性研究是通过集结群体决策中所有决策个体意见，进而获得统一意见的研究方法。应用共识性研究方法，将形成的基于名老中医群体的治疗重大难治病经验和方案进行共识研究，进而推广，不仅有助于中医药理论创新，推广了名老中医经验，更可以辅助临床决策，指导临床实践。

目前常用的四种正式共识方法有德尔菲法（Delphi method）、头脑风暴法（brain storming）、共识会议法（consensus conferences）、名义群体法（nominal group technique）。通过提取文献中的"症状－证型－方药"特点，选取以下科学方法形成专家共识。四种共识方法比较见表6-1。

表6-1　四种共识方法实施比较

方法	定义	步骤	优点	缺点
德尔菲法	重复进行的专家咨询过程，以整合一组专家个人意见成群组共识为目的的主观评价和预测的方法	1.确定研究主题 2.选择专家组成员 3.编制问卷并发放问卷 4.回收问卷与分析 5.编制下一轮问卷与发放 6.分析问卷及撰写结果报告	1.专业性强 2.匿名性 3.信息反馈性 4.统计推断性 5.专家意见的综合性	1.专家评价存在主观偏倚 2.耗时长，占精力较多

续表

方法	定义	步骤	优点	缺点
头脑风暴法	就某一个主题，与会者畅所欲言，彼此启发，产生连锁反应，尽可能多地产生创意，然后对创意方案进行评价分析，获得最佳方案	1.准备：设定目标，拟定人员 2.热身：说明程序，抛出话题，氛围轻松自由 3.明确问题：简要介绍主题，避免干扰与会者思维 4.畅谈：思维碰撞引发新创意 5.筛选：获得最佳方案	1.集体思考 2.排除评论性的判断 3.鼓励自由想象 4.要求提出一定数量的设想 5.探索研究组合与改进设想	1.易注意力分散产生观点遗忘 2.互动群体规模较大时，场面不易控制，实施过程较难
共识会议法	由相关专家、群体、代表等以投票、排序、公开讨论的方式或其他互动方法，针对决策或研究发现进行评估，再将这些多元化的决议整合出最重要的指导建议	1.选定主题 2.组成咨询委员会 3.组成公众小组 4.预备会议 5.组成专家小组 6.正式会议	1.面对面交流，有利于产生意见和建议 2.形式灵活，内容丰富 3.经济方便，有利于快速决策	对于群体意见的综合分析方法尚不够明确
名义群体法	将一群具有各种各样才能、知识和技能的人的判断集中起来进行判断和选择	1.介绍主题，发放相关材料 2.独立发表书面意见 3.逐一陈述观点 4.群体讨论，明确相关观点 5.汇总并排序，取最高结果	允许群体成员正式地聚在一起，又不像互动群体那样限制个体的思维，适合需要较复杂的独立思维的情境	互动群体规模较大时，场面不易控制，实施过程较难

第一节 德尔菲法

德尔菲法（Delphi method）是专家共识法的一种，在我国又称为专家评分法或者专家咨询法，是采取匿名的方式广泛征求专家的意见，经过反复多次的信息交流和反馈修正，使专家的意见逐步趋向一致，最后根据其综合意见做出评价的一种定量与定性相结合的预测、评价方法。德尔菲法的提出是为了克服一般的专家讨论中存在的屈从于权威或盲目服从多数的缺陷。它是一种背对背的征询专家意见的调研方法，采用匿名发表意见的方式，针对特定问题采用多轮专家调查，专家之间不得互相讨论，不发生横向联系，只能与调查人员发生关系，通过多轮次调查专家对问卷所提问题的看法，经过反复征询、反馈、修改和归纳，最后汇总成专家基本一致的看法，作为专家调查的结果。德尔菲法可以有效地消除成员间的相互影响，可以充分发挥专家们的智慧、知识和经验，最后能得出一个较好反映群体意志的判断结果。

一、方法学适用性分析

德尔菲法有如下三个特点：①匿名性。在德尔菲法的实施过程中，专家们彼此互不知道其他有哪些人参加预测，他们是在完全匿名的情况下交流思想的，即所谓的"背靠背"方式。这种匿名性有助于创造一个安全平等的环境，使专家们更愿意分享他们的真实想法。②反馈性。专家可以综合考虑其他专家的意见和建议，同时结合自己的专业知识做出新的判断。这样反复多轮之后，专家们考虑问题的角度就会比较全面，他们的意见也会逐渐趋同并最终达成一致。③在共识中应用统计学方法。德尔菲法采用统计方法对专家意见进行处理，其结果往往以概率的形式出现。共识中若有定量评分的指标，需要对专家的打分数值进行统计，算出中位数和上下四分位数，以反映专家意见的集中和离散程度。以上三个特点对开展名老中医传承共识性研究具有普适性，具体实施的过程中只需符合德尔菲法的要求即可开展。

二、操作要点解析

第一步：组成专家小组明确研究目标，根据项目研究所需要的知识范围，确定专家。专家人数的确定主要依据所共识项目的研究目的和研究范围大小来定，一般 8～20 人为宜。

第二步：向所有专家提出所要征询的问题及相关要求，并提供相关的背景材料，同时由专家确认是否有缺少的材料。然后，由专家做书面答复。

第三步：专家针对上会的问题和材料，结合自己的知识和经验，提出自己的意见，并说明依据和理由。

第四步：将各位专家第一次判断意见归纳整理，或直接分发给各位专家或请身份更高的其他专家加以评论，然后把这些意见再分送给各位专家，以便他们参考后修改自己的意见。

第五步：专家根据第一轮征询的结果及相关材料，调整、修改自己的意见，并给出修改意见的依据及理由。

第六步：按照以上步骤，逐轮收集意见并为专家反馈信息。收集意见和信息反馈一般要经过 3～4 轮。在向专家进行反馈的时候，要匿名进行，只给出相关意见，隐藏专家名字。这一过程重复进行，直到每一个专家不再改变自己的意见为止。

目前，德尔菲法在不断的发展过程中，被应用到越来越多的领域，如医学、药学、教育学、人力资源等。近几年，德尔菲法在中医药研究中的应用越来越广泛，多运用于诊断标准、疗效评价等。如孔乔围绕中药治疗中风后失语，运用数据挖掘技术探讨针对该疾病的方药证治规律，探索形成治疗中风后失语的有效中药方案，并采用德尔菲法进行验证，旨在规范中风后失语的中药治疗，形成专家共识，进一步提升其临床疗效。陈钢采用德尔菲法，通过 3 轮问卷调查，将专家对糖尿病肾病中医证候的认识进行归纳、整理、总结、反馈、再总结，总结专家在糖尿病肾病中的诊治经验。

第二节　头脑风暴法

头脑风暴法（brain storming）是使个体在面对具体问题时能够从自我和他人的求全责备中释放出来，从而产生尽可能多的想法。

一、方法学适用性分析

头脑风暴法要遵循以下四条原则：①排除评论性的判断。对设想的评论要在以后进行。②鼓励"自由想象"。设想看起来越荒唐就越有价值。③要求提出较多数量的设想。设想的数量越多，获得有价值设想的可能性就越大。④探索研究组合与改进设想。除了与会者本人提出的设想之外，要求与会人员提出改进他人设想的建议；或者要求与会者指出按照他们的看法怎样做才能将几个设想综合在一起，然后提出一个新设想。

二、操作要点解析

头脑风暴法力图通过一定的讨论程序与规则来保证创造性讨论的有效性。从程序来说，组织头脑风暴关键在于以下几个环节。

1. 确定议题

一个好的头脑风暴是从对问题准确的阐明开始的。因此，在会前确定一个目标，使与会者明确会议需要解决什么问题，同时不要限制可能的解决方案的范围。一般而言，比较具体的议题能使与会者较快产生设想，主持人也较容易掌握，比较抽象和宏观的议题引发设想的时间较长，但设想的创造性也可能较强。

2. 会前准备

为了使头脑风暴畅谈会的效率较高、效果较好，可在会前做一点准备工作。如收集一些资料预先给大家参考，以便与会者了解与议题有关的背景材料和外界动态。就参与者而言，在开会之前，对于要解决的问题一定要有所了解。会场可做适当布置，圆环形面对面的座位比教室式一排排的座位更为有利。此外，在头脑风暴会正式开始前还可以出一些创造力测验题供大家思考，以便活跃气氛，促进思维。

3. 确定人选

一般以 8 ～ 12 人为宜。与会者人数太少不利于交流信息，激发思维，人数太多则每人发言时间相对较少，并且会场秩序难以控制，影响讨论效率。只有在特殊情况下，与会者的人数可不受上述限制。

4. 明确分工

要确定一名主持人，一名记录员。主持人的作用是在头脑风暴畅谈会开始时重申讨论的议题和纪律，在会议进程中启发引导，掌握进程。如通报会议进展情况，归纳某些发言的核心内容，提出自己的设想，活跃会场气氛或者让大家静下来认真思索片刻再组织下一阶段发言。记录员应将与会者的所有设想都及时编号简要记录，最好写在黑板等醒目处，让与会者能够看清。记录员也应随时提出自己的设想，切忌持旁观态度。

5. 规定纪律

根据头脑风暴法的原则，需要规定会议纪律，所有参会者必须遵守。如要集中注意力积极投入，不消极旁观，不私下议论，以免影响他人的思考。发言要直截了当，有目的性和逻辑性，不可冗杂。与会者之间互相尊重，平等相待，切忌相互褒贬等。

6. 掌握时间

会议时间由主持人灵活掌握。一般来说，以几十分钟为宜。时间太短与会者难以畅所欲言，太长则容易产生疲劳感，影响会议效果。据研究，会议开始进行到 10 ～ 15 分钟以后，容易产生创造性较强的设想，因此会议整体时间安排在 30 ～ 45 分钟较为合适。倘若需要更长时间，就应把议题分解成几个小问题分别进行专题讨论。

头脑风暴法是一种创新性技法，在中医药行业急需创新发展的背景下，头脑风暴法等创新性技法的应用就显得尤为重要。

第三节　共识会议法

共识会议法（consensus conferences）是指由各相关专家、群体、代表等以投票、排序或其他方式达成共识的互动方法（公开讨论的方式）。针对决议、研究成果或建议等进行评估，再将这些多元化的决议整合出最重要的指导建议。会议分两个部分：公开讨论和会议委员会讨论。优点：可以面对面地进行讨论、交流，有利于产生更多的意见和建议；与会专家能自由发表意见，各种观点能相互借鉴、启发；经济方便、有利于快速决策。缺点：与会人员的意见易受个别权威专家的意见影响；与会者可能不愿发表与众不同的意见等。

一、方法学适用性分析

共识会议法是一种可以用在中医指南制定过程中针对专家意见讨论及观点阐述进行分析的方法。特别是当缺乏证据支持和现有文献不足时，指南制定小组可以基于自己的专业知识和经验，经过群体共识会议起草出可供参考的共识性的推荐建议。名老中医传承研究所获得的道术精华，形成条目，通过开展共识会议法可以取得不同规模的行业共识，形成"共识声明"或"推荐意见"，以使更多人群受惠于名老中医治疗重大难治病或常见病的道术经验。

二、操作要点解析

组织共识会议步骤如下。

1.遴选会议小组。遴选出一个基础广泛、具备相关领域专业知识、具有独立性质的小组；能够在研究主题上给出较客观的和专业化的意见；小组成员之间应排除任何学科或经济利益上的冲突。

2.会议分两个部分，即公开讨论会和委员会。在公开讨论部分主持人邀请专家依次陈述个人观点和建议，并且接受其他专家或会议小组的咨询和提问。然后组织小组委员会进行研讨和材料的整理，准备撰写共识声明。

3. 预设 4 ～ 5 个问题以便确定会议的讨论范围。问题应当是会议小组通过系统的文献检索提出，并保证所有与会者对这些问题都熟知。会议小组引导专家们进行讨论。

4. 会议小组通过对专家的发言进行梳理和归纳，整合总结专家们的意见和建议。

5. 会议结束前，会议小组通过小组委员会撰写好共识声明草稿，然后在公开讨论会上进行讨论，最后将讨论结果进行修改完善，两会达成共识后将结果公布于众。

6. 共识结果应该被认真对待，广泛推广，并及时落实到实际行动中。

第四节　名义群体法

名义群体法（nominal group technique）是指小组成员在决策制定过程中限制讨论，即成员之间不允许进行任何口头语言交流，交流是通过纸和笔。名义群体法在决策过程中对群体成员的讨论或人际沟通加以限制，需要保证群体成员保证独立思考。像召开传统会议一样，群体成员都出席会议，但群体成员首先进行个体决策。

一、方法学适用性分析

名义群体法基于个体决策，充分尊重个体意见，并通过讨论，综合排序最高的想法作为决策。在中医药领域多应用于指南制定、构建名老中医专家共识等，最终形成行业标准，方法适用性较好。

二、操作要点解析

名义群体法强调在决策制定过程中限制讨论，群体成员必须独立思考问题。名义群体法遵循以下步骤：

1. 召集人向群体成员公布讨论主题，并进行会议说明，每个成员独立地写下与主题相关的修改、完善意见，在此期间不允许讨论。

2. 经过一段有限时间后，每个成员将自己的想法提交给召集人，同时逐一向大家说明自己的想法，其表述过程由召集人全部记录（通常记在小黑板或活动挂图上），在所有的想法都记录下来之前不进行讨论。

3. 召集人开始主持讨论，确保每个人被允许做出贡献和讨论，对以上观点进行评价或者提出异议。

4. 每一个群体成员独立地将汇总后的各种想法依据自己的意见排出次序（可以采用 5 分制形式打分），最后的决策是综合排序最高的想法。

附1：基于名老中医治疗慢性肾小球肾炎道术经验推荐意见的研究方案及范例

（一）研究目的

基于名老中医群体治疗慢性肾小球肾炎道术经验的异同点，使用名义群体法、德尔菲法，形成名老中医治疗慢性肾小球肾炎的推荐意见。

（二）研究方法

1. 名义群体法

（1）名义群体法参与者及专家选择依据：参与者应选择名老中医本人或名老中医学术传承人 1 ～ 2 名。

（2）名义群体法共识的内容：参考名老中医群体治疗慢性肾小球肾炎道术经验的分析结果，形成《基于名老中医治疗慢性肾小球肾炎的中医诊疗推荐方案》；术语和定义，分别是"慢性肾小球肾炎""道术"等；慢性肾小球肾炎的分类、症状、辨治方案。

（3）名义群体法的操作程序与方法：共识会议前 2 周通知参会专家此次会议的时间安排、目的及流程，让专家有充分的准备。

共识会议议程如下：

会议相关内容介绍：由课题负责人介绍标准的立项背景，名义群体法方案及需要共识的内容。

发放会议相关资料：包括《基于名老中医治疗慢性肾小球肾炎的中医诊疗推荐方案》的草案初稿。

独立发表书面意见：参会人员就共识内容提出修改、完善意见，并将意见写在专家共识意见表的空白处，时间持续 30～40 分钟，发表意见期间不允许讨论。

休息：休息 15 分钟，其间工作人员收集参会人员的意见表、扫描，以发表意见的人员姓名命名并整理形成文件夹，最后按姓名拼音首字母排列显示于大屏幕。

专家陈述、讨论：根据文件夹顺序，参会人员轮流陈述自己的意见，陈述之后全体成员进行讨论。

共识修改、完善：讨论后，课题组根据参会人员的讨论结果对共识进行修改、完善，形成新的共识结果。

投票、签字：专家对新的共识结果进行投票，并当场打印让参会人员签字。

2. 德尔菲法

（1）专家调查问卷设计：问卷将对各条目的认同情况设置成"认同""不认同"选项。同时，将对各条目的认同程度量化分级，参考 Likert5 级评分法，分级结果：很不重要（1 分）、不重要（2 分）、一般（3 分）、重要（4 分）、很重要（5 分）。专家根据自身经验和理解，对各条目的认同情况做出"是""否"的判断，同时对各条目的认同程度进行评分。问卷中设立"其他"项，以充分收集被调查者的意见，可提出给定以外的条目作为补充。另外，设立附加栏，专家可以对调查问卷提出自己的意见。

（2）遴选专家：本研究拟选取名老中医本人或名老中医弟子、慢性肾脏病行业内权威专家共 20～30 人。

（3）专家共识步骤

A. 进行第一轮专家问卷调查，请专家对各条目的重要性和重视程度进行打分，并在每个部分后设置开放性问题，以充分收集专家意见。

B. 对第一轮专家调查问卷进行统计分析，筛选和补充修改条目。

C. 将统计结果反馈给专家进行第二轮专家问卷调查，并统计分析结果，根据专家一致性评分系数决定是否进行第三轮调查。

（4）主要统计指标

A. 专家结构统计指标

$$专家积极程度 = \frac{回收问卷份数}{发放问卷份数} \times 100\%$$

专家地域组成分析、专家职称情况及工作平均年数

专家权威程度系数：Cr=（Ca+Cs）/2

Ca 专家打分依据、Cs 专家熟悉程度见表 6-2、表 6-3。

表 6-2　Ca 专家打分依据

判断依据	较多	一般	较少
实践经验	0.5	0.4	0.3
理论分析	0.3	0.2	0.1
国内外研究进展	0.1	0.1	0
直觉	0.1	0.1	0.1

表 6-3　Cs 专家熟悉程度

非常熟悉	比较熟悉	一般熟悉	不太熟悉	不熟悉
1.0	0.8	0.4	0.2	0

B. 条目指标

各条目专家评分均数：各个条目专家评分总和 / 评分专家数。

各条目标准差：各专家评分与其平均数离差平方的算术平均数的平方根。

各条目满分率：打满分的专家个数 / 总评分专家数。

各条目专家评分变异系数：标准差 / 评分均数。

C. 专家的协调程度

专家的协调程度表示专家对条目意见的一致程度，用肯德尔协同系数表示。

$$肯德尔协同系数\ W = \frac{12S}{K^2(N^3-N)-K\sum_{i=1}^{K}T_i}\ ;\ T_i = \sum_{i=1}^{m}(n_{ij}^3-n_{ij})/12$$

检验结果：若 $P < 0.05$，则说明专家的评分具有一致性，结果可接受。

注：N 为条目数；K 为评分专家数；S 为每个条目分数之和与所有这些和的平均数的离差平方和；m_i 为第 i 个专家的评定结果中有重复份数的个数，n_{ij} 为第 i 个专家的评定结果中第 j 个重复分数的相同分数个数。

（5）删除条目标准：根据满分率、平均值和变异系数，采用界值法完成对条目的筛选，具体如下。若：①该条目满分率＜各条目满分率平均值－各条目满分率标准差；②该条目平均值＜各条目平均值－各条目平均值标准差；③该条目变异系数＜各条目变异系数平均值－各条目变异系数标准差。满足任意一项则删除条目。

附2：名老中医治疗重大难治病异同比较共识范例

根据数据挖掘结果及各名老中医文献或访谈内容设置问卷，对各条目的情况设置"同意""不同意""其他"选项。同时，将对各条目的认同程度量化分级，参考Likert5级评分法，分级结果：很不重要（1分）、不重要（2分）、一般（3分）、重要（4分）、很重要（5分）。专家根据自身经验和理解，对各条目的认同情况做出"是""否"的判断，同时对各条目的认同程度进行评分。问卷中设立"其他"项，以充分收集被调查者的意见，可提出给定以外的条目作为补充。另外，设立附加栏，专家可以对调查问卷提出自己的意见。

（一）遴选专家

名老中医室站内共识：取名老中医本人，或名老中医弟子2人及以上。
同行共识：选取该领域同行30～50人。

（二）专家共识步骤

首先进行团队内部共识，根据内部共识结果进行同行评审共识。具体步骤如下：

1.进行第一轮专家问卷调查，请专家对各条目的重要性和重视程度进行打分，并在每个部分后设置开放性问题，以充分收集专家意见。

2.对第一轮专家调查问卷进行统计分析，筛选和补充修改条目。

3.将统计结果反馈给专家进行第二轮专家问卷调查，并统计分析结果，根据专家一致性评分系数决定是否进行第三轮调查。

（三）统计指标

1.人员基本信息

问卷人员姓名、年龄、职称、单位、工作时间等。

2.共识信息

根据数据挖掘结果，结合名老中医经验文献与名老中医访谈内容设置问卷，基本包含治则、治法、核心方药、症药加减、名老中医医道精华（如沟通方式、医德医风、医嘱等）信息。

3.问卷信息

除以上两者基本信息外，仍需包含问卷基本信息，包括判断依据（实践经验、理论分析、国内外研究进展、直觉）与问卷熟悉程度（5级，分为非常熟悉、比较熟悉、一般熟悉、不太熟悉、不熟悉）。

流程如图6-1所示。

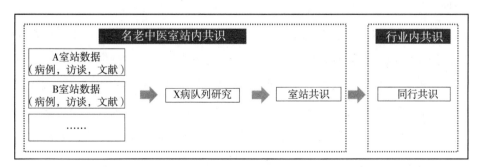

图6-1　共识流程图

第七章　数据挖掘

数据挖掘（data mining，DM），是从大量存在噪声的、不完全的、模糊和随机的数据中，提取出隐含在其中的具有潜在利用价值的信息和知识的过程。数据挖掘是一种决策支持过程，它主要基于统计学、机器学习、人工智能等，高度自动化地分析和挖掘规模化数据，做出归纳性的推理，从中挖掘出潜在的模式，从而帮助使用者进行信息预测和行为决策。

一、方法学适用性分析

近年来，随着信息技术的不断发展，数据挖掘引起了各行各业的极大关注。其主要原因是，由于大量业务系统已经实现信息化运行，在业务支撑过程中积累了大量数据，包括用户行为数据、管理数据、专业资料数据，迫切需要将这些数据转换成有用的信息和知识，并广泛应用于业务运行的支撑中。这些从数据中获取的信息和知识可以广泛用于各种实践应用，包括商务管理、生产控制、市场分析、科学研究、医疗决策等领域。

随着医学数字化时代的到来，数据挖掘在医学领域中越来越多地被使用。医学领域里科学研究的一个重要发展趋势就是数据驱动模式的兴起。以前进行医学实验研究的目的是获得结论或者是提出一种新的假设，而现在通过对海量数据的研究来探索其中的规律，可以直接提出假设或得出可靠的结论，从而数据驱动已经成为医学知识获取的一个来源。另一方面，需注意的是大数据作用与价值的重点在于能够引导和启发研究者的创新思维，并辅助决策，运用智能挖掘技术，才能有效利用海量的医学数据资产，最大化地总结既往医疗行为背后的隐藏规律，揭示科学规律。

二、数据挖掘关键技术

数据挖掘所利用的核心分析技术包括统计分析、机器学习、人工智能等。统计学是通过搜索、整理、分析、描述数据等手段，以达到推断所测对象的本质，其用到了大量的数学专业知识。机器学习算法使用计算方法直接从数据中"学习"信息，而不依赖于预定方程模型。且当可用于学习的样本数量增加时，这些算法可以根据数据的特征自动调整算法的参数，从而提高算法的性能。人工智能是生产出一种新的能以人类智能相似的方式做出反应的智能机器。目前随着深度学习技术的出现，人工智能在处理海量数据方面展现出极大的优势。

同时，数据挖掘也需要软硬件技术。硬件层面需要借助高性能计算设备来对海量数据进行挖掘，同时一些人工智能的推理芯片在一些特定挖掘任务中会表现出更优秀的性能。软件层面需要数据库系统提供有效的存储、索引和查询处理的支持，以及高性能并行计算的技术和分布式计算技术更加有效地帮助处理海量数据，尤其是当数据处于一种分布式的状态时。

第一节　统计分析

统计是指对某一现象有关的数据进行搜集、整理、计算、分析、解释、表述等的活动。

统计包括三个含义：统计工作、统计资料和统计科学。①统计资料（statistical data），即反映各种现象的数据资料；②统计工作（statistical work），即具体搜集、整理、分析统计资料的工作过程，属于统计实践的过程；③统计科学（statistics），即研究统计原理与方法的科学。

一、统计分析常用方法

统计分析按照复杂性分为基础统计、专业统计和高级统计分析。其中基础统计包括描述性统计、探索性统计、列联表分析、线性组合测量、t 检验、单因素方差分析、多维反应模型分析、线性回归分析、相关分析、非参数检验等。专业统计包括判别分析、因子分析、聚类分析、距离分析、可靠性分析等。高级统计分析包括 Logistic 回归分析、多变量方差分析、重复测量方差分析、多协变量方差分析、非线性回归、Probit 回归分析、Cox 回归分析、曲线估计等。

二、统计分析典型工具

SPSS 是一个统计分析工具，是一种集成化的计算机数据处理应用软件。

R 语言是一种自由软体程式语言与操作环境，主要用于统计分析、绘图以及资料探勘。R 以 S 语言为基础，其语法来自 Scheme。R 的后台程式大多由 C 语言、FORTRAN 语言和 R 自己写成。R 语言是 GNU 计划的一个专案，所以其原始码可自由下载使用。R 也有已编译的版本可以下载，可在多种平台下执行，包括 UNIX（也包括 FreeBSD 和 Linux）、Windows 和 MacOS。R 可以以命令列操作，同时有人开发了几种图形使用者界面，其中包括 RStudio 与 Jupyter。

三、研究方案及范例

假定收集一位中医师治疗头痛的医案 100 份，每一份医案中记载了相应的处方，处方标明了所有用到的中药以及剂量。对于这个 100 例的数据，我们想通过数据挖掘进行分析，尝试解答两个问题：①这位大夫在治疗头痛时最常用的药是哪几味？②头痛中有一个常见的症状是胸闷，医生常开的一味中药是白芍，我们想知道，这位医生是否因为有胸闷症状而选择开白芍？见表 7-1。

表 7-1　药物及其相应频次

药物	频数
川芎	62
甘草	44
白芍	31
天麻	29
当归	28
生地	28
菊花	26
茯苓	26
丹参	26
钩藤	24

问题一，可以通过频数统计解决。频数（frequency）又称"次数"，指变量值中代表某种特征的数（标志值）出现的次数。按分组依次排列的频数构成频数数列，用来说明各组标志值对全体标志值所起作用的强度。各组频数的总和等于总体的全部单位数。

因此，处方中出现的中药，我们只需要统计频数即可。统计结果如下，从川芎的频数上看，这个中药在治疗头痛中有着重要的价值。

问题二，可以通过卡方检验来求解。卡方检验，是统计学的一种方法，现在机器学习看变量的时候也会用到。在大数据运营场景中，通常用于查看某个变量（或特征）值是不是和因变量有显著关系。在这里，我们用于查看白芍这个中药跟胸闷是否有着显著的关联。如表 7-2。

表 7-2　白芍与胸闷共现频次

症状分组	用白芍	未用白芍
胸闷	9	7
无胸闷	22	61

通过卡方检验，我们获得 chisq.test{matrix［c（9，22，7，61），nrow＝2］}］的 $P = 0.03992$，具有统计显著性。因此，胸闷症状是跟用白芍有着关联性的。

第二节　机器学习

机器学习是一种数据分析技术，让计算机执行人和动物与生俱来的活动——从经验中学习。机器学习算法能够在产生洞察力的数据中发现自然模式，帮助您更好地制定决策和做出预测。医疗诊断、股票交易、能量负荷预测及更多行业每天都在使用机器算法制定关键决策。例如，媒体网站依靠机器学习算法从数百万种选项中筛选出为您推荐的歌曲或影片。零售商利用这些算法深入了解客户的购买行为。机器学习算法使用计算方法直接从数据中"学习"信息，而不依赖于预定方程模型。当可用于学习的样本数量增加时，这些算法可自适应提高性能。机器学习主要研究如何使用计算机模拟和实现人类获取知识（学习）过程，创新、重构已有的知识，从而提升自身处理问题的能力。机器学习的最终目的是从数据中获取知识。

一、常用的研究方法

由于医学数据具有多样性、异质性的特点，收集、处理和解释数据面临复杂性特征。因此，面对不同的数据结构及不同的挖掘目的，需要选择相适应的数据挖掘方法。机器学习按照有无学习的目标，又分为两种技术：监督式学习和无监督学习。监督式学习根据已知的输入和输出训练模型，让模型能够预测未来输出；无监督学习从输入数据中找出隐藏模式或内在结构。

1. 监督式学习

监督式机器学习能够根据已有的包含不确定性的数据建立一个预测模型。监督式学习算法接受已知的输入数据集（包含预测变量）和对该数据集的已知响应（输出，响应变量），然后训练模型，使模型能够对新输入数据的响应做出合理的预测。如果尝试去预测已知数据的输出，则使用监督式学习。最常用的监督式学习包括分类和回归。

（1）分类：首先从数据中选出已经分好类的训练集，在该训练集上运用数据挖掘技术，建立一个分类模型，再将该模型用于对没有分类的数据进行分类。导出模型是基于对训练数据集（即类标号已知的数据对象）的分析结果。导出的模型可以有多种形式，如分类规则（即 IF–THEN 规则）、决策树、数学公式或神经网络。

（2）回归：预测与分类类似，但预测最终的输出结果是连续型的数值，预测的量并非预先确定。预测可以作为分类的准备工作，在一些算法中是经常伴随分类一起出现的，根据预测值来进一步指导分类。通过在训练集上学习得出一个模型，如果对于测试样本组而言该模型具有较高的准确率，可将该模型用于对新样本的未知变量进行预测。

2. 无监督学习

无监督学习可发现数据中隐藏的模式或内在结构。这种技术可根据未做标记的输入数据集得到推论。常见的技术包括聚类和关联分析。

（1）聚类：聚类（clustering）是自动寻找并建立分组规则的方法，它通过判断样本之间的相似性把相似样本划分在一个类中。聚类可在不设定分类标签的情况下对数据进行分析，自动化产生数据组群的类标号。被研究对象根据最大化类间差别、最小化类内差别的原则进行聚类或分组，便于把类似的事件或对象组织在一起。这种技术可通过探索性数据分析发现数据中隐藏的模式或分组。聚类分析的应用包括基因序列分析、市场调查和对象识别等。用于执行聚类的常用算法包括：K–Means（K 均值）聚类、层次聚类、高斯混合模型聚类等。

（2）关联分析：关联分析又称关联挖掘，是在交易数据、关系数据或其他信息载体中，查找存在于项目集合或对象集合之间的频繁模式、关联、相关性或因果结构。数据库中的关联关系反映了一个事物与其他事物之间的相互依存性和关联性。在数据关系管理中，通过对数据库里的大量数据进行挖掘，可以从大量的记录中发现有趣的关联关系，从而找出关键相关因素。

二、常用工具

Python 是常用的数据挖掘编程语言，提供了多个常用数据挖掘工具包，包括 Numpy、Scipy、Pandas、Matplotlib、Scikit-Learn、Keras、Genism 和 TensorFlow 等。Numpy 能够提供数组支持，进行矢量运算，并且高效地处理函数、线性代数处理等。比起 Python 内置列表来说，Numpy 的运行速度更快。Scipy 基于 Numpy，能够提供矩阵运算支持，涵盖大量基于矩阵的数值计算模块，包括插值运算、线性代数、图像信号、快速傅里叶变换、优化处理、常微分方程求解等。Pandas 源于 Numpy，提供强大的数据读写功能，支持类似 SQL 的增删改查，数据处理函数非常丰富，并且支持时间序列分析功能，灵活地对数据进行分析与探索，是 Python 数据挖掘必不可少的工具。Matplotlib 是数据可视化较为常用的工具之一，主要用于二维作图，只需简单几行代码就可以生成各式图表，例如直方图、条形图、散点图等，也可以进行简单的三维绘图。

Scikit-Learn 源于 Numpy、Scipy 和 Matplotlib，是一款功能强大的机器学习 Python 库，能够提供完整的学习工具箱（数据处理、回归、分类、聚类、预测、模型分析等），使用起来简单。Keras 是基于 Theano 的一款深度学习 Python 库，不仅能够用来搭建普通神经网络，还能搭建各种深度学习模型。例如自编码器、循环神经网络、递归神经网络、卷积神经网络等，运行速度非常快，对搭建各种神经网络模型的步骤进行简化，能够允许普通用户轻松地搭建几百个输入节点的深层神经网络，定制程度也非常高。Genism 主要用来处理语言方面的任务，如文本相似度计算、LDA、Word2Vec 等。TensorFlow 是 Google 开源的数值计算框架，采用数据流图的方式，可灵活搭建深度学习模型。

此外，R 语言也是数据挖掘中较为常用的语言，作为一种免费的统计计算语言，它提供各种出色的数据挖掘包，以及多种图形化工具和中间件工具。对于常见的数据挖掘算法 Logistic 回归模型、K-means 聚类、hclust 聚类、决策树模型、关联规则 apriori 算法、AdaBoost 算法和 RandomForest 算法等，R 语言均有很好的支撑。此外，它也是 SAS 和 IBM SPSS 等统计软件的开源解决方案。

三、研究方案及范例

假定收集一位中医师治疗头痛医案 100 份，每一份医案中都记载了相应的处方，处方标明了所有用到的中药及剂量。对于这 100 例数据，我们想通过数据挖掘进行分析，得到哪些药物是经常组合在一起使用的，或者说是否有哪些药物在使用的条件上具有相似性。

对于这个问题我们需要用聚类的方式获得。聚类的求解，依赖的是两个药物之间的距离度量，这种度量即可反应药物之间的相似性。某些适用证相似的药物会按照一定的聚类规则被聚集到一起。

我们首先利用统计分析生成一个以行为症状、列为药物的矩阵，矩阵中每个单元格的值代表在症状出现的情况下，用某一个药物的概率。如表 7-3。

表 7-3　症状药物矩阵

症状分组	药物 1	药物 2	…	药物 $n-1$	药物 n
症状 1	0.22	0.45	…	0.32	0.10
症状 2	0.33	0.44	…	0.42	0.24
…	…	…	…	…	…
症状 $m-1$	0.85	0.66	…	0.90	0.31
症状 m	0.42	0.53	…	0.21	0.11

利用 R 语言中的 hclust 或者 pheatmap 即可以实现对上述矩阵的层次聚类。层次聚类的结果示例见表 7-4。

表 7-4　药物分类

药物	分类
药物 1	Cluster1
药物 2	Cluster1
药物 2	Cluster1
…	…
药物 $n-1$	ClusterX
药物 n	ClusterX

第三节　人工智能

人工智能是研究开发能够模拟、延伸和扩展人类智能的理论、方法、技术及应用系统的一门新的技术科学。研究目的是促使智能机器会听（语音识别、机器翻译等）、会看（图像识别、文字识别等）、会说（语音合成、人机对话等）、会思考（人机对弈、定理证明等）、会学习（机器学习、知识表示等）、会行动（机器人、自动驾驶汽车等）。

人工智能的发展历程划分为以下 6 个阶段。

一是起步期：1956 年至 20 世纪 60 年代初。人工智能概念提出后，相继取得了一批令人瞩目的研究成果，如机器定理证明、跳棋程序等，掀起人工智能发展的第一个高潮。

二是反思期：20 世纪 60 年代至 70 年代初。人工智能发展初期的突破性进展大大提升了人们对人工智能的期望，人们开始尝试更具挑战性的任务，并提出了一些不切实际的研发目标。然而，接二连三的失败和预期目标的落空，如无法用机器证明两个连续函数之和还是连续函数、机器翻译闹出笑话等，使人工智能的发展走入低谷。

三是应用期：20 世纪 70 年代初期至 80 年代中期。20 世纪 70 年代出现的专家系统模拟人类专家的知识和经验解决特定领域的问题，实现了人工智能从理论研究走向实际应用，从一般推理策略探讨转向运用专门知识的重大突破。专家系统在医疗、化学、地质等领域取得成功，推动人工智能走入应用发展的新高潮。

四是低迷期：20世纪80年代中期至90年代中期。随着人工智能的应用规模不断扩大，专家系统存在的应用领域狭窄、缺乏常识性知识、知识获取困难、推理方法单一、缺乏分布式功能、难以与现有数据库兼容等问题逐渐暴露出来。

五是稳步发展期：20世纪90年代中期至2010年。由于网络技术特别是互联网技术的发展，加速了人工智能的创新研究，促使人工智能技术进一步走向实用化。1997年，国际商业机器公司（简称IBM）"深蓝"超级计算机战胜了国际象棋世界冠军卡斯帕罗夫；2008年IBM提出"智慧地球"的概念。以上都是这一时期的标志性事件。

六是蓬勃发展期：2011年至今。随着大数据、云计算、互联网、物联网等信息技术的发展，泛在感知数据和图形处理器等计算平台推动以深度神经网络为代表的人工智能技术飞速发展，大幅跨越了科学与应用之间的"技术鸿沟"，诸如图像分类、语音识别、知识问答、人机对弈、无人驾驶等人工智能技术实现了从"不能用、不好用"到"可以用"的技术突破，迎来爆发式增长的新高潮。

一、常用的研究方法

人工智能常用的研究方法主要包括功能模拟法、结构模拟法、行为模拟法和集成模拟法。

（一）功能模拟法

符号主义学派也可称为功能模拟学派。他们认为智能活动的理论基础是物理符号系统，认知的基元是符号，认知过程是符号模式的操作处理过程。功能模拟法是人工智能最早和应用最广泛的研究方法。功能模拟法以符号处理为核心对人脑功能进行模拟。本方法根据人脑的心理模型，把问题或知识表示为某种逻辑结构，运用符号演算，实现表示、推理和学习等功能，从宏观上模拟人脑思维，实现人工智能功能。

功能模拟法已取得许多重要的研究成果，如定理证明、自动推理、专家系统、自动程序设计和机器博弈等。功能模拟法一般采用知识库和推理机来处理问题，因而它能够模拟人脑的逻辑思维，便于实现人脑的高级认知功能。

功能模拟法虽能模拟人脑的高级智能，但也存在不足之处。在用符号表示知识概念时，其有效性很大程度上取决于符号表示的正确性和准确性。当把这些知识概念转换成推理机能够处理的符号时，将可能丢失一些重要信息。此外，功能模拟难以对含有噪声的信息、不确定性信息和不完全性信息进行处理。这些情况表明，单一使用符号主义的功能模拟法是不可能解决人工智能的所有问题的。

（二）结构模拟法

联结主义学派也可称为结构模拟学派。他们认为，思维的基元不是符号而是神经元，认知过程也不是符号处理过程。他们提出对人脑从结构上进行模拟，即根据人脑的生理结构和工作机理来模拟人脑的智能，属于非符号处理范畴。由于大脑的生理结构和工作机理还远未搞清，因而现在只能对人脑的局部进行模拟或进行近似模拟。

人脑是由极其大量的神经细胞构成的神经网络。结构模拟法通过人脑神经网络、神经元之间的连接，以及在神经元间的并行处理，实现对人脑智能的模拟。与功能模拟法不同，结构模拟法是基于人脑的生理模型，通过数值计算从微观上模拟人脑，实现人工智能。本方法通过对神经网络的训练进行学习，获得知识并用于解决问题。结构模拟法已在模式识别和图像信息压缩领域获得成功应用。结构模拟法也有缺点，它不适合模拟人的逻辑思维过程，而且受大规模人工神经网络制造的制约，尚不能满足人脑完全模拟的要求。

（三）行为模拟法

行为主义学派也可称为行为模拟学派。他们认为智能不取决于符号和神经元，而取决于感知和行动，提出智能行为的"感知－动作"模式。结构模拟法认为智能不需要知识、不需要表示、不需推理；人工智能可能像人类智能一样逐步进化；智能行为只能在现实世界中与周围环境交互作用而表现出来。

智能行为的"感知－动作"模式并不是一种新思想，它是模拟自动控制过程的有效方法，如自适应、自寻优、自学习、自组织等。现在，把这个方法用于模拟智能行为。行为主义的祖先应该是维纳和他的控制论，而布鲁克斯的六足行走机器虫只不过是一件行为模拟法（即控制进化方法）研究人工智能的代表作，为人工智能研究开辟了一条新的途径。

尽管行为主义受到广泛关注，但布鲁克斯的机器虫模拟的只是低层智能行为，并不能导致高级智能控制行为，也不可能使智能机器从昆虫智能进化到人类智能。不过，行为主义学派的兴起表明控制论和系统工程的思想将会进一步影响人工智能的研究和发展。

（四）集成模拟法

上述3种人工智能的研究方法各有长短，既有擅长的处理能力，又有一定的局限性。仔细学习和研究各个学派思想和研究方法之后，不难发现，各种模拟方法可以取长补短，实现优势互补。过去在激烈争论时期，那种企图完全否定对方而以一家的主义和方法主宰人工智能世界的氛围，正被互相学习、优势互补、集成模拟、合作共赢、和谐发展的新氛围所代替。

采用集成模拟方法研究人工智能，一方面各学派密切合作，取长补短，可把一种方法无法解决的问题转化为另一个方法能够解决的问题；另一方面，逐步建立统一的人工智能理论体系和方法论，在一个统一系统中集成了逻辑思维、形象思维和进化思想，创造了人工智能更先进的研究方法。要完成这个任务，任重而道远。

二、现有工具及框架

机器学习是一种常见的实现人工智能的方法，机器学习最基本的做法，是使用算法来解析数据、从中学习，然后对真实世界中的事件做出决策和预测。与传统的为解决特定任务、硬编码的软件程序不同，机器学习是用大量的数据来"训练"，通过各种算法从数据中学习如何完成任务。深度学习则是一种实现机器学习的技术，深度学习本来并不是一种独立的学习方法，其本身也会用到有监督和无监督的学习方法来训练深度神经网络。人工智能主流框架有 TensorFlow、Caffe、PyTorch、Keras 等。

TensorFlow 是谷歌基于 DistBelief 进行研发的第二代人工智能学习系统，其命名来源于本身的运行原理。Tensor（张量）意味着 N 维数组，Flow（流）意味着基于数据流图的计算，TensorFlow 为张量从流图的一端流动到另一端的计算过程。TensorFlow 是将复杂的数据结构传输至人工智能神经网中进行分析和处理过程的系统。其实 TensorFlow 大部分内核并不是用 Python 编写的——它是高度优化了的 C++ 和 CUDA（Nvidia 用于编程 GPU 的语言）的组合。相反，它通常是使用了 Eigen（高性能 C++ 和 CUDA 库）和 NVidia 的 cuDNN（用于 NVidia GPU 的非常优化的 DNN 库，用于卷积等功能）。

Caffe 是一个清晰、可读性高、快速的深度学习框架。Caffe 的全称应该是 convolutional architecture for fast feature embedding，它是一个清晰、高效的深度学习框架，它是开源的，核心语言是 C++，它支持命令行、Python 和 Matlab 接口，它既可以在 CPU 上运行也可以在 GPU 上运行。它的 license 是 BSD 2-Clause。Caffe 遵循了神经网络的一个假设：所有的计算都是以 layer 形式表示的，layer 的作用就是根据输入数据，输出一些计算以后的结果。比如说卷积，就是输入一个图像，然后和这一层的参数做卷积，然后输出卷积的结果。

PyTorch 是一个基于 Torch 库的深度学习框架。它最初是由 Facebook 的 AI 研究实验室（FAIR）开发的，属于深层的神经网络类数据科学工具。用户可以通过加载数据，预处理数据，定义模型，执行训练和评估，这样的数据挖掘步骤，通过 Pytorch 对整个神经网络进行编程。此外，借助强大的 GPU 加速能力，Torch 可以实现快速的阵列计算。

Keras 是一个用 Python 编写的高级神经网络 API，它能够以 TensorFlow、CNTK，或者 Theano 作为后端运行。Keras 的开发重点是支持快速的实验。能够以最小的时间把想法转换为实验结果，是做好研究的关键，被认为是解决诸如网络配置、图像识别以及针对特定情况选择最佳架构之类的最佳工具。

三、研究方案及范例

近几年，以深度学习为主的人工智能技术得到了迅猛的发展，深度学习通过建立类似于人脑的分层模型结构，对输入数据逐级提取从底层到高层的特征，从而能很好地建立从底层信号到高层语义的映射关系。深度学习可通过学习一种深层非线性网络结构，实现复杂函数逼近，表征输入数据并抽取数据内部隐藏的本质特征。目前深度学习人工智能技术在图像的智能识别中表现出较好的性能。

结合上面的例子，例如我们采集 10000 例医生治疗头痛的医案，每一份医案都有舌面、舌下、面部照片。另外，对医生的诊断结果，例如疾病诊断、证型及处方等进行记录，这样的大规模数据即可以构建深度学习的人工智能模型进行学习。学习获得模型具备智能读懂舌诊片子的能力，极大地提高医疗实践的效率和适用度。用户只需拍摄并上传舌面、舌下、面部照片，系统按年龄、性别、既往病史等进行智能交互，再结合舌象特征、问诊数据，15 秒内就能够辨识 106 种中医健康状态，包括单一体质、兼夹体质、脏腑辨证三类业务层级，并有可能开出相应的处方。

第八章　实验研究

实验研究是中医传承研究中重要的组成部分。在将专家宝贵的临床经验向全世界推广前，应对重要的临床研究成果进一步挖掘，对临床疗效背后的潜在科学机制进行探索。对于宝贵的研究成果，应主动应用现代的科学研究方法，运用实验研究技术进行研究，用以发掘传统中医理论、技术知识的科学本质，使传统中医药的宝贵经验不断发展，推动人类医药事业的进步，保障人类生命安全。本章旨在向各位读者展示目前各传承团队重视或已开展的中医实验研究，以启发诸位同道对中医现代化研究不断向前探索的道路。

第一节　动物实验研究

动物实验是指在实验室内，为了获得有关新知识或解决具体问题而使用实验动物进行的科学研究，是现代生命科学领域中至关重要的研究方法，是诸多生命科学领域重大发现与突破的基础工作。其具有易于控制条件、减少干扰因素、缩短研究周期、避免伦理问题，有利于罕见病研究等突出优点。动物实验广泛运用于中医生理、病理、证候、治则治法、方药、针灸等研究领域，对于更深刻地揭示中医药理论本质，促进其达到更高层次的认识水平具有重要的意义。在名医传承中多用动物实验验证中药方剂、针灸、推拿等治疗手段的疗效，探索其作用机制，研究生命与疾病的变化规律。

以下就名医经验传承研究中运用实验研究方法的重要环节进行介绍。

一、实验动物的选择

根据研究的需求选用不同动物，如小鼠、大鼠、豚鼠、家兔等。根据微生物质量控制等级，可以分为普通级动物、清洁级动物、无特殊病原体动物、无菌动物、悉生动物（已知菌动物）等类别；根据遗传学控制方法，还可以分为近交系动物、突变系动物、杂交群动物、封闭群动物等不同类别。

国医大师肖承悰团队的"七子益肾理冲汤对多囊卵巢综合征胰岛素抵抗的治疗机制"研究，选取无特定病原体级 Wistar 雄性大鼠，在室温 22～26℃，相对湿度 55%～65%，昼夜循环，保持 12 小时光照的模拟环境中进行研究。最终发现，七子益肾理冲汤可降低多囊卵巢综合征胰岛素抵抗大鼠卵巢上皮细胞炎性因子含量，调节 LH/FSH（luteotrophic hormone/follicle-stimulating hormone）值，改善高胰岛素血症与高雄激素血症，使糖代谢紊乱得以改善。李曰庆团队在研究益肾健脾方治疗少弱精子症可能的作用机制时，选用无特定病原体级雄性近交系 BALB/c 小鼠。发现益肾健脾方可能通过调节小鼠血清性激素水平，从而改善精液质量达到治疗少弱精子症的目的。

二、动物模型的制备

中医动物模型是指在中医理论指导下，利用特定的致病因素，在动物身上复制出与疾病症状和病理改变相同或相似的证候。通过对动物疾病模型的研究，探讨中医病证的实质，解释辨证论治的基本规律，规范中药及方剂的使用。中医动物模型主要分为模拟中医病因病机建立的动物模型和复制西医病理特点建立的动物模型。

动物模型按产生原因分：诱发型动物模型、自发性动物模型、基因修饰动物模型；按系统范围分：疾病基本病理过程动物模型、各系统疾病动物模型、生物医学动物模型；按模型种类分：整体动物、离体器官和组织、细胞株和数学模型。

吕仁和国医大师团队按研究需求，根据鼠类糖尿病肾病动物模型具有容易操作、建模成功率较高等优点选用大鼠作为实验动物，应用链脲佐菌素（streptozocin，STZ）诱导建立大鼠糖尿病肾病模型。大鼠经普通饲料适应性饲养 1 周后，随机抽取 10 只作为对照组，其余大鼠通过行左肾摘除术，术后 1 周行尾静脉注射 STZ 造模。检测相关指标后，按一定的标准判断模型制备是否成功，并且持续对造模后大鼠 3 天～ 16 周的血糖，饮水量、尿量、体质量，尿微量白蛋白、24 小时尿蛋白定量、糖化血红蛋白，血脂代谢，尿素氮、肌酐等指标进行检测，对肾脏病理进行观察，以评价模型的稳定性。

在动物模型建立后，还需要根据不同的研究方案进行后续研究，包括治疗、解剖、取材、观察、化验、测量，甚至更进一步的组织学、细胞学、分子生物学、组学等检测，以对动物模型进行评价。

王素梅团队曾对脾虚证多发性抽动症小鼠动物模型进行建立和评价，用腹腔注射亚氨基二丙腈 350mg/（kg·d）同时结合浓度为 1g/mL 的番泻叶颗粒剂溶液 20mL/（kg·d）灌胃，连续 8 天，建立脾虚证的多发性抽动症小鼠模型。通过行为学测定（主活动次数测定、刻板运动观察及评分）、脾虚证型测定（观察小鼠活动、形态、毛色、饮食、排便及腹形、体表被毛性状等变化，胃泌素及 D- 木糖定量测定，血样采集，计算胸腺及脾脏指数），判定本模型具有稳定的抽动症状，同时具有脾虚证的某些症状，在一定程度上具备了脾虚证多发性抽动症的表面效度。其团队还通过大鼠腹腔注射 300mg/（kg·d）的亚氨基二丙腈（iminodipropionitrile，IDPN）7 天，1 次 / 天，同时每天上午 9：00 置于束缚盒中限制其活动 3 小时（慢性束缚），下午 3：00 放于温水桶内迫其游泳 10 分钟左右（过度疲劳）。连续 3 周隔日给大鼠喂食（饮食失节）。通过进一步检测，确定该动物模型有儿童多发性抽动症的症状，同时具有肝郁脾虚证的大多数相似症状。

三、给药方法及途径

根据实验目的、实验动物种类和药物剂型等情况需要选用不同的给药方法。常见给药途径：灌胃法、口服法等经口给药方法；皮下注射、肌内注射、腹腔注射、静脉注射等注射给药法；在皮下埋入迷你泵持续给药等方法。根据实验设计的不同，具体操作方法会有不同。此外，还需要根据文献资料、体重计算方法、人与动物间换算方式、探索性的药量实验等多种方法确定实验动物给药量。以找到符合或尽可能接近实验所需模拟条件的给药量。

第二节　细胞实验研究

细胞实验是当下生物领域研究中重要的实验门类。主要是用细胞培养的方式，对病原体微生物、实验对象的组织，或特定的某一类细胞进行操作、观察、检测等，以达到特定的实验目的。

一、细胞模型的制备

细胞模型的制备即细胞培养。包括复苏、传代、培养、冻存、计数、绘制标准曲线、测定生长曲线、增殖和毒性检测等重要的基本操作技术环节。

二、中药细胞实验的给药方式

中医学运用细胞实验，主要是对中药方剂或单味药的作用机制进行研究。在早期研究中，学者往往将中药方剂粗提取物直接添加进细胞的培养基中，但是常无法取得理想的实验结果。随着科学技术的发展，基于血清药理学理论，逐步发展为向培养基中添加中药的含药血清，以模拟服用药物进入血清到达细胞的生理过程。

在研究王耀光教授治疗乙型肝炎病毒相关性肾炎（hepatitis B virus associated glomerulo-nephritis，HBV-GN）的临床自拟经验方——培元固肾方，对延缓 HBV-GN 肾间质纤维化的作用机制的实验中，其团队选用培元固肾方含药血清对已转染乙型肝炎病毒（hepatitis B virus，HBV）质粒的人肾皮质近曲小管上皮细胞（human kidney-2，HK-2）模型进行干预。研究中通过动物制备含药血清：首先将培元固肾方进行加工煎煮、过滤后，用旋转蒸发仪浓缩至生药含量为 6.864g/mL。然后使用 20～25g 的成年雄性小鼠，并根据研究目的分为五组（低、中、高浓度中药组各一组＋西药对照组和空白对照组）以制备含药血清。

第三节 分子生物学研究

一、蛋白质印迹法

蛋白质印迹（western blot）法是分子生物学中常用的一种实验方法。其基本原理是通过特异性抗体对凝胶电泳处理过的细胞或生物组织样品进行着色。通过分析着色的位置和着色深度获得特定蛋白质在所分析的细胞或组织中表达情况的信息。是特异性抗体检测某特定抗原的一种蛋白质检测技术，是定性检测蛋白质表达与否或者半定量分析蛋白表达量高低的一种常用实验技术。该方法的流程包括蛋白样品的制备、定量、电泳、转膜、抗体杂交、荧光扫描或显影等，现已广泛应用于基因在蛋白水平的表达研究、抗体活性检测和疾病早期诊断等多个方面。

燕京韦氏中医眼科第四代传人韦企平教授，根据其传承的燕京韦氏中医眼科学脉思想，并结合其多年治疗视神经病变的临床经验，凝练出治疗视神经病变的经验方——益气养血疏肝方（又名：青盲一号方），并对其开展诸多研究。在对其作用机制的研究过程中，其团队运用蛋白质印迹法检测 Bcl-2、Bax、Caspase-9、Caspase-3 蛋白表达量。

二、聚合酶链式反应

聚合酶链式反应（PCR）是一种扩增特定的 DNA 片段的分子生物学技术，它可看作是生物体外的特殊的 DNA 复制，类似于 DNA 的天然复制过程，其特异性依赖与靶序列两端互补的寡核苷酸引物。最大特点是能将微量 DNA 大幅增加。

其原理主要是利用 DNA 在不同温度下变化的特点：DNA 在体外 95℃左右高温时变性形成单链，在 60℃左右低温时引物与单链按碱基互补配对原则结合，再调整温度至 DNA 聚合酶最适反应温度（72℃左右），DNA 聚合酶会沿着磷酸到五碳糖的方向合成互补链的反应。

以韦企平团队对益气养血疏肝方的研究为例。其团队运用 PCR 技术检测 Bcl-2、BaxmRNA 表达水平，具体过程：①超纯 RNA 提取试剂盒提取各组细胞的总 RNA；② cDNA 提取试剂盒将 m-RNA 逆转录成 cDNA；③通过 GenBank 数据库查找相关基因的 mRNA 序列，设计合成引物；④ EasyTaqPCR 扩增试剂盒进行扩增（反应条件：预变性 95℃分钟，变性 95℃ 10s，退火 58℃ 20s，延伸 72℃ 20s，重复 40 个循环）；⑤将得到的各组循环阈值（Ct 值）与内参 β-actin 进行分析处理，计算 Bcl-2、Bax mRNA 的相对表达量。郑南等在对谢宁教授经验方——御唐丸的作用机制研究过程中同样运用了 Real-time PCR 的方法检测胰腺组织 JNK、Akt 基因表达水平。

三、酶联免疫吸附测定

酶联免疫吸附试验（ELISA）是指利用抗原、抗体之间的专一性键结（化学键的结合方式，如离子键、共价键、氢键）的特性来进行蛋白质检测的一种方法；由于结合于固体承载物上的抗原或抗体仍可具有免疫活性，将可溶性的抗原或抗体结合到聚苯乙烯等固相载体上，利用抗原抗体特异性结合进行免疫反应，配合酵素显色反应，即可提示特定抗原或抗体是否存在，且显色的深浅可用于定量分析，为免疫学中的经典实验。

肖承悰国医大师团队在研究七子益肾理冲汤对多囊卵巢综合征（PCOS）胰岛素抵抗大鼠卵巢上皮细胞炎性因子及胰岛素抵抗状态的影响过程中，应用酶联免疫吸附测定法检测卵巢上皮细胞内炎性因子色素上皮衍生因子（PEDF）、内脂素（Visfatin）及白细胞介素 -6（IL-6）含量。李曰庆团队在研究益肾健脾方治疗少弱精子症可能的作用机制时，运用酶联免疫夹心法检测小鼠血清中卵泡刺激素、促黄体生成素、睾酮水平。王素梅团队在研究龟板对多发性抽动症模型大鼠的干预作用与对 DA 及 D2 受体的影响过程中于造模第4周采用ELISA法检测纹状体DA、D2R、血浆中DA的含量；王耀光教授团队对其自拟培元固肾方的研究中应用酶联免疫吸附测定检测各组细胞裂解液中乙型肝炎表面抗原（HBsAg）、乙型肝炎病毒e抗原（HBeAg）及TGF-β1的表达量。

随着科研水平的进展以及制造水平的提高，许多试剂公司对实验相关检测环节进行优化，制作成各种检测试剂盒。在Elisa法的实际应用中，多直接购买成品试剂盒进行检测，具体操作步骤根据试剂盒的说明有所不同，因此研究人员在实际操作过程中，根据需要按照试剂盒说明进行使用即可。

四、免疫组织化学技术

免疫组织化学（IHC）是应用抗原与抗体特异性结合的原理，将组织切片或细胞标本中的抗原或半抗原，通过免疫反应相关技术获得特异性的抗体，并运用显色剂（荧光素、酶、金属离子、同位素等）标记后，以此抗体去探测组织或细胞中同类的抗原物质。再运用组织化学的技术使显色剂（荧光素、酶、金属离子、同位素等）显色，在光学显微镜或荧光显微镜下可清晰地看见细胞内发生的抗原抗体反应产物，以此来确定组织细胞内抗原（多肽和蛋白质）并对其进行定位、定性及相对定量的研究。按照标记物的种类可分为免疫荧光法、免疫酶法、免疫铁蛋白法、免疫金法及放射免疫自显影法等。

免疫组化技术具有特异性强、敏感性高、定位准确、形态与功能相结合等优点。免疫学的基本原理决定了抗原与抗体之间的结合具有高度特异性，IHC从理论上讲也是对组织细胞内抗原的特定显示，只有当组织细胞内存在交叉抗原时，才会出现交叉反应。

五、分子生物学技术应用实例

实际实验过程中分子生物学技术往往是多种同时使用的。以赵进喜团队对国医大师吕仁和教授学术思想的传承研究为例：赵进喜团队在吕仁和教授提出的糖尿病肾病"微型癥瘕"病机理论，强调益气化瘀散结以防止"微型癥瘕"形成的基础上，经过多年临床实践及实验研究，进一步提出"肾络伏风"病机理论和"从风论治"治疗思路，并在临床上使用益气祛风通络方取得了一定疗效。因此，在益气祛风通络方基础上应用祛风通络配伍，对肾小管上皮细胞活力及炎症反应的影响进行了体外细胞实验。他们选用祛风通络配伍颗粒剂制备含药血清，运用蛋白免疫印迹法检测 P38MAPK、ICAM-1、MCP-1 蛋白表达水平的酶联免疫吸附测定法检测白细胞介素 1β、白细胞介素 6、肿瘤坏死因子 α 的含量；运用逆转录——聚合酶链式反应法测定 IL-1β、IL-6、TNF-α、细胞间黏附分子 -1、单核细胞趋化蛋白 -1、P38 丝裂原活化蛋白激酶的 mRNA 的表达。

第四节　组学技术研究

组学主要包括基因组学、蛋白组学、代谢组学、转录组学、脂类组学、免疫组学、糖组学、RNA 组学、影像组学、超声组学等。组学检测是体内某一些生命物质种类个体的系统集合。

近年来组学技术在中药研究中的应用备受关注。基因组学、转录组学、蛋白质组学和代谢组学已经成为中药研究中使用的主要策略，基因组学与转录组学、蛋白组学和代谢组学一起构成了系统生物学的组学基础。系统生物学和组学技术的应用为中医药的系统研究开辟了新途径。

一、基因组学的中医药应用

基因组学是对生物体所有基因进行集体表征、定量研究及不同基因组比较研究的一门交叉生物学学科。基因组学主要研究基因组的结构、功能、进化、定位和编辑等，以及它们对生物体的影响。主要工具和方法有生物信息学、遗传分析、基因表达测量和基因功能鉴定。包括：基因组测序和分析，通过使用高通量 DNA 测序和生物信息学来组装和分析整个基因组的功能和结构；研究基因组内的一些现象，如上位性（一个基因对另一个基因的影响）、多效性（一个基因影响多个性状）、杂种优势（杂交活力）以及基因组内基因座和等位基因之间的相互作用等。人类基因组计划公布了人类基因组草图，为基因组学研究揭开新的一页。在中医药领域中基因组学的技术主要用于证候与中药研究两方面。

证候研究的基因组学：证候在中医学的理论与临床实践中十分关键，证候所反映的是疾病在发展过程中某一个阶段的病理变化本质，包括了病变的原因（病因）、部位（病位）、性质（病性）以及邪正之间的关系（病势）。从基因的表达谱或表达差异角度，研究证候发生的基因表达与调控规律，探索证候表达的基因特性、基因表达调控的变化及其规律，概括证候的基因组学特性，以便为中医证候的出现找到现代物质基础。

中药研究的基因组学：在中药研究中最重要的是阐明中药的作用机理，也是对中药有效成分分析的辅佐。同时也对中药品种选择、培育开发各层面均有帮助。中药效用应用主要包括：中药作用的遗传分子机制研究，研究中药作用的个体化差异以及对于复方或中药复合成分的研究，阐明特定基因的作用模式等方面。

二、转录组学

转录组学能够从整体水平研究特定条件下细胞中基因的转录情况及其调整规律。在中医整体观的指导下，疾病的发生是多种因素综合作用的结果，这些在特定条件下统一出现的症状体征，反映出的人体状态称为证候。治疗上也运用中药、针灸、语言、文化等"道""术"多层面、多维度进行干预。具体到方药上就体现在复方的制定，从不同角度、多靶点进行治疗，使各作用靶点之间互相关联、协同发挥作用。因此，在研究上无法仅从单一角度去研究，需要从更多维度的研究方法开展研究。转录组学的发展给中药的研究和发展带来了新的可能。

常见的转录组学研究技术包括基因芯片、高通量测序和单分子测序。在该技术的早期阶段，其在中医药研究中的巨大潜力就得到了广泛认可。近十年里，转录组学为揭示中药配方相容性规则的基本原理和确定负责配方的治疗和作用的活性成分提供了方法。

三、蛋白质组学

蛋白质组学是指基于质谱技术，对完整的细胞、组织、体液等样品的全部蛋白质进行定性、定量、修饰状态等研究的学科。其中定量蛋白质组学是蛋白质组学研究领域中的重要分支，因具有高通量、高灵敏度、高线性范围和较高准确度的技术特点，成为了解生命活动过程、验证疾病生物标志物的重要方式，广泛地应用于生物学和医学研究中。目前比较成熟的蛋白质定量技术主要有双向电泳技术和基于质谱的蛋白质定量技术两种。近年来，随着高精度生物质谱技术和数据处理技术的不断进步，基于质谱的蛋白质定量技术成为该领域的主流。

蛋白质组学的研究思路同样与中医整体观契合，尤其在中医临床研究中，蛋白质组学利用质谱技术检测临床样本的蛋白质表达情况，可以从分子水平对中医病证进行表征和阐释，寻找与证候相关的分子标志物，为中医临床诊断和治疗提供新的依据。此外，由于中药的多成分、多靶点、多途径特点，蛋白质组学同样对中药药理学揭示中药治疗的作用机理和机体对药物的代谢过程有广阔应用前景。

利用蛋白质组学技术，可以对患者用药前后蛋白水平的表达情况进行高通量测定，比较细胞或组织样本在不同生理或病理条件下蛋白表达异同，对相关蛋白质进行鉴定和量化，研究蛋白质之间相互作用和生物学功能。应用蛋白质组学方法，可以从分子水平对中药作用靶点、药效机制等进行评价和表征，对中药如经络理论、升降浮沉理论的完善和科学性解释具有重要的促进作用。

四、代谢组学

代谢组学是研究生物体系受刺激或扰动后（如使某个特定的基因变异或

环境变化后）其代谢产物（内源代谢物质）种类、数量及其变化规律的科学。代谢组学是一门新兴的学科，与基因组学、转录组学和蛋白质组学一起成为系统生物学的主要研究方法。主要通过对机体体液中小分子代谢产物在某个特定时间的定量和定性分析，从整体上评价当时的生命体功能状态及变化。代谢组学同基因组学和蛋白质组学的研究思想一致，借助高通量、高灵敏度与高精度的现代分析技术，对细胞、组织和其他生物样本（如血液、尿液）中的内源性代谢物的整体组成进行定量分析，并通过代谢物变化来辨析被研究对象的生理病理状态。目前，用于代谢组学研究数据采集的分析技术主要有核磁共振技术（NMR）、气相色谱与质谱共用技术（GC–MS）、液相色谱与质谱共用技术（LC–MS）等。此外，还有非常多的技术，涉及各学科领域，随着科技的进步这些技术还在不断发展，在此不一一枚举。

作为组学的一种，代谢组学同样强调系统的整体性。在名医研究中通过测定名医验方干预后血浆和组织中代谢物的含量变化，揭示药物干预疾病的代谢通路，从而理解药物作用过程及药理作用机制，最终更好地了解名医验方药物的起效机制。可以用来研究名医验方引起机体内源性代谢组的变化，代谢组中的某一种或多种相关生物标志物的变化特征模式能够提供中药复方作用机制和作用靶点等方面信息。代谢组学技术应用在名医复方研究中可以使以名医经验为基础的中药复方向以科学方法和标准为基础的现代化中药复方转变。

五、多组学的联合应用

随着科技的发展，人们对生命的认识不断进步，研究人员在认识到大部分生命活动是由多基因或基因网络控制后，开始从更全面的角度来看待基因，以获得更全面、更可靠的信息，即组学方法。基因组学、转录组学、蛋白质组学、代谢组学以及分析技术的整合补充了生物学并以系统生物学的形式提出系统级研究中药的方式。如联合应用转录组学和蛋白质组学，可以明确生命转录翻译的全程变化；又如联合应用蛋白质组学和代谢组学，可以明确代谢产物产生的全过程。

随着现代科技的发展，组学技术迅速发展，包括多学科的交叉、融合，为中医药研究提供了新的平台，给了我们更多研究复杂疾病和中医证候的思路。多组学联合也在由理论向实践不断发展，未来将更多地应用于名老中医验方的研究中。

六、研究方案及范例

王永炎院士为国内著名的中医内科大家，其学术思想在临床运用广泛。王永炎院士通过多年临床实践，提出中风急性期痰热腑实证的病因病机，以及化痰通腑疗法，并依据此法自拟化痰通腑饮即星蒌承气汤，临床疗效显著。因此其传承团队对其展开了一系列的研究。又因为这些充分的临床研究及显著的临床疗效，星蒌承气汤在全国应用广泛，取得卓越的效果，吸引了全国诸多研究者参与对其学术思想及用药的研究。因此，以对王永炎院士星蒌承气汤的研究为范例，以星蒌承气汤的潜在作用机制为思路，对其中实验部分的研究进行介绍，以启发诸位对于名医传承的研究。

改变血液流变学方面：于海燕等选用成年 SD 大鼠建立卒中模型，对照组给以针刺治疗，治疗组给以针刺治疗联合星蒌承气汤治疗，均观察 6 天。结果显示：星蒌承气汤治疗可能通过改善血液流变性，进而改善卒中大鼠肌张力并促进神经功能恢复。

抗炎症反应方面：赵晓君等通过实验观察星蒌承气汤加味对脑出血大鼠血清基质金属蛋白酶组织抑制因子 3（TIMP-3）、基质金属蛋白酶 9（MMP-9）及水通道蛋白 4（AQP-4）表达的影响。发现星蒌承气汤加味可降低脑出血大鼠血清 TIMP-3、MMP-9 及 AQP-4 的表达，抑制脑出血诱发的炎症反应，进而减轻炎症反应导致的脑组织水肿，减轻出血灶周围脑组织神经元的损害，保护脑神经功能。杜志刚等通过观察星蒌承气汤对脑缺血再灌注大鼠脑组织细胞间黏附分子 -1（ICAM-1）和核因子 -κB（NF-κB）蛋白表达影响，探讨其抗脑缺血再灌注炎性损伤的机制。结果表明：星蒌承气汤能够对抗脑缺血大鼠脑组织中的 ICAM-1 和 NF-κB 蛋白表达，有效防止脑缺血再灌注炎性损伤。

抑制神经元损伤方面，刘敬霞等从对脑缺血最重要的促凋亡基因之一凋亡相关因子（Fas）及其配体 FasL，以及最终引起靶细胞死亡的半胱氨酸蛋白酶 Caspase-3 蛋白的影响入手进行研究，发现星蒌承气汤可以通过祛邪以下调其表达，从而阻抑神经细胞凋亡，发挥脑保护作用；此外，还发现其对脑缺血大鼠海马神经元具有保护作用。

抗自由基损伤方面：周喜燕等首先观察发现星蒌承气汤在临床治疗急性缺血性中风过程中疗效显著，可能是通过减轻氧自由基损伤，消除脑水肿实现的。之后，周喜燕等通过对痰热腑实证缺血中风大鼠模型观察后发现，星蒌承气汤对大鼠脑组织自由基损伤的影响是通过提高大鼠体内超氧化物歧化酶（SOD）的水平，减少大鼠体内氧自由基，从而减轻脂质过氧化损伤，使丙二醛（MDA）含量降低来实现的。秦晓静等通过观察星蒌承气汤对采用改良 Nath 法造模的实验性脑出血大鼠脑水肿及自由基代谢的影响，发现星蒌承气汤有显著的抗脂质过氧化损伤功能，能降低脑组织 MDA 含量，提高脑组织 SOD 活性，减轻脑水肿。提示该药有抗自由基损伤作用，与周喜燕等的研究结果一致。

尽管针对其研究取得了一些成果，但如中医药复方研究现状一样，星蒌承气汤作为治疗中风痰热腑实证的代表方，其基础研究仍较薄弱。团队也计划在未来开展物质基础、药理毒理、药效评价等多方面的研究，以明确该方的现代药理学机制，提高该复方的临床疗效。

第九章　网络药理学研究方法

　　网络药理学是以药物、靶点、疾病之间的相互作用关系网为基础，通过网络分析手段，从整体水平出发研究中药的基本特征，观察药物对疾病网络的影响及药物间相互作用关系的一门学科，这个概念首先由 Andrew L. Hopkins 提出，是系统生物学、网络生物学等多学科交叉技术发展结合的成果。该学科通过高通量筛选、分子交换验证、网络分析等技术构建"药物 – 基因（靶标）– 疾病"之间复杂的网络信号关系，同时分析、模拟预测药物的作用机制，并结合相应实验验证，以评估药物的疗效、毒性反应以及起效规律，打破了既往"单个成分 – 单个靶标 – 单个疾病"的药物研究理念。网络药理学运用于现代研究的思路，是从整体水平出发，以网络模型为基础，利用适当的分析手段，系统地展示干预措施对局部或整体网络的作用与影响，从而进一步推测特殊靶点对于整体网络的作用与影响。将单一靶点研究进一步扩大范围，把研究所需靶点构建为网络，并作为预测对象，是网络药理学发展的全新研究模式的中心思想。

第一节　方法学适用性分析

　　网络药理学形成的基础是系统生物学和多向药理学的发展与融合，故中药网络药理学的研究有赖于各种系统生物学方法的运用，通过系统生物学方法可以对中药分子成分数据进行整合和建模，形成生物网络，以此来描述中药化学成分对生物系统的干扰作用，实现数据处理、数学建模和实验研究三位一体。生物网络是采取数学手段，借助复杂网络研究方法将生物系统各种物质及其相互作用进行可视化展示，形成多节点、多层次的复杂网络。生物网络的数据来源主要有两种：一种是基因芯片、蛋白质芯片、测序技术等高通量分析结果，以及化学信息学知识和其他实验数据；另一种是对已知公认数据库的文本挖掘。

第二节　操作要点解析

一、关键技术环节

以研究中药复方或单味药的药理学作用或作用机制为例，其网络药理学研究一般包括以下几个技术环节：①中药化合物信息收集；②活性成分筛选和作用靶点预测；③疾病靶点获取；④疾病靶点与药物化合物靶点整合，获得药物针对疾病作用的靶点信息；⑤网络构建与基因富集分析；⑥实验验证。

（一）中药化合物信息收集

中药网络药理学研究是一个由宏观中药起效机制向微观基因作用途径深入的研究过程，其开展的首要基础是收集中药化合物信息，将药物拆解成分子进行研究。除少数矿物药外，绝大多数中药含有多种化学成分，其中的活性化合物分子是疾病治疗的主要因素。获取中药化合物信息的思路通常可分为两种：一是利用公共数据库中公开发表的数据进行研究；二是利用各种实验研究得出药物对模型起效的大量数据并采用生物信息学手段分析和构建药物－靶点－疾病网络，建立预测模型。

得益于互联网技术的飞速发展，世界各地的中医药研究者通过在线数据库将研究结果共享，为中药化合物信息的收集提供丰富的网络资源。目前，网络药理学生物网络数据库包括中药成分数据库、药物化学数据库、化合物靶标关系数据库、基因信息数据库、疾病相关蛋白数据库、蛋白相互作用数据库等，其中中药成分数据库提供药物分子的结构、功能、作用途径等信息数据，常用数据库包括中药系统药理学数据库与分析平台（TCMSP）、中医药整合药理学研究平台（TCMIP）、中医药整合数据库（TCMID）、台湾中医药数据库（TCM Database@Taiwan）、本草组鉴数据库（HERB）、SymMap 数据库（Symptom Mapping）等。

（二）化合物及疾病靶点获取

1. 化合物作用靶点预测

化合物靶点信息主要来源于药理实验和计算预测两种途径。基于高通量筛选技术的发展，天然产物药理活性数据总量大幅度增加，并由许多线上数据库收集，总体上可靠程度较高，较易获取。药理学实验方法难以提供全面的药理学活性检测，通过计算预测的方法可以弥补实验数据的不足。计算预测方法采取计算及辅助药物设计技术，通过药物分子和蛋白分子三维空间结构的模拟计算，预测药物的潜在靶标，当前流行的计算预测方法主要有反向分子对接、化学相似性搜索等。而常用数据库包括 DrugBank、STITCH、TTD、SEA、SwissTargertPrediction、ChEMBL 等。如由瑞士生物信息研究所研发的 SwissTargertPrediction 数据库，可以预测化合物在人类蛋白质上的潜在靶点，在数据库中输入化合物的结构式和 SMILES 格式，即可获得该化合物的潜在作用靶点。如图 9-1、图 9-2 所示。

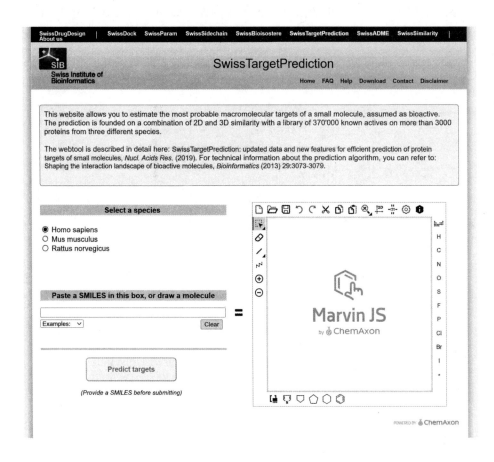

图 9–1　在 SwissTargertPrediction 中输入分子结构

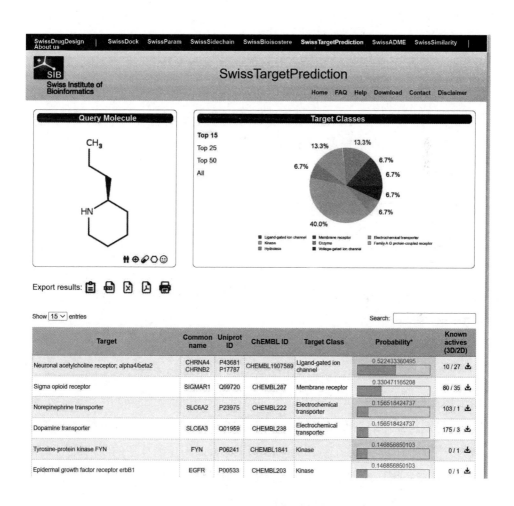

图 9-2　获得分子的潜在作用靶点

2. 疾病靶点预测

疾病的发生受到基因、生活方式和环境等多种因素的影响，寻找到与疾病相关的靶点蛋白，有助于对疾病进行更精准有效的治疗。直观来看，参与疾病发生发展过程的基因和蛋白应当是治疗此疾病的药靶。但是大量研究表明，某些系统的疾病，如内分泌、血液、心血管和精神类疾病的药物靶标偏好于疾病基因，而癌症、肌肉、骨骼、胃肠道和皮肤类疾病的药物靶标只有少部分是疾病基因，对于后一种情况，一般靶向选择与疾病基因相互作用的蛋白。特定疾病相关基因的信息可以通过在线数据库查询或文献挖掘的方法获取，目前已有许多数据库记录疾病相关基因信息，如人类孟德尔遗传数据库（OMIM）、GAD 数据库、DisGeNET 数据库、GeneCards 数据库、NCBI-gene 数据库等。

（三）靶点网络构建与分析

获取药物作用靶点和疾病靶点后，则需要基于靶点信息构建药物干预疾病的靶点数据库，构建靶点网络并分析蛋白间相互作用关系，识别中药活性成分所调控的信号通路和影响位点，帮助我们评价中药对疾病网络的影响，认识中药作用机制。

1. 蛋白互作网络构建及治疗效应评价

药物作用于疾病靶标蛋白间相互作用的网络是药物起效的子网络，通过将靶标蛋白及其在背景网络中的相邻靶点和相互作用全部提取出来，使用 String 等网络互作数据库或 Cytoscape 等工具可以构建蛋白互作网络，确定网络中的节点和边。这类方法的优点在于，它可以用预测算法的所给分值，来近似量化靶标蛋白对网络中其他蛋白的影响程度，从而得到药物对网络中各个蛋白影响程度的近似值。可将影响分高于某个给定阈值的蛋白及其相互作用提取出来，构建药物所影响的子网络。不同成分间通过多靶标协同作用对疾病进行干预治疗。如在 String 数据库中，输入靶点蛋白的列表，通过分析可以获得靶点的互作关系网络（图 9-3、图 9-4）。

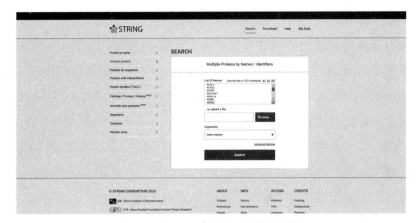

图 9-3　在 String 数据库中输入靶点

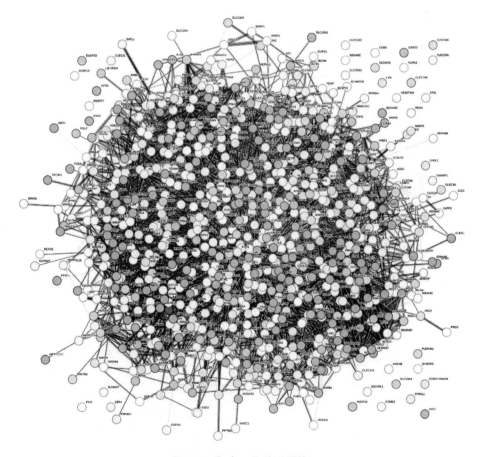

图 9-4　靶点互作关系网络

2. **靶标富集分析下的生物功能及信号通路识别**

基因富集分析是指对靶标蛋白进行功能富集分析和信号通路识别的过程。该环节将富集到的生物功能和信号通路与疾病和药物活性成分联系起来，从宏观层面深入至微观作用机制，为中药作用机制提供生物学证据。常用富集分析方法包括基因本体富集分析、信号通路富集分析和基因集富集分析法（GSEA）。基因本体（gene ontology，GO）是一个在生物信息学领域中广泛使用的本体，旨在建立一个适用于各种物种、对基因和蛋白功能进行限定和描述，并能随着研究不断深入而更新的语义词汇标准，主要涵盖三个方面，即细胞组分（CO）、分子功能（MF）、生物过程（BP）。信号通路是执行重要生物学任务和复杂分子信息处理，由分子间相互作用而形成的生物分子系统或子网络。现有信号通路数据库如 KEGG、Biocarta 等收录了已知的信号通路、构成这些信号通路的基因，以及基因间相互作用的信息。基因富集分析法（GSEA）则定义了更具有针对性的统计指标，不仅可以识别某基因所富集的通路，还可以展示基因的上下调情况。如图 9-5 所示。

5342	Natural killer cell receptor-like, C-type lectin-like domain	4 of 5	1.27	0.0217
				(more ...)
	KEGG Pathways			
hway	description	count in network	strength	false discovery
1210	2-Oxocarboxylic acid metabolism	10 of 18	1.11	4.89e-07
0250	Alanine, aspartate and glutamate metabolism	18 of 36	1.06	6.73e-11
0220	Arginine biosynthesis	9 of 21	1.0	8.63e-06
0260	Glycine, serine and threonine metabolism	14 of 38	0.93	1.14e-07
0620	Pyruvate metabolism	13 of 36	0.92	3.65e-07
4933	AGE-RAGE signaling pathway in diabetic complications	33 of 96	0.9	2.87e-15
4710	Circadian rhythm	10 of 30	0.89	1.32e-05
0330	Arginine and proline metabolism	15 of 47	0.87	1.61e-07
0630	Glyoxylate and dicarboxylate metabolism	9 of 28	0.87	4.39e-05
1230	Biosynthesis of amino acids	23 of 73	0.86	1.30e-10
1524	Platinum drug resistance	22 of 70	0.86	3.08e-10
5213	Endometrial cancer	18 of 58	0.86	1.33e-08
4930	Type II diabetes mellitus	14 of 45	0.86	4.89e-07
4920	Adipocytokine signaling pathway	21 of 68	0.85	9.61e-10
5030	Cocaine addiction	15 of 49	0.85	2.41e-07
5216	Thyroid cancer	11 of 37	0.84	1.14e-05
0380	Tryptophan metabolism	12 of 41	0.83	5.50e-06
0450	Selenocompound metabolism	5 of 17	0.83	0.0037
1200	Carbon metabolism	33 of 116	0.82	9.72e-14
4931	Insulin resistance	30 of 106	0.82	1.40e-12
4350	TGF-beta signaling pathway	26 of 91	0.82	4.42e-11
0020	Citrate cycle (TCA cycle)	8 of 28	0.82	0.00023
0340	Histidine metabolism	6 of 21	0.82	0.0016
5210	Colorectal cancer	23 of 82	0.81	6.68e-10
5212	Pancreatic cancer	20 of 71	0.81	7.20e-09
5230	Central carbon metabolism in cancer	19 of 68	0.81	1.92e-08
4213	Longevity regulating pathway - multiple species	17 of 61	0.81	1.13e-07
5418	Fluid shear stress and atherosclerosis	35 of 129	0.8	6.88e-14
4068	FoxO signaling pathway	34 of 126	0.8	1.17e-13
4211	Longevity regulating pathway	24 of 87	0.8	3.55e-10
1521	EGFR tyrosine kinase inhibitor resistance	21 of 77	0.8	4.90e-09
4066	HIF-1 signaling pathway	27 of 102	0.79	6.73e-11
4370	VEGF signaling pathway	15 of 56	0.79	8.38e-07
4932	Non-alcoholic fatty liver disease	38 of 146	0.78	1.68e-14
4668	TNF signaling pathway	29 of 111	0.78	1.68e-11

图 9-5　String 数据库中的基因富集分析结果

（四）实验验证

根据基因富集分析结果和靶标筛选情况可以初步得到药物对疾病起效的作用机制，但结果往往只停留在预测阶段，下一步可设计相关动物或细胞实验，对分析结果进行验证，进一步明确中药活性成分的起效机制，为新药研发提供数据支持。常用验证手段包括 Western blot、组学技术测序、分子对接技术、中药代谢动力学模拟等。

二、常用工具

（一）中药活性成分数据库

1. 台湾中医药资料库（Traditional Chinese Medicine Database@Taiwan）

台湾中医药资料库（http://tcm.cmu.edu.tw/）是目前世界上最大的非商业中药小分子数据库，该数据库包含来自 400 多种不同草药、动物药和矿物药中的 20000 余种成分。该数据库将中药按照功效分类，并匹配了每种中药活性成分的原始研究文献，数据库中的每个化合物的 2D 和 3D 分子结构均可供虚拟筛选和下载使用。如图 9–6 所示。

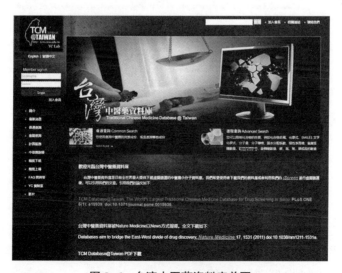

图 9–6　台湾中医药资料库首页

2. 中药系统药理学数据库与分析平台（TCMSP）

TCMSP 数据库（https://tcmspw.com/tcmsp.php）是一个基于中药系统药理学的框架建立的中药系统药理学数据库与分析平台，其融合了药物化学成分、药动学、药物相似性等信息于一体。该数据库由西北农林科技大学等单位研发，于 2014 年发表在 *Journal of Cheminformatics*。该数据库整合了来自 TTD、PharmGKB 及 PubChem 数据库的相关信息，含有 499 种中草药，以及和中药相关的 29384 种化合物、3311 个靶点、837 种疾病。该数据库还为药物筛选和评估提供了 12 个重要的药物代谢相关特征数据，如人体口服生物利用度、半衰期、药物相似性、Caco-2 渗透性、血脑屏障和类药五原则等。TCMSP 数据库可以自动建立化合物靶点和靶点疾病网络，让用户查看和分析药物作用机制。如图 9-7 所示。

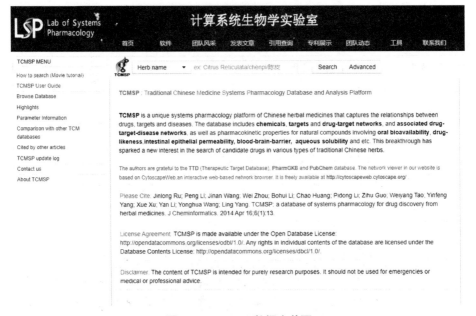

图 9-7　TCMSP 数据库首页

3. 中医药整合药理学研究平台（TCMIP）

TCMIP 数据库（http://www.tcmip.cn/TCMIP/index.php/Home/Login/login.html）是由中国中医科学院等单位研发，于 2019 年发表于 *Nucleic Acids*

Research 杂志。该数据库是以中医药百科全书在线数据库（ETCM）为数据资源，采用人工智能和数据挖掘等方法构建的关于中药材、中药方剂、中药成分、成分靶点和疾病的数据库，该数据库包括 400 多种中药、4000 首方剂和 7000 多种中药成分。该数据库对每味药物包括性味归经、作用靶点和疾病等信息均有详细记载，对中药成分，包括化合物结构、相对分子质量，以及药物的吸收、分布、代谢、排泄等信息也进行了详细记录。如图 9-8 所示。

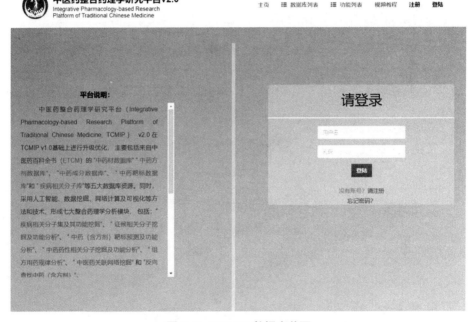

图 9-8　TCMIP 数据库首页

4. SymMap 数据库（Symptom Mapping）

SymMap 数据库（http://www.symmap.org/）是一个中医药证候关联数据库，由北京中医药大学等单位研发，于 2019 年发表于 *Nucleic Acids Research* 杂志。该数据库收录了 2015 版《中华人民共和国药典》包含的 499 种草药及对应的 1717 个中医证候，并将中医症状对应到 961 个西医症状，同时收录了 5235 个与这些证候关联的疾病、19595 个草药成分、4302 个药物靶点，以及这六种类型数据之间的关联关系，通过这种方式将中医学与西医学从表型到分子层面加以关联。其数据主要来源于 UMLS 数据库、TCMID 数据库、TCMSP 数据库、DrugBank 数据库、NCBI 数据库及 OMIM 数据库等。如图 9-9 所示。

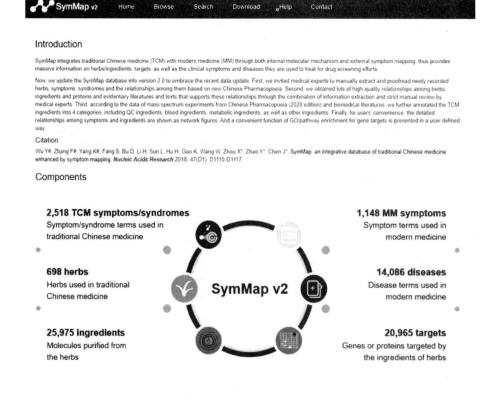

图 9-9　Symmap 数据库首页

5. 本草组鉴数据库（HERB）

HERB 数据库（http://herb.ac.cn/）由北京中医药大学等单位研发，于 2021 年发表于 *Nucleic Acids Research* 杂志。该数据库集成了 SymMap、TCMID 2.0 等多个中医药数据库信息，包含迄今为止最全面的中药和成分列表，收集了包括中药靶标和疾病之间的典型关联集并加以整理，涵盖 7263 味中药、49258 种成分、12933 个基因靶点和 28212 种现代疾病，并提供了它们之间的六种成对关系。所有成分的分子式和分子信息根据化学数据库

SciFinder 和 PubChem 进行标准化。该数据库搜索页面友好，显示包括中药、成分、靶标和疾病四部分，实验页面还显示了所有与中药/成分有关的高通量数据。如图 9-10 所示。

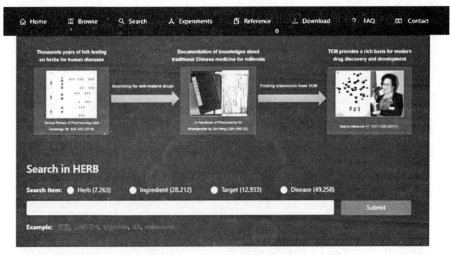

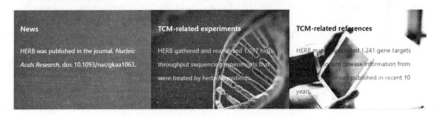

图 9-10　Herb 数据库首页

（二）化合物靶点预测数据库

1. DrugBank 数据库

DrugBank 是一个生物信息学结合化学信息学的数据库，涵盖了化学数据、药理数据、药物数据等信息。DrugBank5.1.7 版包含 13791 种药物条目，其中包括 2653 种小分子药物、1417 种生物技术（蛋白质/肽）药物、131 种营养品和 6451 种实验药物。此外，有 5236 个非冗余蛋白（即药物靶标/酶/转运体/载体）序列与这些药物条目相关联。该数据库提供了详细的搜索界面，支持小分子相似性检索靶点，根据靶点序列搜索药物小分子，同时还有药物所属的药品分类信息和可视化展示功能。数据库地址为 https://www.drugbank.ca/。

2. STITCH 数据库

STITCH 数据库是一个用于检索已知的以及被预测的化合物和蛋白质之间互作关系的平台，这些关系包括直接的（物理作用的）和间接的（功能的）联系。STITCH 数据库信息丰富，由 39 万种小分子和 260 万种蛋白的相互关系组成。该数据库的最大优势是海量数据和结构相似性的可比较功能。可以通过输入组分的化学分子结构，确定分子结构相似的化学组分。这些相似结构的化学组分的靶点可以考虑是待确定的化学组分的推定靶点。数据库地址为 http://stitch.embl.de/。

3. TTD 数据库

TTD 数据库可提供有关药物、靶点、疾病和通路的信息，该数据库收集了 37316 种药物，其中包括 2649 种准许药物、9465 种临床试验药物、5059 种专利药物及 20143 种实验药物，共对应 3419 个靶点。用户可以通过靶点、药物、疾病和生物标志物搜索数据库，也可以使用药物相似性搜索工具预测没有靶点信息的化合物的靶点。查询化合物可以通过其 MOL、SDF 或 SMILES 格式输入，该工具会列出其类似化合物和相应的 Tanimoto 相似性分数。具有最高得分的化合物的靶点可以被预测为查询化合物的靶点。数据库网址为 http://db.idrblab.net/ttd/。

4. SEA 数据库

SEA 数据库根据蛋白质配体的化学相似性，对蛋白质进行定量分组和关联，65000 个配体被注释成一系列的药物靶点。利用配体拓扑结构计算各组间的相似度，根据化学相似性映射药理学的相似性。对于单个化合物，用户可以通过化合物的 SMILES 码进行检索；对于多个化合物，可以通过 ZINC ID 或 SMILES 码进行检索，结果会根据相似度（MaxTC）和 P 值进行排序，用户可以免费下载检索结果进行后续的研究。数据库网址为 http://sea.bkslab.org/。

5. SwissTargetPrediction 数据库

SwissTargetPrediction 数据库基于结构相似原理，通过反向筛选预测小分子的蛋白质靶标。利用该数据库可在已知靶点的大约 370000 个活性化合物中找出与查询的化合物最相似的分子。在逆向筛选中，Combined-Score 可以计算出任何查询的分子，假定其具有生物活性，那么就可以计算出这个分子针对特定蛋白质的概率。Combined-Score > 0.5，则预测这些分子很可能具有共同的蛋白质靶点。由于分子的二维和三维描述是互补的，这种基于配体的双重评分的反向筛选，在预测各种测试集中的大分子靶点方面表现出较高的性能。数据库网址为 http://www. swisstargetprediction.ch /。

（三）疾病靶点相关数据库

1. 人类孟德尔遗传数据库（OMIM）

OMIM 数据库包含了已知的遗传病和超过 15000 个基因的信息，是关于人类基因和遗传表型关系的权威数据库。每个 OMIM 条目都有一个基因确定的表型和 / 或基因的全文摘要，并可链接到其他基因数据库。OMIM 为免费的数据库，而且可以及时将更新的信息通知用户。数据库网址为 https://omim.org/。

2. GeneCards 数据库

GeneCards 是一个全面、综合收集所有已知或预测的人类基因数据库。该数据库提供了关于所有注释和预测的人类基因的全面、用户友好型信息，自动整合了约 150 个网络来源的以基因为中心的数据，包括基因组、转录组、蛋白组、遗传、临床和功能信息。数据库网址为 http://www.genecards.org/。

3. NCBI-gene 数据库

NCBI-gene 数据库是 NCBI 数据库中一个用于检索不同物种基因信息的数据库。用户可以通过基因名、文献的 PMID 或疾病名称进行检索。对于每个基因，NCBI-gene 都有详细的记载，包括别名、其他数据库的相关链接、在 DNA 上的位置、上下游基因、参考文献和相关的疾病信息等多种详细信息。用户可以对检索结果进行二次筛选得到需要的信息，并将数据免费下载到本地。

（四）基因富集分析数据库

1. DAVID 数据库

DAVID 数据库不仅是一个生物数据库，还是一个全面的功能注释工具，可以将输入列表的基因关联到生物注释上。该工具从生物途径、基因本体（GO）、蛋白质 – 蛋白质相互作用（PPI）、疾病关联和文献等方面为基因提供了丰富的分析。DAVID 功能注释聚类工具基于不同注释项中基因的共同关联，可以将相似、冗余、异构的注释项分组成注释组。数据库网址为 https:// david.ncifcrf.gov/tools.jsp。

2. Metascape 数据库

Metascape 数据库集成了 40 多个生物信息数据库信息，通过一键快速分析的简介页面使用户能够轻松获得全面的数据分析结果。该数据库不仅提供生物通路富集分析、蛋白质相互作用网络分析及基因注释功能，还将结果以高质量图表形式进行可视化呈现。该数据库操作简单，且能够自动识别常用的各种基因或蛋白质标识符，其中蛋白质网络文件格式还支持用第三方软件比如 Cytoscape 进行更加深入的分析和美化。数据库网址为 http://metascape.org。

3. 京都基因与基因组百科全书（KEGG）数据库

KEGG 数据库是一个整合了基因组、化学和系统功能信息的综合数据库，旨在揭示生命现象的遗传与化学蓝图，它具有强大的图形功能，可以通过对生物学过程进行计算机化处理，构建模块并绘制图表，从而对基因的功能进行系统化分析。该数据库由三类数据库组成，其中 KEGG pathway 数据库应用最为广泛，该子数据库是通过 KEGG pathway mapping 绘制通路图形，介绍代谢途径和各通路之间的关系。数据库中的通路信息和图形均可免费下载。数据库网址为 https://www.genome.jp/ kegg/。

4. 基因本体（GO）数据库

GO 数据库是目前世界上最大的基因功能信息资源，GO 的注释针对基因产物，即 1 个基因编码的 RNA 或蛋白产物，1 个基因可以编码不同性质的产物。GO 从 3 个方面描述基因产物，即生物过程、细胞成分和分子功能。生物过程是指基因或基因产物参与的生物目标；细胞成分是指细胞中基因产物活跃的地方；分子功能是指基因产物的生化活性。GO 具有很广阔的应用前景，可以用来整合不同生物的基因信息、预测与疾病的相关基因和判断蛋白结构域的功能等领域。数据库网址为 http://geneontology.org/。

5. String 数据库

String 数据库是一个在线搜索已知蛋白互作关系的数据库，只用于蛋白 PPI 网络，该数据库共储存了 5090 个物种，2400 多万种蛋白，30 多亿个互相作用信息，不仅可以通过蛋白名称、蛋白序列等多种格式进行检索，还可以根据蛋白质的差异倍数、对数值或丰度值等进行功能富集分析。对于单个蛋白，String 会给出能与该蛋白具有相互作用的蛋白构成的网络图；对于多个蛋白，会得到蛋白间的相互作用图。同时 String 数据库也提供了 PPI 网络中蛋白的 GO 和 KEGG 富集分析的结果。数据库网址为 https://string-db.org/。

（五）可视化分析工具

1. Cytoscape 软件

Cytoscape 是一个开源的生物信息软件平台，可以对分子互作网络及生物学通路进行可视化分析，并且可以根据需要将网络相关的注释信息、基因表达谱和其他类型的数据整合到网络中。Cytoscape 用于将生物分子交互网络与高通量基因表达数据和其他的分子状态信息整合在一起。也可适用于其他分子构件和相互作用，主要用于大规模的蛋白质 – 蛋白质相互作用、蛋白质 – 基因相互作用和遗传交互作用的分析。软件的核心部分提供了网络显示、布局、查询等方面的基本功能，并且可以通过插件架构进行扩展，这样就能快速地开发出新的功能。Cytoscape 的功能核心是网络构建，其中的节点（node）代表基因、蛋白质或其他分子，连线则代表这些生物分子之间的相互作用。

2. GUESS 软件

GUESS 是一款用于图形网络和数据可视化分析的开源软件。该系统包含一个特定的嵌入式语言工具，称为 Gython（Python 的拓展），支持以直观的方式对图形结构进行操作，能够将输入的文本与可视化的对象进行关联分析，同时其提供可视化的前端，支持静态图像和动态的视频输出。

3. Pajek 软件

Pajek 软件是专门用于大规模分析的网络可视化工具，可用于现存的各种复杂非线性网络研究。利用该软件可以完成在一个网络中搜索"类"，获取同一类的节点，或反映出节点间的连接关系，并分别显示出来。Pajek 软件可将大型网络分解成几个较小的网络，以便使用更有效的方法进一步处理。并且 Pajek 能够直接将网络信息输入 R 语言内，从而为进一步的网络数据分析提供基础。

4. 基因探针富集分析（GSEA）

GSEA 的基本思想是使用预定义的基因集，将基因按照在两类样本中的差异表达程度排序，然后检验预先设定的基因集合是否在这个序列表的顶端或者底端富集。相较于一般的差异分析，侧重于比较两组间的基因表达差异的特点。GSEA 不需要制定明确的差异基因阈值，算法会根据实际数据的整体趋势，为研究者提供一种合理解决芯片分析瓶颈的方法，即使在没有先验经验的情况下也能在表达谱整体层次上对数条基因进行分析，以免忽略部分差异表达不显著却具有重要生物学意义的基因。GSEA 包括计算富集分数、估计富集分数的显著性水平和矫正多重假设检验三部分。该软件可通过官网免费下载使用。

三、研究方案及范例

（一）基于病例数据挖掘结果分析的名老中医个体用药经验

使用 TCMSP 数据库检索核心药物所包含的化学成分，在 Pubchem 数据库检索化合物小分子结构，利用 SwissTargetPrediction 数据库预测化合物靶点后导入 Cytoscape3.8.1 软件中绘制化合物 – 靶点网络图。如图 9–11 所示。

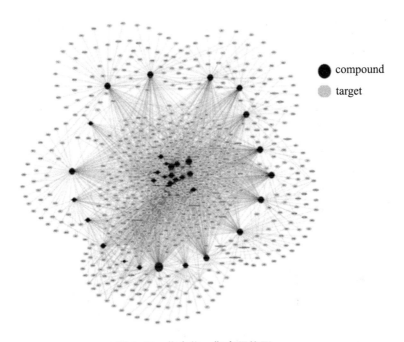

图 9-11　化合物 – 靶点网络图

使用 GeneCards 数据库和 OMIM 数据库筛选疾病基因，并与药物化合物取交集后获得核心药物作用于疾病的靶点。如图 9-12 所示。

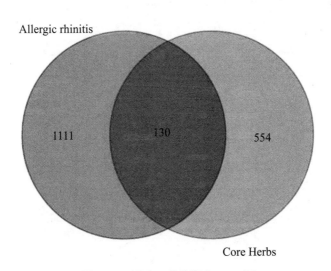

图 9-12　疾病 – 药物靶点 venn 图

将药物作用于疾病的靶点数据导入 String 数据库绘制 PPI 网络图，并使用 Cytoscape3.8.1 软件进行美化。如图 9–13 所示。

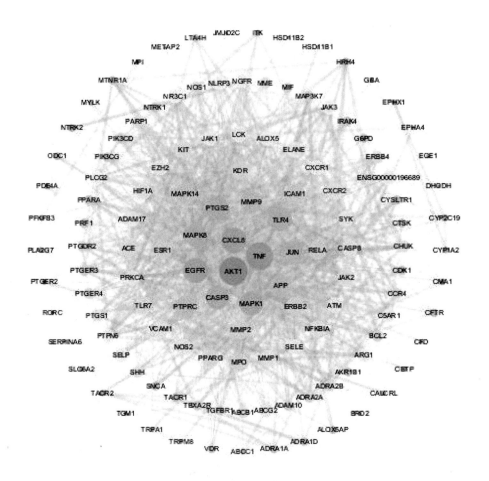

图 9–13　PPI 网络图

将获得的药物靶点重叠后得到共同靶点，应用 Metascape 数据库进行 pathway 和 GO 富集分析，将获得的 pathway 结果筛选处理后，应用 Cytoscape3.8.1 软件绘制靶点 – 通路 – 通路类型网络图。如图 9–14 所示。

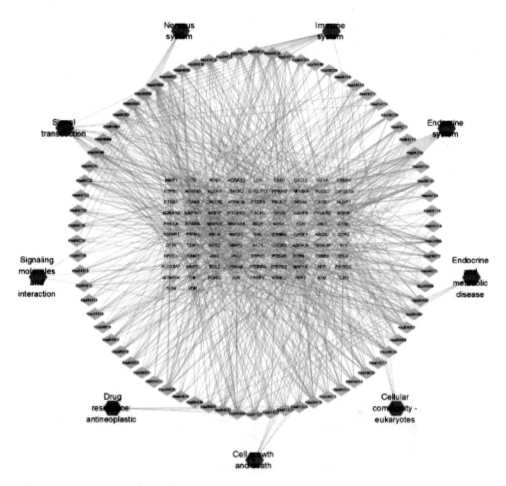

图 9–14　靶点 – 通路 – 通路类型网络图

将 GO 富集分析结果导入 R 语言软件中，绘制气泡图。如图 9–15 所示。

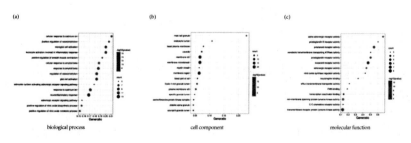

图 9–15　GO 气泡图

根据 KEGG 数据库中各通路的图形展示情况。汇总靶点在通路中的起效位置，使用 Office PowerPoint 软件绘制靶点 – 通路 – 功能网络图。如图 9–16 所示。

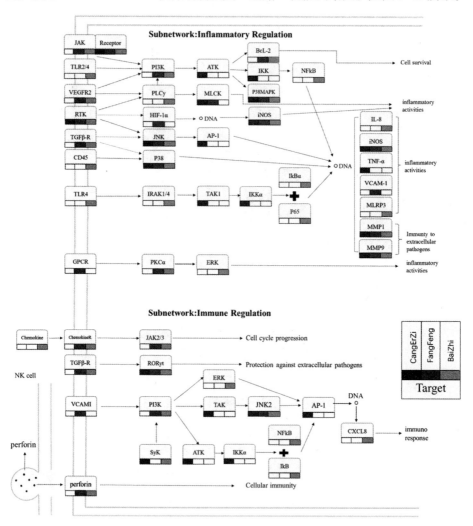

图 9–16　靶点 – 通路 – 功能网络图

（二）基于病例数据挖掘结果的多位名老中医治疗同一疾病比较分析研究

使用 TCMIP 和 Herb 数据库筛选核心处方的化学成分和分子靶标，并导入 Metascape 数据库，得到药物 – 靶点弦图。如图 9–17 所示。

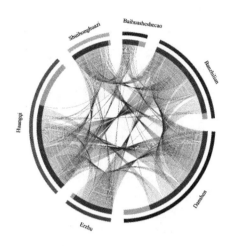

图 9-17　药物 – 靶点弦图

使用 GeneCards 数据库和 OMIM 数据库筛选药物靶点，并与药物分子靶点取交集，得到药物作用于疾病的靶点，将靶点数据使用 Metascape 数据进行富集分析，得到 pathway 结果，导入 R 语言绘制 KEGG 通路气泡图，对关键通路进行展示。如图 9-18 所示。

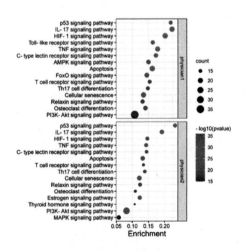

图 9-18　通路气泡图

使用 KEGG 数据库确定通路所属系统。使用 R 语言绘制药物 – 通路 – 系统气泡图。如图 9-19 所示。

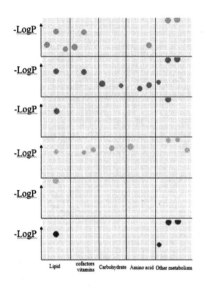

图 9-19　药物 – 通路 – 系统气泡图

根据 KEGG 数据库中各通路的图形展示情况，汇总靶点在通路中的起效位置，使用 Office PowerPoint 软件绘制靶点 – 通路 – 功能网络图，进行不同名老中医用药起效机制比较。如图 9-20 所示。

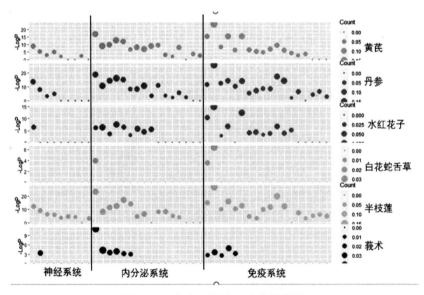

图 9-20　靶点 – 通路 – 功能网络图

（三）基于病例数据挖掘探索中医药治疗进展性疾病群的比较分析研究

使用 TCMIP 与 Herb 数据库分别获取三个疾病核心处方化合物靶点，通过 GeneCards 及 OMIM 数据库获得三个疾病作用靶点，使用 Venn 平台获取药物作用于疾病的靶点。如图 9–21 所示。

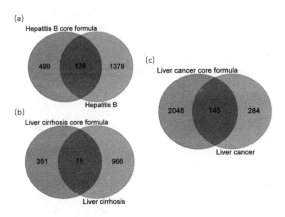

图 9–21　乙肝－肝硬化－肝癌 venn 图

使用 String 数据库绘制三个疾病核心靶标的 PPI 网络图，并使用 Cytoscape3.8 软件进行美化。如图 9–22 所示。

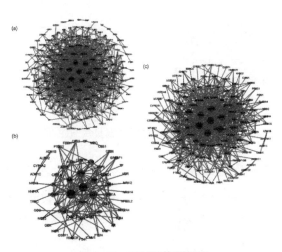

图 9–22　PPI 网络图展示

应用 Metascape 数据库进行 KEGG pathway 富集分析，使用 R 语言软件绘制通路气泡图。如图 9–23 所示。

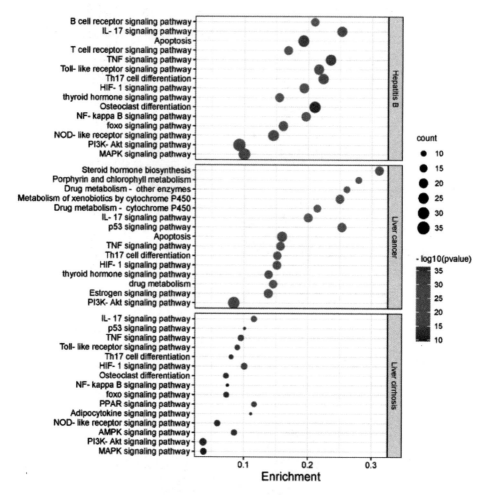

图 9–23　KEGG 通路富集气泡图

根据 KEGG 数据库中各通路的图形展示情况，汇总靶点在通路中的起效位置，使用 Office PowerPoint 软件绘制靶点 – 通路 – 功能网络图，进行不同疾病起效机制比较，如图 9–24 所示。并获得核心药物基因通路交互图，如图 9–25 所示。

网络药理学方法在沟通微观生物机制与宏观中医药疗效之间搭起一座"疾病－药物－通路－靶点"桥梁，让中医药研究在高通量、多数据的研究语境之下找寻发展的突破口，帮助研究者从本质上了解中医药的整体、辨证、协同用药观点。使用网络药理学研究方法极大地打破了名老中医经验不可标准化的壁垒，为临床病例大数据处理和组方实验研究结果提供验证手段。在分子网络层面阐释中药作用机制，将为中药活性成分提取和多组分新药的开发提供启示和借鉴，也将对名老中医传承事业起到积极的推动作用。

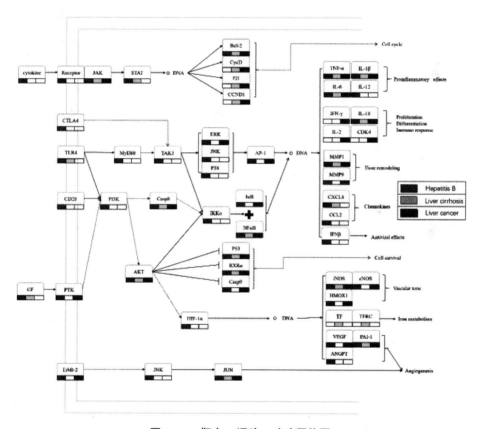

图 9-24　靶点－通路－疾病网络图

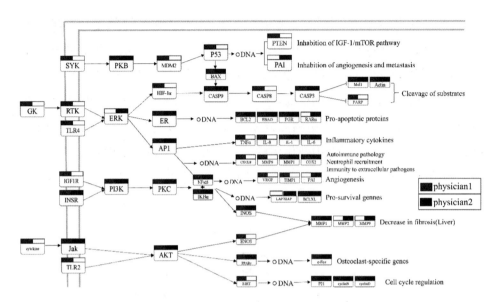

图 9-25　核心药物基因通路交互图

下篇
道术结合传承范式的应用与推广

第十章　道术结合传承研究范式与解析

名老中医经验是中医学传承的核心内容。中医药在人才培养、科学研究、成果转化等方面取得了显著的成绩，但在名医经验的研究方面仍存在许多问题：例如在研究思路上，重术轻道，缺乏包含思维方式、文化素养、精神品格等方面的研究，导致无法有效传承名老中医的精髓；在研究方法上，缺乏全面挖掘和传承的方法学体系和研究范式；在研究领域上，缺乏对名老中医防治重大、难治疾病的对比研究；在研究资源上，缺乏集医疗、科研、传承、推广一体化的服务平台等，这些问题会影响中医药事业的传承与发展。名老中医传承工作的重点应聚焦在名老中医的"道""术"研究上。对于如何应用中篇介绍的各种研究方法开展名老中医道术研究，本篇选取具有较高可行性的定性定量方法进行融合，即应用混合方法创新性构建名老中医道术传承范式，以助力全国名老中医传承事业的发展。

第一节　道术结合传承混合研究方法

混合方法是一种研究者或研究团队整合定性和定量研究方法要素（包括定性和定量的研究视角、数据收集/分析和推断技巧）的研究类型，旨在拓展临床证据的广度和深度。混合方法研究可充分混合不同方法于一个研究中，也可充分混合不同方法于密切相关的一系列研究中。

一、定性研究获得名老中医道术内容

定性研究是指在自然环境中，通过现场观察、体验或访谈收集资料，对

社会现象进行分析和深入研究，并归纳总结出理性的概念，对事物加以合理解释的过程。定性研究方法适用于总结名老中医道术两个层面的内容。

（一）定性研究的适用性分析

定性研究的不同收集资料的方法可以相对准确且快速地获得名老中医的道术内容。常用的收集资料的方法有访谈、观察、实物分析。访谈可迅速获得来自名老中医对个体行为的解释，学术思想、学术观点、诊疗习惯、为人为医为学为师等方面的经验和感悟。观察法可迅速获得名老中医诊疗患者的典型行为。观察法结合访谈法，通过观其行、听其言、察其象，互证不同途径所获得的信息。

定性研究具有解释性、自然性、灵活性、尊重性等优势，补充了定量研究以数字为主进行阐释的不足。解释性是指定性研究可以为事件提供解释分析，甚至可以产生新理论，适合研究现象背后的本质，抽提名老中医的道和术经验。自然性是指定性研究者系统地观察人们和事件，以揭示人们在自然状态下的行为和相互作用。观察的方法可以避免人们言行不一致，也可获得名老中医自身尚未意识到的自身的行为和习惯，为日后传承创新提供证据。灵活性是指定性研究强调研究者要放下自己的主观臆测，尊重事实，允许并鼓励研究对象根据自己的认知框架，而不是根据预先安排好的问题结构来做出回答，具有一定的灵活性。尊重性是定性研究最突出的特点，是对人的尊重，它最关注的是研究对象自己的看法，尊重研究对象对自己行为的解释，从研究对象的角度去诠释研究对象行为的内部意义。

因此，应用定性研究方法进行名老中医道术结合的经验研究具有可行性。根据研究目的，可以使用不同的定性研究分析方法，例如只是为了再现名老中医的诊疗情境、描述现象，可以应用主题分析法（thematic analysis）对获得的资料进行深描（deep description）。如果希望对现象背后的本质进行更深入的挖掘，甚至基于原始资料，逐步构建理论框架，从原始资料中产生理论，自下而上将资料不断地进行总结、概括、浓缩，理论产生于原始资料，一切以原始资料为依据，可以选用定性研究中比较经典的设计——扎根理论。

但是，定性研究也有局限性。首先，存在偏倚和代表性低。由于定性研究常采取目的性抽样，样本不具备广泛的代表性，研究结果可能有很大的变异性。抽样的原则是尽可能扩大抽样的范围，保证各种变异因素都存在。Britten 认为"定量研究可靠但不可信，定性研究可信但不可靠"。其次，不能量化。定性研究适用于回答"为什么""是什么""怎么样"的问题，获得的是开放式信息和数据，不能进行数字统计。已经有学者将定性数据进行定量化，例如 MYMOP 问卷即是将患者的体验的定性数据进行定量转化。因此，混合方法的应用，可以通过精良的设计，充分发挥定性定量研究各自特点和优越性，最大限度地回答研究问题，规避研究方法本身的局限性。

（二）定性研究扎根理论应用举例

扎根理论适用于对非数字化信息进行抽提、归纳。例如：①扎根理论可以实现访谈名老中医，总结道术两个层面的内容。②访谈其弟子间接获得名老中医道术两方面的内容与特色。③收集现有经验集、弟子师承报告、发表文献等，应用扎根理论方法抽提学术观点、用药特点等。④利用名老中医 / 弟子点评病例诊疗精髓的口述录音，总结基于病例的诊疗特色与观点。扎根理论能够收集到研究数据，回答研究问题。如图 10-1 所示。

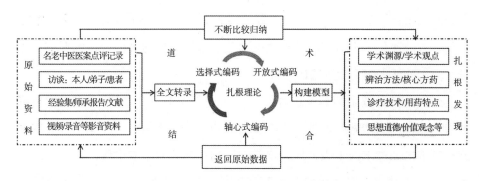

图 10-1 扎根理论研究设计方案

二、定量研究总结医术内容并开展评价

循证医学的各种临床研究方法学设计可以应用于名老中医传承研究，用各项数据进行统计、挖掘，属于传统的定量研究设计，也是当前名老中医或中医药研究的主流设计。例如病例报告、病例系列、队列研究、RCT 等设计方法适用于观察总结名老中医临床对于疾病的诊疗经验。

（一）名老中医个体经验总结与评价方法——病例系列研究

1.病例系列研究适用性分析

基于目前名老中医的研究现状，现提出病例系列设计适用于真实世界中开展名老中医经验研究，并强调通过全或无病例系列或病例报告展现宝贵的名老中医经验优势。因此，在此以病例系列研究为例进行适用性分析。

病例系列研究是对曾经暴露于某种相同干预或防治措施患者的临床结果进行描述和评价的研究方法，多数为回顾性研究。病例系列研究的优越性：①属于观察性研究方法，既保留了名老中医"原汁原味"的临床诊疗过程，又可以根据名老中医的临床患者情况，选择多种疾病同步开展观察。②不设同群体同期对照，缓解患者选择性就医倾向带来的分组压力。③结局指标的设计可以尽量贴近临床实际情况，适量纳入检测难度较低的以患者为中心的结局指标，如患者自评量表等。开展病例系列研究时，可通过自身治疗前后比较和单组目标值法（与当前公认治疗的疗效进行比较）进行名老中医疗效评价，有效避免了无对照组的方法学缺陷，可以实现与公认现行标准结局比较，分析验证临床干预措施的有效性。

病例系列研究中的高证据等级设计——全或无病例系列。"全或无病例系列"是指病例系列中报告的患者在治疗与不治疗之间发生了非常显著的差异，属于循证医学的Ⅰ级证据。全或无病例系列观察名老中医治疗某些公认预后不良的肿瘤等重大、难治疾病的经验，形成高质量病例系列或个案报道。诊断时应采用现行公认的中医、西医疾病的诊断标准，并保留原始诊断

证据，这是疗效是否被认可的前提，也是成果获得发表通过同行评议的重要环节。

因此，设计精良的病例系列研究可以总结名老中医临证治疗某种疾病，尤其是重大难治病的经验，客观评价名老中医经验方的疗效，有助于提高传承效率，实现精确传承。

2. 病例系列应用举例

基于病例系列挖掘名老中医的学术观点、辨证施治方法、诊疗技术、用药特点、挖掘核心方药等，形成名老中医的诊疗经验系统研究报告。制定名老中医病例系列研究规范化操作流程，名老中医医案按病建库，连续纳入病例，采取客观记录所有诊疗记录，并开展随访，组成病例系列。结合具体疾病制定纳入标准、排除标准、诊断标准。翔实记录名老中医诊疗过程，不同证型，分型证治。制定疗效评价指标，灵活通过单组目标值法与当前公认治疗的疗效相比和治疗前后比较进行疗效评价。基于医案应用人工智能等技术挖掘每位名老中医的辨证施治方法、诊疗技术、用药特点、核心方药等。为了实现治疗前后疗效比较，应规定治疗的信息采集窗口期，至少收集二诊次或者三诊次诊疗信息和随访记录。如图 10-2 所示。

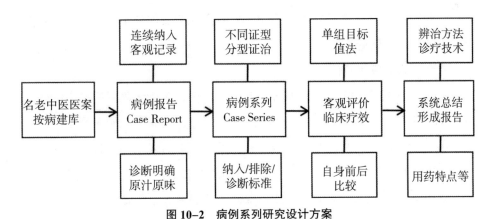

图 10-2　病例系列研究设计方案

（二）群体经验总结与评价方法——队列研究

由于不同的师承、流派、学术思想、诊疗技术等各因素综合影响，名老中医各有独特技艺。如何基于不同名老中医经验为重大、难治疾病提供推荐意见？当前的临床指南多为行业内共识，名老中医的宝贵经验应该被充分考虑补充进入临床推荐意见。可以借鉴队列研究设计，开展不同名老中医治疗同一重大难治病的比较分析研究。

1. 队列研究设计适用性分析

经典的队列研究方法的基本原理是在一个特定人群中选择所需的研究对象，根据目前或过去某个时期是否暴露于某个待研究的危险因素，或其不同的暴露水平而将研究对象分成不同的组，如暴露组和非暴露组，高剂量暴露组和低剂量暴露组等，随访观察一段时间，检查并登记各组人群待研究的预期结局的发生情况，比较各组结局的发生率，从而评价和检验危险因素与结局的关系。队列研究可以直接推断暴露因素（干预措施）与疾病（治疗结局）之间的因果关系。在实际的名老中医经验传承中我们发现，传统中医门诊诊疗的特点是辨证论治，注重因时、因地、因人制宜，强调个体化和精准化治疗。

队列研究也有一定局限性，例如队列研究通常要求样本量较大，要观察重点事件结局，研究周期长，人力、物力、时间成本较大。

2. 队列研究应用举例

本研究所推荐的队列研究方法不同于以往临床流行病学中所提出的队列研究。本研究基于不同名老中医医案所形成的治疗某病的病例系列，以不同名老中医对同种疾病的诊疗为暴露因素，使每一位名老中医各自成为一个队列，并进行组间比较，创建比较分析研究方法学模式。

基于名老中医诊疗队列研究的特殊性，我们一方面需要做好队列比较的同质性分析。对具有地区、流派、患者群体等不同特点的名老中医治疗某病的病例实行标准化录入、分析、挖掘，使用统一的疾病病例信息表，规范、同期、平行采集名老中医治疗某一疾病的诊治信息和随访信息。采集的信息包括名老中医的诊断和治疗两个方面，将理、法、方、药（穴）贯穿诊断和治疗的整个过程，同时以中医证候量表、MYMOP，以及各疾病的专业评价量表作为客观的疗效评价和安全性指标。另一方面，需要保证名老中医临床治疗的"原汁原味"。因此，需要尽量在自然诊疗状态的前提下，科学有效地收集病例和诊疗信息，以保证信息电子平台化的完整真实。

通过系统比较不同名老中医对相同疾病的诊治，获得不同名老中医治疗该病的临床疗效、辨治方法、诊疗技术、用药特点、核心方药等比较分析结果，如图 10-3 所示。并运用扎根理论定性研究方法从道、术角度补充总结不同名老中医治疗同一种重大、难治疾病的证治规律和诊治经验，为现有诊疗方案提供名医经验，为未来实行专家共识研究提供基础。

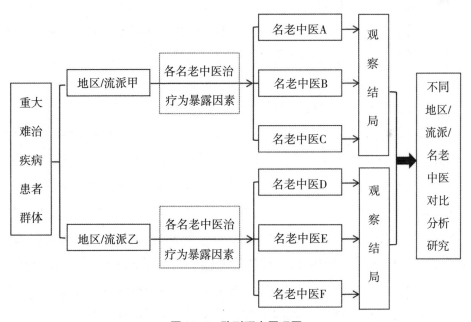

图 10-3　队列研究原理图

（三）智能分析和总结的方法——数据挖掘

数据挖掘（data mining）又称数据库知识发现，是从大量的、不完全的、有噪声的、模糊的、随机的实际应用数据中提取隐含的、人们事先未知的但又潜在有用的并且最终可理解的信息和知识的过程。该技术应用于中医药研究领域已有二十余年，但限于研究数据缺乏、操作技术复杂等原因，多应用于名老中医用药规律的挖掘。但随着数据来源多样化及操作步骤的简化，越来越多的数据挖掘方法，如关联规则、聚类分析、因子分析等机器学习方法，被愈加频繁地应用于名老中医的临床经验、用药特点及学术思想等方面。

1. 数据挖掘技术适用性分析

突破中医传承辅助应用已有的分析技术，构建中医药多源异构数据分析方法，完善名医经验挖掘、方药分析等功能，提供计算机理解的可参数化的分析模型，并在大数据分析计算和分析框架基础上进一步实现可计算机表示、可参数化的分布式名医经验分析模型，实现名医核心经验的智能辅助分析和总结功能。

数据挖掘也有一定局限性，例如研究对象数据化限制，非数据性、不能被定量化的信息无法通过数据挖掘获得。计算机侧重数理统计，无法替代人脑内思维，不能判断临床意义。

2. 数据挖掘技术及应用举例

深度学习是近些年发展迅速的一项人工智能技术，它是机器学习中一种对数据进行表征学习的方法，常被用于图像、文本等数据挖掘。其动机在于建立类似人脑进行分析学习的神经网络，模仿人脑的机制来解释数据。深度学习通过组合低层特征形成更加抽象的高层表示属性类别或特征，以发现数据的分布式特征表示，适用于对复杂隐藏关系进行挖掘。基于深度学习的人工智能技术，在采集的医案大数据中训练得到基础模型，利用基础模型进行迁移学习，从学术观点、辨证论治、特色技术和方药等方面，实现名老中医隐性知识的提取。围绕临床需求，将隐性知识与文献信息、古籍信息、现代医学信息相结合，构建名老中医知识图谱，建立个性化名老中医思维多尺度认知框架。基于该认知框架，通过不断在临床上进行循证评价，形成多尺度正负反馈体系，最终实现"数据-知识-临床应用"的转化，从而支持中医临床辅助决策。

三、混合方法的具体应用——全程、动态、微观、序贯结合

基于访谈的扎根理论和医案的病例系列研究，实现了定性与定量结合的混合研究方法，以全面挖掘名老中医经验，形成道术结合的名老中医经验研究方法学体系。

定性与定量方法的混合应用，体现在道术挖掘的全程。整体研究思路：数据挖掘获得名老中医的术，扎根理论获得道术，通过访谈用扎根理论的研究结果与数据挖掘所获得的结果进行相互补充和解读，实现人机互证。二者在研究过程中，不断深入结合使用。例如扎根理论访谈提纲的确认，即需要定性与定量交替使用，具体反映在开放式问题与封闭式问题相结合。开放式问题获得一定数量的答案，解决了"是什么"的问题，可以以此答案库为基础形成条目，再制作成半结构化问题，例如把已知较多频率出现的答案设计成选项，变定性问题为定量勾选，再结合开放式问题让研究对象自由填写选项之外的内容。在一个定性研究中，实现了与定量的深度结合，并在过程中注意转化，体现了动态性和全程性。图 10-4 即定性定量互补，获得名老中医道术的研究方法设计。

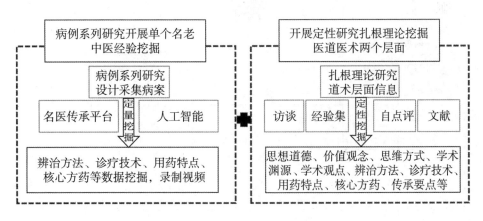

图 10-4　混合方法应用思路图解

第二节　道术结合传承研究范式的构建

基于以上混合方法学，形成名老中医传承研究方法体系，构建传承研究范式和推广平台。

采用扎根理论、病例系列、队列研究等混合研究方法，形成定性与定量相结合的名老中医经验研究方法学体系，以从道术两个层面挖掘名老中医经验：①基于上述扎根理论研究挖掘所获得的名老中医道术两个层面的内容，形成人脑挖掘的名老中医传承要点。②应用病例系列、队列研究获取病例信息并评价疗效，使用人工智能技术深度挖掘传承要点。③实现人脑挖掘与机器挖掘整合互证，凝练名老中医传承要素，构建传承研究范式。如图 10-5 所示。

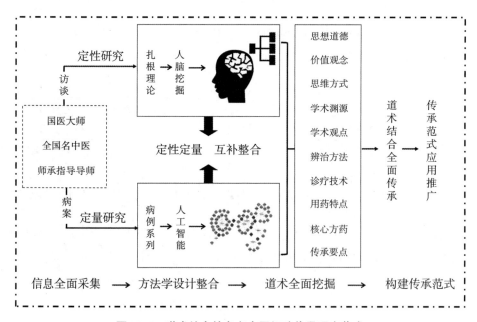

图 10-5　道术结合的名老中医经验传承研究范式

通过以上名老中医传承研究范式，开展名老中医道术研究，可以获得为人、为医、为师、为学各方面的道术。以王琦国医大师道术研究为例，可以获得王琦国医大师的以下优秀品质和传承要点。使室站开展传承工作更加聚焦，并实现全人传承。

价值观念：好学近乎知，力行近乎仁；欲穷三千界，须上八百盘。

思想道德：医者父母心，杏林春雨情；乐将金针度，甘为后人梯。

文化精神：高瞻而远瞩，智圆而行方；博学以广闻，立言以践行。

学术渊源：受业于名师，奠中医根基；创体质新学，立六大体系。

思维方式：中医原创思维；中医理论思维；中医临床思维。

学术观点：以理论体系构建为主题的学术路向；以体质学说应用为主体的科研方向；以主病主方诊疗为主线的临床定向。

以上为名医之道。

辨治方法：辨病辨证论治；辨症状论治；辨体辨时论治。

诊疗技术：据腹诊辨体质强弱；据腹诊辨病证虚实；据腹诊辨病因病性；据腹诊运用经方。

用药特点：专药应用；药对应用；中药新用；调体用药。

核心方药：疏肝振痿汤；前列止痛汤；升精赞育汤。

以上为名医之术。

基于"道术结合"思路与混合方法构建的名老中医传承推广范式，将会为名老中医现代传承研究提供方法学及范式，对名老中医长期以来积累的临证经验进行创造性的数据转化、深入挖掘其精髓，有助于全面系统地继承当代名老中医学术思想和临床诊疗经验，并且有助于推动现代中医药理论的发展和创新，为今后全面系统规范研究名老中医经验提供方法学借鉴。通过跨地域对名老中医诊治重大、难治疾病的对比分析研究，提炼其共性规律，形成中医药治疗重大、难治疾病的推荐方案，提高临床诊疗水平，为实现"健康中国"发挥中医药的作用。同时，通过将名医经验对基层医疗机构及医务人员的推广使用，有助于提升其诊疗水平，增强服务能力，进而产生长远的社会效益。

第三节　名医之道传承研究范例

德高术才高——名老中医孔光一教授医道传承研究

为了实现名老中医的全面传承，本研究采用社会学定性研究扎根理论的方法，通过访谈弟子、患者、家属，挖掘孔光一教授影音记录、著作等资料，抽提出全国名老中医孔光一教授的思想道德、价值观念、文化精神等信息，探索孔光一教授在为人、为医、为师、为学方面的传承要素，为名老中医道术结合的全面传承研究提供范例。

（一）资料与方法

1. 资料来源

研究者通过定性研究方法，选择孔光一教授的师承弟子、跟诊学生、门诊患者进行了开放式个体深入访谈，共收集了 11 例次学脉成员、5 例门诊患者、2 名家属的定性访谈资料。同时纳入 1 场孔光一教授名医成才之路公开讲座，1 部著作，1 例诊疗录像，以上作为原始资料，进行转录、分析。

2. 抽样

本研究根据扎根理论的"理论性抽样"和"方便性抽样"原则开展抽样，研究者带着研究问题，在收集资料的同时进行资料的转录和头脑分析。抽样依据扎根理论的方法，在所获信息出现饱和时停止抽样，尽量使样本的变异性最大化，使理论更具普适性，并注意"变异"的出现。所有受访者的访谈资料和基本情况均作保密处理，对参与本次研究的受访者进行编号，不以真实姓名出现。具体情况详见表 10-1。

表 10-1　原始资料

资料提供者	编号	例次	原始资料
弟子或学生	101-110	11 例次	录音
患者	201-205	5 例次	录音
家属	401-402	2 例次	录音 + 文字
孔光一教授名医成才之路公开讲座	301	1 场	录音
著作中孔光一教授事迹介绍	501	1 部	文字
诊疗录像	601	1 部	影像

3. 资料收集

每次访谈均在被访者方便的地点进行，包括：北京中医药大学温病教研室、国医堂诊室候诊区、被访者办公室等，每次访谈的时间在 30 ～ 60 分钟，并进行全程录音。访谈前均获得口头知情同意，包括针对访谈的知情同意、对于访谈进行录音的知情同意。

研究者根据访谈提纲进行半结构式访谈收集数据，每次访谈过程中均以开放式问题展开。根据访谈的具体情况，灵活安排问题顺序和访谈深入的内容及程度，以访谈现场获得的信息为依据进行调整，最大限度覆盖研究问题，为理论和模型的形成提供方向和方法。访谈主要围绕以下主题进行：①孔光一教授的思想道德、价值观念、思维方式、文化精神等；②孔光一教授的综合文化知识、中医基本功、治疗某种疾病的学术理论观点；③孔光一教授的临床实践能力，包括诊疗技术、医患沟通能力、随机应变能力、疗效评价等；④孔光一教授对中医学的传承发展的行为，包括继承学习能力、发展影响能力、教育培养能力，即"继承 – 发展 – 传播"。

4. 资料整理与分析

采用录音资料全转录的方法，人工转录结合电子转录，并收听录音进行核对。使用定性分析软件 Atlas.ti8 进行资料分析、迅捷思维导图软件协助建模。

根据扎根理论三步编码过程，即开放式编码、轴心式编码和选择式编码，对资料进行分析。开放式编码采用每行编码和每段编码；将产生的初始编码进行对比，进而产生副类别和类别。在轴心式编码阶段，分析各个类别及其副类别、重要编码之间的关系，并使用原始资料对获得的关系再次进行检验。选择式编码阶段是产生核心类别，并使所有类别都与核心类别相关联的过程，核心类别可以代表整个研究的核心现象。

研究者通过对初始编码的分类和对比，利用思维导图软件产生编码树（code tree）以形成类别，进而产生编码家族（code family）以联系各个类别。所有类别由故事主线串联起来，为核心类别服务。在收集资料和分析资料的过程中，研究者始终进行对比，注意是否存在变异信息及其对于理论的贡献，不断用新产生的编码和类别与已有的编码和类别进行对比，使产生的理论能够涵盖所有的原始资料。

（二）结果与分析

1. 开放式编码

共有转录资料21份，共计文字资料20万字，共产生初始编码705个，由开放式编码和原文编码（访谈中出现的原词或句子），两种编码组成。共产生疗效要素、诊疗特点、价值观念、思想道德、文化精神、学术渊源、名医构成、思维方式、传承9个类别，由于篇幅所限，本研究主要汇报价值观念、思想道德、文化精神三个类别的发现。

（1）类别1价值观念：精神至上，恬淡虚无

此精神至上，恬淡虚无的价值观念包含了孔光一教授的价值观、人生观、世界观，来自原始资料，不局限于传统的价值观。

A. 副类别1：精神价值至上的价值观

通过分析原始资料发现，孔光一教授的价值观是追求"精神价值至上而不是物质价值"。

主题1：人生在于奉献的得失观

他秉承"人生在于奉献"的得失观。他追求"为他人能做点什么""给

予别人更多的帮助，这是一个人的价值所在"，也一直秉承对中医药事业的"敬畏之心"和"忠诚"，以此实现他的社会价值。工作中总把重的苦的留给自己，勤勤恳恳，毫无怨言；对待发生在自己身上的不平事，也只是一笑而过；他奉献于患者，心系患者、有求必应，经常上门出诊，主动随访，且分文不取，不计个人得失，一切为了患者，"只要能给患者看病就行"。接诊时不惜花 1～2 小时来看一个患者，梳理患者一生，打开患者心结。他回报社会，奉献于大众：孔光一教授是北京中医药大学"志愿者队伍当中最早期的指导老师"。孔光一教授和学生在 1983 年便自发地组成师生义诊队伍，成为学校志愿服务的雏形。孔光一教授对待同事，同样是无偿的帮助，"不去分三六九等，谁跟我近点远点""手里有多少钱我都给你"。对待学生，毫无保留，"只要我给学生能讲好课就行"，不断思考，如何能把自己的技术更多地奉献社会，让学生多学习，事业得到更好的发展，从而回报社会。孔光一教授几乎天天"义务"看诊，年事已高，奉行"春蚕到死丝方尽，蜡炬成灰泪始干"的座右铭，一直在奉献于师生和患者。

主题 2："医不能让"，一视同仁的职业观

孔光一教授认为"为医不是为了钱"，从医不图名利，靠工资生活。这也充分体现在他的门诊上。孔光一教授医术精湛，却并没有因为患者多而改善了自己和家人的生活。因为不管患者挂不挂号，只要坐在患者的位置上，他就给看病，他教导子女"医不能让"，是指"不管是哪个（患者），医生都不能拒绝，要给看，而且一视同仁"。这是身为医生的职责和使命。有患者求治，他就认真诊治，毫不怠慢。孔光一教授"对于特别困难的患者是免费的"，甚至退费，也"不收师生挂号费"，还一直保持为复诊患者"免费改方"的习惯，坚持几十年从不间断，七十多岁时"限号限 15 个的时候，抄方的人就 40 多个"，为挂不到号的患者及外地求诊患者减轻了大部分负担。回乡之后患者盈门，孔光一教授师也完全免费诊病。他的这种奉献精神也对弟子产生了影响。

主题 3：严管严教的子女教育观

作为一名优秀的老师、医生，孔光一教授大部分时间都在临床，没有更

多时间陪家人，孔光一教授也没有为其子女谋过任何福利。他给予家人的是精神的引领，以身作则，言传身教。他对子女后辈"严管严教"，要求非常严格。"不准冒名行事，凡事须得自己努力，自己奋斗"，塑造他们的是非观，也教育他们不享受物质，不奢靡浪费。他对家人说"国家现在有困难，哎……我们不要给国家添麻烦，我们自己克服一下"。

主题4：淡泊名利的名利观

孔光一教授常说"恬淡就是宁静，虚无就是无求"，一生淡泊名利，"从来不做对不起人的事，从来不做占便宜的事"，从医多年，他居住的房子仍然是"六十平米，两居室"，也从不向组织提住房困难，"对待名和利……职称都很不在意"，评定职称几次都把名额让给别人，他对待名和利就是这样"无欲无求"的态度。

可以看出，孔光一教授在意的是精神追求，以上这些表现也都是他"精神至上，恬淡虚无"的价值观念使然。这样的观念影响着孔光一教授的认知、理解、判断与行为，因此孔光一教授不在乎名利、金钱，自我价值的追求让他不断追寻精神上的满足。他用博爱之心去帮助别人，有着强烈的社会责任感和无私的奉献之心，无偿诊病、志愿义诊、不索取、看淡职称和金钱、不给子女学生谋福利，可以说孔光一教授的一生就是奉献的一生，生命不息追求不止。他的价值观也同样影响弟子，耳濡目染下也都秉承了他这样为人、为医的宗旨，保持着"淡然的心态"。

B. 副类别2：豁达的人生观

孔光一教授有豁达的人生观。从孔光一教授的得失观、名利观等价值观念就可以知道，他看病不收钱，时常考虑患者经济，还免费改方，对荣誉、不公一笑置之，这样的态度甚至影响到弟子和患者。也正是因为有这样面对生活恬淡虚无的态度，才有这样非常明确豁达的人生观。

C. 副类别3：公平、和谐、敬畏的世界观

毫无疑问，价值观、人生观、世界观互为影响。孔光一教授的世界观体现了公平、和谐、敬畏自然、敬畏生命。正确看待人与外界的关系，理解自然界、地球、宇宙。

特质 1：阴阳辩证

弟子总结孔光一教授的世界观便是用中医阴阳的眼光去看待世界。对人、对事、对世界，都需要用"阴阳的哲学的辩证观去看待"，"阴阳是公平的"。阴阳是看待世界、宇宙、生命的"最基本的精神"，同时阴阳辩证也是我们认识自然、认识生命体的一个基本辩证思维。所以无论是对人，还是对事，对一个疾病，还是对一个大的世界，都需要用阴阳的哲学的辩证观去看待。这就是一个大师对待世界，对待身外事物的认识论和方法论。

特质 2：敬畏、尊重生命

孔光一教授认为人与自然是相应的，因而要敬畏生命，哪怕是草木，于是我们就可以理解他的平等待人，所以他对待"部长、临时工的孩子，患者、学生"都是平等的，每个人都是独立的、平等的个体，这也体现出他对生命的尊重。

特质 3：平和、谦卑、平等的思维、行为模式

正是有着精神至上的价值观、豁达的人生观，才形成了这样非常正确的世界观，于是就很容易理解孔光一教授的思维、风格、行为模式。正是对人与自然相应的敬畏之心使得孔光一教授待人接物平和谦卑，平等地看待每个独立的人，他"从来不批评，或者是贬低同行"，认为生活"简朴""高兴就好"，这样的思维、行为模式的特质同样延续到临床，可以解释孔光一教授的医疗行为，低调、谦卑，对患者不强势、尊重、平等相待。

三观决定外显行为和习惯，反映在思想、思维、观点、观念等方方面面。秉承着公平、和谐、敬畏的世界观，因此，孔光一教授不争不论不评价，一心追求精神的满足。他热爱祖国，看待社会问题有着博爱的胸怀、大局的意识。他淡泊名利，正确理解人与外界的关系，包括人与人的关系、人与社会的关系、人与自然的关系，形成了具有个人特质的价值观，是符合我们当今时代主流价值观的楷模。

孔光一教授之所以具有一生奉献、淡泊名利、大爱无私、对待他人一视同仁的为人、为医态度，因为他有"精神价值至上而不是物质价值"的价值观，因为他有豁达的人生观，因为他用阴阳平衡去看待世界，所以他如是

想、如是做、如是说、如是论，他不说教也能影响他的患者和学生。

（2）类别2思想道德：但做好事，大爱仁爱

A.副类别1：对患者、对学生无私的爱

孔光一教授是一个大爱无私的人。他把爱都给了他的患者，都给了他的学生。作为医生他有一颗仁爱之心、大爱之心。"所以走近孔光一教授你可以看到他这种大爱，因为有大爱所以他没有私爱……用仁爱之心，把所有的患者当成自家的亲人"。孔光一教授到80多高龄，出诊仍不拒绝给患者加号，倾尽一己之力解决他人病痛。因为他认为老百姓不容易，能帮就多帮一把。之后因徒弟们担心他的身体状况，在他86岁高龄后，"才写了一个拒绝加号"的条子，但仍然给患者免费改方。走近孔光一教授，就能发现他的用心。研究者访谈其家人的时候了解到，孔光一教授幼年家庭经济拮据，家人却仍然无私慷慨地帮助邻里，即使不甚熟识。是善良的家庭教育培养出了孔光一教授大爱无私的品格。

B.副类别2：好人

特质1：医德高尚，仁慈孔德

孔光一教授具有高尚的医德。他"坚定无求，言行身教"，不仅教育着学生弟子，还"深深震撼着就诊的患者"。有的患者就形容道"只要一坐在孔光一教授身边，听他说几句话，病就好了大半"。好的医生每一句话、每一个动作、每一个眼神对患者"都有影响，都有导向"，因此得到患者的信任是重要的，而高尚的医德可以加深医患信任，影响患者依从性，从而促进疗效。

特质2：评价为好人

所有访谈者均谈到孔光一教授是一个好人，"没有一个说他不好的"。"没有好的道德，当不了好的医生"。患者评论孔光一教授是非常接地气的那种好人。孔光一教授同样被同行评价为好人，传颂他的人品和医德，而这样的评价也"更有一些信服力"。孔光一教授也让年轻人、陌生人"觉得非常好接触"，因而孔光一教授有很广泛良好的群众基础，获得群众拥戴和信任，连续四届被群众推选为北京市朝阳区人大代表，收集民意为民发声。

C. 副类别 3：好大夫

特质 1：一视同仁，真心对待患者

从患者角度出发，孔光一教授是个医术高明、医德高尚的好大夫。孔光一教授全心全意为患者服务，从不因为名医的头衔而俯视患者，不因年高而倚老，不因贫贱而轻视，不论患者背景，全都一视同仁，真心相待，诊治细心，也从来不因是熟人、弟子而速战速决。不论是挂号还是加号的患者，都能够感受到他对待患者、对待生命、对待疾病的认真、严谨、真诚的态度，并且每一个病例都做到如此认真，不因患者身份而不同。这种崇高的境界，是启迪后学、触动患者的重要因素。这也为弟子树立了为人、为医的指引。

特质 2：慈悲心

他心怀慈悲，考虑到患者"比较贫困"、外地患者挂号"不容易"，经常免除挂号费，并免费改方，药"就基本回当地再拿"，甚至因为治不好病会内疚。他也不收患者一针一线，解决了患者病痛，患者拿着鸡蛋、鸡鸭上门感谢，孔光一教授一概不收。他在老家的院子里栽种着各种草药方便老乡们挖来取用。

特质 3：负责任

孔光一忙于诊务，"对自己要求是近乎苛刻的"，他看病即使花费一个小时，也"一定要找一个病机能够解释所有的症状"，他才落笔，对待患者认真负责，绝不潦草了事。他在家看书的时候经常"旁边会放一杯茶水"，然而门诊时无暇如厕，门诊"根本顾不上"喝水。每年只能暑假回家一个月的孔光一教授，更是为了患者而顾不上吃饭。回家后四邻八乡的患者都赶来看病，天不亮就在家门口排起了长队，孔光一教授"一早起来，洗漱完毕，早饭也不吃，便看起病来"，直到天黑看不了舌象、写不了字了，才停止这一天的门诊。家人心疼他，对患者说让孔光一休息一下，吃完饭再来，被孔光一教授拒绝，说这都是贫苦老百姓，看不起病，非常困难，他再坚持一下没关系。孔光一教授作为中医大家，也一直为中医药事业鞠躬尽瘁："非典"期间，孔光一教授作为中医药界代表参与诊疗，赴中南海献计献策，推进了中医诊疗方案的落实，这展现出他的责任感和"时代的担当"。

（3）类别 3 文化精神：鞠躬尽瘁，白首勤学

孔光一教授一生为了医学教育事业鞠躬尽瘁，手不释卷，白首勤学，这是他文化精神的具体体现。

A. 副类别 1：品格气质文化

主题 1：为学第一

特质 1：严谨的态度

孔光一教授始终保持着勤奋好学、严谨治学的学习态度。虽至耄耋，依然手不释卷，读书看报、看新闻。同时，孔光一教授"无论是看病、教学，还是做研究，发表论文都是非常严谨的"，因此他的论文数量并不多。

特质 2：勤学进取的方式

进一步探究孔光一教授的学习经历可以发现，他 20 岁师从泰州地区名医孙瑞云先生学医。从学徒开始，到"背书、跟诊、学习"，侍诊苦读 4 年。这也让孔光一教授打好了中医扎实的童子功，背过的书到老年也不忘。之后孔光一教授从乡村医生中被"选拔到了南京中医进修学校（现为南京中医药大学）"学习，并于 1958 年毕业，随着临床多年的沉淀，孔光一教授不断自我学习进取，"一直在进步"，形成了现在"用药的这种思路"。随着时代的发展，孔光一教授并没有故步自封，他时刻保持开放的思路，除了不断临床实践，还"非常注重（西医）学习和中西医参照"。他博览群书，主动学习了解西医知识和一些现代研究进展，"西医知识体系的东西他都全部接受"。因为来就诊的患者大多数是疑难杂症，有的有明确的西医诊断，他门诊之外会主动去了解这些疾病，还会去了解患者的各项检查，记录异常指标，判断疗效时也会参照前后指标的变化，衷中参西，在传承基础上创新。孔光一教授重践行，不但知，而且行，到 70 岁高龄都不落下对经典的学习，"《温病条辨》的小册子，都基本上翻烂了"，而且除了温病"伤寒也看"，除了中医还有西医。这种博览群书，注重创新，不断学习感悟，积极进取的精神是值得我辈学习的。

特质 3：为医、为师、为学成就卓著

孔光一教授的勤奋也让他取得了行业内比较瞩目的成就，"他从年轻时

就是佼佼者"。二十多岁就带领中西医医疗分队支援江西省治疗血吸虫病，也是被选拔入京来校最早的一批老师，北京中医药大学温病学科建立之初孔光一教授就在。他同样是第一批全国老中医药专家学术经验继承工作指导老师、全国五百名名老中医、全国优秀教师、首都国医名师，还是朝阳区人大代表、北京市优秀共产党员、北京市优秀教师、优秀教育工作者、首都劳动奖章获得者、卫生部"有突出贡献的中医专家"，享受国务院政府特殊津贴。但他荣誉加身从不张扬，也非常幽默，没有名人光环，没有距离感。

孔光一教授学术不断进步的原因，离不开他对中医药事业的敬畏、忠诚、信念，和他自身的精神与境界。这些成了孔光一教授不断学习的动力。

主题2：高尚的人文精神品格影响他人

特质1：影响学生

孔光一教授言传身教，为人师表，他给学生宽松、充分的发展空间，对学生的指导往往是"大方向上的东西，细节东西很少"。也鼓励学生做科研，关于临床技术，孔光一教授侧重思维训练，随时指点学生。孔光一教授的好人品也是弟子跟师的原因，他的为人、为医、为学潜移默化地影响着学生，他"少说教与批评学生"，一直"身教重于言教"。有这样的老师，所以"同门情谊"也比较深厚，学生们也学习老师回报社会、把患者当亲人，受到老师的影响不收校内师生的挂号费。孔光一教授和学生之间有很深厚的师生情谊，他对弟子看望关怀，让弟子非常感动。"学生愿意为老师为这个团队做什么，这是最好的一个状态"，他是学生眼中的楷模，秉承大医精诚。

特质2：影响患者

孔光一教授的精神品格也深深影响着患者。他和患者之间有医患情谊，他对待患者非常和蔼，细节处关心患者，也在"教化患者"。

B.副类别2：性格——从心所欲不逾矩

特质1：低调

孔光一教授虽师出名门，但从不依仗老师名气，不为老师添麻烦，不标榜、不张扬，一直在为老师争光。孔光一教授给人的大致印象就是"低调，安静"，他的诸多荣誉、优秀事迹，因为低调，"网上很少能看到"，平时低调做事做人。"他出于责任为了学校高调一次"，2012 年在中央电视台新闻联播宣传中医教育事业，作为弘扬国粹，厚德育人的范例获得报道。

特质 2：自由

孔光一教授有一些习惯常年保持，例如 8 点半要洗凉水澡，来京数十年乡音不改；生活中的孔光一教授日常生活也非常简单，上课、出诊、看书，没有任何业余活动，这也给他留了很多的时间钻研业务。不为外界人情世俗所累，也很少去参加各种活动，依从本心，保持初心，他的内心是非常自由的。

孔光一教授喜好文学作品，平常也会吟诗，亦常与同道互为诗词往来。他特别喜欢刘禹锡的诗，也经常应景吟诵给学生和患者，如《酬乐天扬州初逢席上见赠》等。孔光一教授还经常有感而发、作诗咏怀，具有深厚的文化底蕴，学生们形容他是雅士。

孔光一教授对物质要求非常低，一件衣服穿好多年，甚至学生、家人给他买了新的，也很少穿，他还是喜欢穿经常上身的旧衣服。问他为什么，他说：衣服就像人一样，你和它是老朋友了，和它在一起非常舒服，它了解你，你了解它，不想放下它。老朋友怎么能轻易抛下呢？

特质 3：外圆内方

孔光一教授虽然被公认为好人，但他并不是没有原则的老好人，而是"外圆内方"。虽然少有棱角，并非强势，但有着非常坚定的"内心秩序"和追求，做事做学问严谨、认真、勤奋、严格。

他从容淡定，总是温文尔雅、心态平和，也非常侠肝义胆、谦虚为人。他并非是一个强势的人，反而安静、话少。他很少主动表达自己，这也是他的特点之一，但是他有自己坚守的原则。他"严于律己，宽以待人"，上课、出门诊不迟到；同他人交往多秉持"君子之交淡如水"的态度，要得到他内心认可需要达到较高的层次。

他追求身心平衡、协调，追求人与自然、人与社会、人与人内心的和谐统一。他独立有原则、有坚持，不随波逐流，善于独处而又善深思，内心有坚定的思想和坚守的原则。"看似严肃、瘦弱，实则坚定、豁达、乐观"。

孔光一教授的性格要素非常多，围绕他的所有特质，我们可以用访谈中出现的《论语》里的一句话"从心所欲不逾矩"概括。访谈所获难以全面展现孔光一教授全部立体的为人，但是可以通过资料看到，一个朴实的、低调的、淡泊的、安静的、坚韧的、谦虚的、独立的、自由的、温和的、富有责任感的、外圆内方的形象跃然纸上。他是"治学严谨，医德高尚的学者；严于律己，宽以待人的长者；教书育人，传道授业的师者；舍己为人，不计得失的行者"。

2. 轴心式编码

采用轴心式编码进一步分析类别与副类别、各个类别之间的关系。每次只对一个类别进行深度分析，围绕着这个类别寻找关系，因此称为"轴心"。分析开放式编码过程，将所有类别、副类别、主题、副主题、特质等概念之间关系进行关联，以发现不同层级之间的关系。

分析各个类别之间的关系，展现资料中各部分之间的有机关联，并使用原始资料对这些关系进行检验，随着分析的不断深入，有关各个类别之间的各种联系变得越来越具体、明晰。

（1）以"价值观念"为轴心

A. 价值观念与子类别的关系

三观是医生为人、为医、为师、为学的构成基础，又通过思想道德体现在医德医风行为习惯上。厘清生命观、人生观、价值观三者的关系可以发现，三观正才能学好中医，"德高""术才能高""医德是高原，医术学术是高峰"。"德高医术才能高"。如果"三观不正"，没有德，没有精神，没有境界，没有一种对事业的敬畏和忠诚，没有中医药的信念，医术也会"停止不前，甚至还会下滑堕落"。归结到三观的高度，即可理解他对人对事、为人为医的所有外显行为。三观决定思想、思维、行为、习惯、观点、观念。高原起高峰，德高术才高。因此，三观是名医之道的源动力。

B. 价值观念与思想道德、文化精神的关系

价值观念能够统领行为，行为反映文化精神与思想道德。价值观念与思想道德具有同一性，对客观的取舍可以反映行为取向，而三观体现的是一个

人如何认识世界、如何看待得失，它与思想、思维、习惯、观点、观念等思维方式的形成有关。三观为指导，所有外化的行为和习惯，都能够获得合理解释。不同的三观也决定了思维方式、为人风格、行为模式，即源清流自洁。"我觉得一个人的习惯养成实际上是跟他多年积累的思想的、思维的习惯有关，思想、思维决定了他的行为习惯。而这个思维和思想，你说是一种习惯实际上是固化的一种观点或者观念，实际上是三观，就是我们说的世界观、价值观和人生观"。对生命的认识、自然的认识、宇宙的认识都反映在外在的行为思想上，思维方式又可影响到行为的落实，行为又能反映出文化精神，文化精神同时也受价值观念的影响，价值观念反过来又可决定精神品格，统领、解释所有性格、行为。

（2）其他类别之间的关系举例

A. 疗效与价值观念的关系

医疗是为患者服务的，疗效为最终评判标准。患者疾病的发生发展与其三观不无关系，或因名因利，"没有评上职称，她就郁闷，她就得了乳腺增生"。而如果"把自己要为这个社会做贡献，而不是社会给你的这样一个评价作为目标，那这个问题就迎刃而解"。因此，在医患沟通过程中，关注如何使患者转变观念从而促进疗效是有必要的。医生恰恰可以通过语言交流展现出自身的价值观、世界观、人生观，让这些三观持续影响患者以达到促进疗效的目的，如孔光一教授在临床上也都会用他豁达的人生观去影响他的患者。这样的三观影响对患者的指导"在精神动力上是可持续的……而且是比药力可能更有可持续性"。

B. 疗效与思想道德的关系

诊疗行为是医德的载体之一，"没有好的道德，当不了好的医生"，有爱的好人、好大夫都是基于思想道德所展现出来的医德评价。患者可以通过医患沟通和交流看出医生的为人、为医如何，积极正面的思想道德可以促进医患信任，影响患者的依从性，患者信任医生，就会"坚持与认真服药"，而处方的落实执行，对疗效产生积极作用。

C. 疗效与文化精神的关系

医生的人文精神品格也影响着他人，包括患者，对之产生影响，使患者获得名医文化精神的熏陶，不仅能够帮助加强患者的依从性，提升医患关系，甚至能够让医生和患者之间产生深厚的情谊，对疗效均有促进作用。

3. 选择式编码结果

产生核心类别，并使所有类别都与核心类别相关联。核心类别可以代表整个研究的核心现象。与其他类别相比，核心类别应该具有统领性，能够将大部分研究结果囊括在一个比较宽泛的理论范围之内。就像是一个渔网的拉线，核心类别可以把所有其他的类别串成一个整体，起到"提纲挈领"的作用。

（1）故事线：通过轴心式编码产生核心类别，通过对各类别及其关系逐步归纳，发现价值观念具有统领作用。

价值观念、思想道德和文化精神具有同一性，三者同源。价值观念决定外显行为，对客观的取舍可以反映到行为取向，行为又可反映文化精神与思想道德。因此，精神至上的价值观念可以统筹思想道德，能够解释所有性格、行为、文化、思想等。同时，包括价值观念在内的三观又决定思想、思维、行为、习惯、观点、观念。对孔光一教授名医之道的研究，所获得的所有关于孔光一教授思想道德、精神品格、性格习惯等，均可以归结于他的价值观、人生观、世界观。他追求精神至上，所以忽略名利外物，所以淡泊名利，所以低调宽容豁达。内心坚韧，对己严格，所以他有非常突出的临床特点。

通过轴心式编码，可以发现所有的关联均与三观有关系。"高原起高峰，德高术才高"，三观即为源动力。因此，抽提出"精神至上，恬淡虚无，德高术才高"为核心类别。

故事主线形成：因为孔光一教授追求精神，不重物质的价值观，所以他淡泊名利，他的一生为了不断地实现他的社会价值，用一种博爱之心去帮助别人，以实现自己的价值，所以他的一生在于奉献，充满了博爱、大爱、仁爱，没有私爱，没有为自己、子女、学生谋过福利、私利，不在意名利，所以他对待职称、对待金钱、对待各种荣誉都表现出淡泊的态度和行为。所以他免费给患者诊病，十几年给患者免费改方，只要能给患者看病就行，只要能给学生上课就行。也就理解了他人对他的评价。同时又因为孔光一教授天人相应的世界观，因此他敬畏生命，也就理解了他平等待人，不因患者身份、地位的不同而区别对待，这也体现出孔光一教授对生命的尊重。

他外圆内方，对外不争，简单、安静、清瘦、谦虚、从容、淡定、温和、平和、自由、君子之交、温文尔雅。对内守时、严谨、认真、勤奋、严格、律己、内心坚持、有责任感、有使命感、有秩序。用一句话来形容他就是，"精神矍铄一老者，两袖清风竹风骨"。

理解了孔光一教授的价值观、人生观、世界观，了解了他的精神人文品格，就会懂得他为什么是一个品德高尚的人。但做好事，大爱仁爱，舍己为人，甘为人梯。也就会理解他为什么对待患者耐心、细致、负责、严谨。内心自由，活出真我，门诊之余，谈诗论道，不为名利所扰，与世无争。

先为人再为医。懂了孔光一教授的三观，就懂得了他的行为，就走近了他。

一个立体的孔光一，一个接地气的孔光一，一个热爱生命、尊重生命、人格平等的孔光一。一切源于他的价值观念，理解了就可以解释他所有的思想、行为。将其为人为医勾勒如下，见图10-6。

（2）扎根理论模型构建：共获得孔光一教授的价值观念、思想道德、文化精神等9个类别，构建出孔光一教授的道术传承模型，通过这个模型可以获得名医之道，在此仅汇报三个类别，如图10-7所示。可以看出"道"侧重于三观及其影响下的思想和精神。三观对于学术思想、疗效要素、学术渊源、思维方式、全人传承的影响，另行建模。

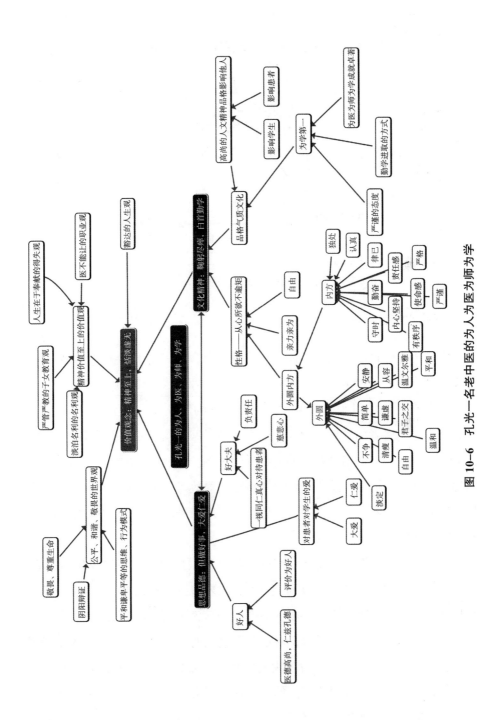

图 10-6　孔光一名老中医的为人为医为师为学

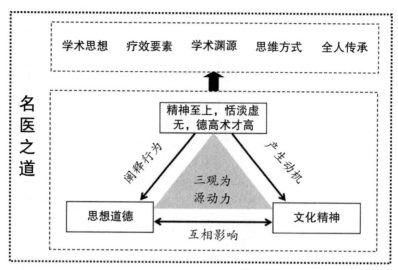

学术思想　疗效要素　学术渊源　思维方式　全人传承

名医之道

精神至上，恬淡虚无，德高术才高

阐释行为　产生动机

三观为源动力

思想道德　←→　文化精神

互相影响

图 10-7　孔光一教授扎根理论建模"三观源动力"

（三）讨论

中医传承的目的是实现立体全方位的传承，不只是术，还包括道，即精神文化品格方面的传承，才能达到继承发展大师的目的。因为中医诊疗过程是一个复杂干预的过程，医生作为中医干预的实施者，除了技术、方药等可直接作用于患者的特异性疗效，还可以通过医患沟通的过程让患者持续受到能反映医生道方面多种行为的非特异性影响，通过医生的语言、动作、神情感受到安慰、信心、感悟，负面情绪得到释放等，从而对疗效产生促进作用。因此，道和术不可分割。中医传承应该对老师的为人、为医、为师、为学等各方面进行综合的传承。

"术"方面，基础扎实是一切疗效的基础，此"术"不仅仅包括抄方，还有针灸、推拿等同样需要重视。"道"，主要包括思想道德、价值观念、文化精神、学术思想等为人、为医、为师、为学各方面。从对孔光一教授名医之道的扎根理论结果可以看出，对于名医之道的传承可以上升到三观的传承高度，即人生观、世界观、价值观的传承。三观作为医道的重要组成部分，传承的是境界、思想和思维。人的一切外显行为、语言、思想等都是由三观决定的，而名医之所以成为名医，于此必是有共通之处。根据孔光一教授的扎根理论结果，可以将符合主流的价值观念、高尚的思想道德、勤学的文化精神概括为名医之道的共性所在。医生职业同教师一样，对从业者的道德操守有着特殊要求。作为国家人民的奉献者和建设者，医生职业最大的特点，就是需要仁心。而本文挖掘出的孔光一教授名医之道所在，恰是最能体现出医者仁心的特质，对于名医之道的传承指导和评价标准均有参考意义。

根据扎根理论的结果可以知道，对老师的传承不应只在临床方面，大师的"复制"也往往是多方面素质的传承与发展。名医之道不同于可以直观学习的医术，而是没有实体的、形而上的存在。如果把传承场所仅局限在诊室，那么传承就会受到局限，因此，往往需要在细枝末节上用心去体会和发现。人的行为是表现人们一定思想动机的行动。广义的行为分为内在行为和外显行为。内在行为即人的心理活动过程。外显行为即可以被人直接观察到的行为，如一个人的言论、行动等。一般说的行为即外显行为。但是人的行为是由意识、思想、判断、决定等心理活动产生的。从某种程度上讲，外显行为是由内在行为转化而来的，是心理活动过程的延续及外化。由于行为比心理活动更易于观察，因此，通过观察研究老师的行为，分析他的心理活动，才能做到更深层次的传承。同样，跟师范围也不只局限于门诊。观察老师不同场合的待人接物、行为处事，都是深入了解老师名医之道形成的途径，同样是传承的一部分。而学生学习的也不单单是处方思路，老师给予患者的一个眼神，一个动作，带给患者的安抚和精神力量，同样需要潜移默化去感受。全方位跟师才能全面地传承。

名老中医经验传承的难点在于学术体系建立和临床思维复制，扎根理论提供了规范且可操作的构建理论的方法学指导，从而解决传承难点。在中医领域中，于河、闫晓天、沙茵茵等已经将扎根理论应用到中医学辨证论治框架的构建和中医复杂性干预的研究当中，并且完成了详尽的定性研究报告，为扎根理论进一步引入中医学研究领域提供了宝贵经验。本研究通过对孔光一教授的扎根理论研究，探索了孔光一教授为人、为医、为师、为学之道方面的传承内容，归纳出名医之道所在，为之后扎根理论在名老中医经验传承研究中的运用提供了参考，扎根理论这一定性研究方法也将会在中医领域中发挥重要作用。扎根理论是基于对特定群体的研究建立的理论，对该群体所在的社会场景是适用的，却未必能够直接推延到更为广泛的情境，未来期望开展更为多元化的名老中医传承研究，使名老中医的为人、为医、为师、为学研究更适于发展本土化名老中医全人传承，甚至带动各行业的传承。

第四节　名医之术传承研究范例

一、应用扎根理论解析彭建中教授辨治慢性肾病经验

名老中医是人文底蕴、学术造诣、临床水平最高的群体，名老中医身上所体现的具体的、外显的医疗技术的传承，是传承的基本内容，其临床诊疗活动密切相关的直接体现，属于名老中医"术"的范畴，从名老中医临床辨证施治方法、诊疗技术、用药特点、核心方药等方面体现出来。

名老中医传承的难点在于学术体系的建立和临床思维的复制，然而定量研究及传统定性研究很难达到这一目的。扎根理论比较适合人文信息较强的中医学科，比如跟师获得的观察资料、访谈资料、古籍资料、名医经验有关的文献以及传记文本等，均属于无法量化的数据，但对充分挖掘名医传承各要素起着重要作用，因此采用扎根理论方法在中医学领域的研究内容逐渐增多。

彭建中教授，北京中医药大学教授、博士研究生导师，著名中医学家任应秋先生的研究生，三代御医之后赵绍琴先生的学术继承人。赵绍琴名家研究室负责人。北京市第四批、全国第五批师承工作指导老师，第四届"首都国医名师"荣誉称号获得者。从事中医医疗、教学、科研工作50余年，学验俱丰。临床擅长以中医药治疗慢性肾炎、肾病综合征、慢性肾功能衰竭、尿毒症等各种慢性肾病，疗效显著。本研究旨在运用扎根理论研究方法开展彭建中教授辨治慢性肾病经验的传承研究，从鲜活的经验中汲取营养，为从事慢性肾病的中医传承者及从事名老中医传承研究者提供借鉴。

（一）资料与方法

1. 资料来源

①彭建中教授本人；②传承人及弟子纳入要求：接受彭建中教授的亲传，获得彭建中教授信任的弟子；③患者纳入要求：在名老中医处诊治3次及以上，语言表达清晰；④文献资料：包括弟子师承报告、学术论文等能反映彭建中教授学术的文献。

2. 抽样

本研究对于受访对象的抽样选择采取目的抽样、理论抽样和滚雪球抽样相结合的方法。在本研究中，结合研究目的，设计提纲，对彭建中教授进行了初次访谈，并对具有实质意义的情境和问题进行了适时追问。在收集资料开始后，同步进行资料的转录，随后在分析该访谈结果的基础上理论性抽样，对彭建中教授开展了第二次访谈，以补充资料中特质和维度不够饱和的部分。在采访弟子时，对方了解到课题研究的目的和任务后，主动推荐其认为比较合适的受访对象并提供联系方式或者主动帮忙联系，此时运用了滚雪球抽样方法，并以信息饱和度，即新访谈的对象不能够提供更多新的信息为决定何时停止采样的标准。

3. 资料整理

本研究大量的资料来源于访谈，对访谈录音采用软件转录后，逐字逐句仔细校对，保留原貌，再整体检查核对。在本研究中，访谈资料及文本资料均以编号出现。具体编号：101（彭建中教授访谈资料）、201～207（弟子们的访谈资料）、301～320（患者的访谈资料）、401（弟子的师承报告）、501～503（彭建中教授门诊答疑）、601～602（相关的文献资料）。

4. 资料分析

使用定性分析软件 Atlas.ti 8.0，依据扎根理论步骤按照三步编码过程即开放式编码、轴心式编码和选择式编码，进行资料分析。开放式编码是一个将资料打散，重新命名，然后再以新的方式重新组合起来的过程。通过对每行和每段进行编码产生初始编码，再进一步抽提归纳产生副类别及类别。轴心式编码分析各个类别之间的关系，表现资料中各个部分之间的有机关联，并使用原始资料对这些关系再次进行检验。在轴心式编码中，研究者每一次只对一个类别进行深度分析，围绕着这一个类别寻找相关关系，是进一步发现类别之间联系的过程。选择式编码是产生核心类别，并使所有类别都与核心类别相关联的过程。核心类别与其他类别相比，应该具有统领性，能够将大部分研究结果囊括在一个比较宽泛的理论范围之内，起到"提纲挈领"的作用。此外，在研究的过程中还会用到备忘录，帮助对数据及研究现象进行深度分析。

（二）结果与分析

1. 开放式编码

提取出 4 个类别：辨治方法、诊疗技术、用药特点、核心方药，如图 10-8 所示。

（1）类别 1：辨治方法

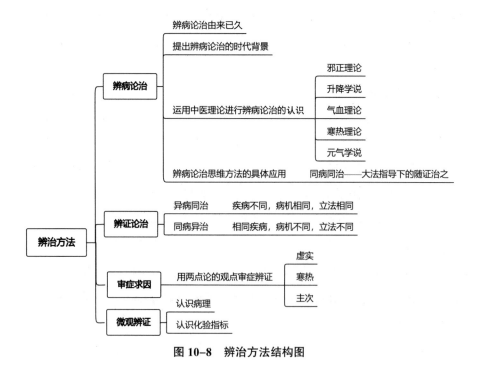

图 10-8　辨治方法结构图

辨治方法主要包括辨病论治、辨证论治、审症求因、微观辨证四个副类别。

A. 副类别 1：辨病论治

特质 1：辨病论治由来已久

辨病论治指导下的同病同治是中医学的传统临床思维方法。《黄帝内经》《伤寒论》《金匮要略》《诸病源候论》等著作均对一类疾病进行专题论述或者以病为纲探讨病因病机和证候，以病统证。

特质 2：提出辨病论治的时代背景

随着西医检查、诊断水平提高，中医接诊的大多是西医诊断明确或者经西医治疗效果不满意的患者。相比较辨证论治，现代医疗环境下，以证候作为病名，在疾病诊断方面已经取得了质的突破，辨病论治是切合当前医疗环境的思辨方法。

特质 3：运用中医理论进行辨病论治的认识

概念 1：邪正理论；概念 2：寒热理论；概念 3：气血理论；概念 4：升降学说；概念 5：元气学说。

根据彭建中教授的经验，掌握邪正理论、寒热理论、气血理论、升降学说、元气学说有助于辨病论治。任何疾病，首先判断邪正交争，判断病性寒热，气血病位深浅的含义。升降出入或升降浮沉是生命活动共同的运动形式和规律。临床辨病论治，必调其升降，元气是人生命的动力，判断元气盛衰指导用药。

特质 4：辨病论治思维方法的具体应用

副特质：同病同治——大法指导下的随证治之

维度：辨病论治在慢性肾病诊疗上的具体实践

彭建中教授认为中医辨病的目的是探讨疾病的病因病机，从而认识疾病本质：论治是依据对疾病病因病机的认识来确定临床治疗方法。其前提条件是疾病病因病机及发展规律具有客观性，对于不同个体只需要根据症状进行微调"随证治之"。

101：同病同治前提是你对这个病的本质，或者说病因病机有比较准确的把握。

彭建中教授将中医的辨病论治归纳为两个层次：①辨析一类疾病共同的病因病机而求其本质，从而得其治疗大法甚至具体的治疗方法。研究者跟诊发现，彭建中教授在治疗西医学病名慢性肾病时，对于这一类疾病如慢性肾小球肾炎、肾病综合征、慢性肾功能衰竭等均采用凉血化瘀方法为主，兼以随症加减，常可取得显著疗效。这类疾病根据中医辨证，其病机同为热瘀营血，故均以凉血化瘀为治疗的基本原则，这体现辨病论治指导下同病同治的原则。②辨析一种疾病特异的病因病机而求其病本，从而得其治疗大法甚至具体的治疗方法。如彭建中教授提出，"对肾衰尿毒症的认识，治疗重点在于祛邪排毒，辅以益气培元。立法凉血化瘀、疏风化湿、通腑排毒、益气培元"。

101：任何一种病，只要疾病是一样的，就是说西医诊断明确……病因病机发展规律肯定是一样的。

以慢性肾衰竭而言，临床确定基本大法之后，视兼症之不同，采用随证治之的方法，即在大法不变、主方不变的基础上，依据不同年龄、不同性别、不同原因、特殊症状随证加减。

B.副类别 2：辨证论治

特质 1：异病同治

"病"可以包括西医病名，也可以是中医病名，"同治"体现在通过细审病因，谨守病机，可以是同一种治法指导，也可以用同一个方剂化裁。"异病"必定会表现出与其自身疾病的特点相关的临床表现，比如反复泌尿系感染、肾结核、白色念珠菌感染的主症必然有所区别，当通过四诊合参辨为同一病机时，可以运用相同的治法。如根据流水不腐的道理，均采用宣肺利水的办法，通调水道，改变病原体在体内的生存环境，以便消除感染。

特质 2：同病异治

相同疾病，病机不同，立法不同。辨证论治是中医学的传统特色之一，其在临床上最显著的体现就是"同病异治"，相同的疾病因其病机不同，立法用药皆不同也。因此就会出现同一种疾病发生在不同人的身上，可能需要用不同的方法治疗。例如，彭建中教授总结赵绍琴先生治疗阳痿，"有肝郁者疏肝而愈，湿热成痿者用清化湿热法而愈，命门火衰者温阳补火而愈。是病同而治异，盖因其病机有异故也"。

C. 副类别 3：审症求因

用两点论的观点审症辨证。

维度：虚实、寒热、主次

101：我提出来一个"审症求因"的问题，出现了一个症状，症状本身它不可能定性，就是我们不必对症状本身定性，甚至出现一组症状，这一组症状在我们原来的认识体系里，它可能是已经定性了……这就是我提出来的"审症求因"的一个主要原因，就要找到导致出现这一组症状的原因，我们最后找到他是肾性贫血，但还要再问一下为什么会出现肾性贫血，是体内毒素太多……我们治疗的思路就出来了，而且可以做到"求本治疗"，因为治疗在根本上，达到根儿上了，那就对了。

彭建中教授认为症即症状，既是促使患者就医的原因，又是医生施治的直接目标。"中医治疗的特点并不是见症治症，而是主张从根本上治疗，即所谓治病必求于本。这就需要审症求因。审症求因就是要找出导致病证的原因。这里有一个非常重要的指导原则，就是要用两点论而不是一点论的观点去分析病症，查找原因。任何一个症状的出现都可能存在两种或两种以上的原因。作为医生必须时刻明白，任何一个症状的出现，虚能这样，实也能这样，寒能这样，热也能这样。如腹泻可能是脾虚作泻，也可能是火热致泻。腰痛可能是肾虚的表现，也可是湿热阻滞经络的结果。患者时时畏寒，可能是阳虚卫外不固，也可能是热郁于内，阳气不布所致。四肢厥冷既可见于亡阳欲脱的虚寒证，又可见于热深厥深的实热证"。"大实若羸状，至虚有盛候"是疾病表现与其本质不一致的体现。

D. 副类别 4：微观辨证

随着科学技术的进步，借助现代科学技术和手段，从人体不同层次阐明证候在形态结构、代谢、功能诸方面的物质基础，寻找对证候具有诊断价值的微观指标，建立证候的诊断标准。相对于依赖"四诊"以获得信息的宏观辨证而言，我们称之为"微观辨证"。

维度 1：认识病理

根据慢性肾病穿刺的病理诊断，提示这一类疾病有共同特征。"即肾小球毛细血管的通透膜发生了改变，从最初的系膜增生、膜增殖、细胞的颗粒变性、新月体形成等，到后来肾小球毛细血管发生阻塞、塌陷、皱缩，甚至最后发生肾间质纤维化、肾小球部分或全球硬化。最后肾小球完全硬化致丧失肾功能。血液的高凝状态在慢性肾小球疾病的发病中起着非常重要的作用。正是血液的黏稠、高凝状态阻碍了正常的血液循环，造成大量的血液瘀积在肾小球的毛细血管网"。彭建中教授认为此属于中医的络脉瘀阻。

维度 2：认识化验指标

彭建中教授认为，不管是把尿蛋白看作是水谷精微的流失，还是一种出血现象，都可以从气血角度解释这一结果，且都与元气不足有密切关系。因为气可摄血，气可固精。在临床诊治过程中，都可以借鉴实验室检查结果，为中医辨证提供参考。

602：一方面，血浆蛋白的变化反映了血液的状态，血浆蛋白的下降意味着"血不足"。另一方面，蛋白质又是人体重要的营养成分，即精微物质。无论是把血浆蛋白降低看作"血虚"，还是看作"精亏"，在治疗上都与气联系起来，即"气能生血""气能生精"。

（2）类别 2：诊疗技术

该部分是彭建中教授辨治方法在慢性肾病中应用的具体体现，如图 10-9 所示。结合西医学对该病的认识，运用中医理论分析、脉舌色症互参，总结出慢性肾病的五大核心病机：湿热蕴郁、热瘀血络、蓄热成毒、三焦不畅、元气亏虚。七大基本治法，分别是凉血化瘀法、疏风胜湿法、分消利湿法、通腑排毒法、清热解毒法、疏调三焦法、益气培元法。指出治疗禁忌，药物禁单纯温补之品，食物禁一切滋补之品。

A. 副类别 1：慢性肾病的范畴

慢性肾病属西医学概念，是指肾脏损伤或肾功能下降持续超过 3 个月。它包括慢性肾小球肾炎、肾病综合征、IgA 肾病、各类继发性肾病，以及肾病发展到后期所致的肾功能不全、终末期肾病等。由于邪从外来，并经传变，反复刺激，步步深入，最终进入血分。寒邪入里化热，或外感温热病邪，或邪气内伏外发。

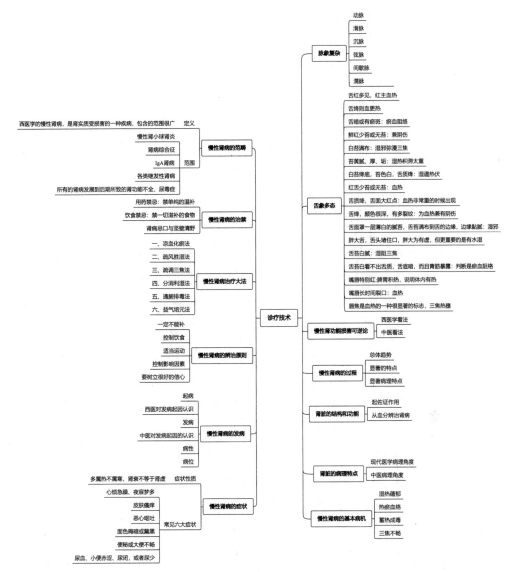

图 10-9 慢性肾病诊疗技术

501：西医要找病因，中医也得要找病因，如果是免疫反应引起来的，那么它已经定性了，那么中医要找一找，它为什么是免疫性疾病，究竟是哪种原因造成的免疫反应？比如，那你就找，开始怎么得了，可能是感冒了，扁桃体化脓了，细菌感染了，我们找到了。这是什么原因呢？是不是邪从外来啊。

B.副类别 2：传变途径及病位

慢性肾病的病位在肾脏，热邪在血分。外邪入侵，先侵袭呼吸道，始于卫分、气分，久治不愈，或反复发作，邪气从肺传肾，深入血分，引起肾脏病变，波及心、肝、脾。

502：外邪入侵之后形成什么呢⋯⋯所以最终它是什么病理呢？邪在血分，对不对？造成了血分的络脉瘀阻，是不是？所以要认识到这一点⋯⋯因为病程很长啊，老是治不好，几年、十几年、几十年，那么不断地重复发病的情况。

C.副类别 3：肾脏结构与功能

肾脏作为滤过器官通过肾小球将血液中代谢废物滤过排出体外，同时肾脏也是血液流经最多的一个脏器，彭建中教授根据肾脏解剖结构和功能提出从血分辨治肾病的观点独树一帜，奠定了慢性肾病治疗大法的基础。

D.副类别 4：肾脏的病理特点

虽然慢性肾病穿刺的病理诊断提示分型多种多样，但是它们有共同的特征，即肾小球毛细血管的通透膜发生了改变。血液的高凝状态在慢性肾小球疾病的发病中起着非常重要的作用，正是血液的黏稠、高凝状态阻碍了正常的血液循环，造成大量的血液瘀积在肾小球的毛细血管网。彭建中教授据此从肾脏病的病理学角度看，慢性肾病病机属于中医的络脉瘀阻，血分郁热。

E.副类别 5：从脉、舌、色、症辨析慢性肾病

慢性肾病患者临床常见沉脉、滑脉、弦脉、濡脉、动脉、间歇脉，以及它们的相兼脉。沉脉多见于水肿患者；滑脉多见于高脂血症、肾病综合征或肾炎阶段；弦脉、弦细脉多属阴伤、肝郁，提示患病较长时间的抑郁思虑；濡脉常提示湿邪弥漫或气虚；动脉则可能提示体内占位性病变，囊肿、结石、息肉、血管瘤、结节、脂肪瘤；促、结、代脉为实邪阻滞脉道，房颤多见，考虑炙甘草汤、复脉汤，同时要想到瘀血阻络。慢性肾病患者舌象形态多样。舌红比较多见，红主血热，唇焦也是血热的显著标志，提示三焦热壅；舌绛则血更热，舌暗或有瘀斑，为瘀血阻络；舌苔白腻，或厚或垢为湿阻积滞；舌体胖大为虚，但更重要为水湿；症状表现多心烦急躁，夜寐梦

多，皮肤瘙痒，恶心呕吐，便秘或大便不畅，尿血，小便赤涩，尿闭，为血分郁热，湿浊毒邪外犯。同时慢性肾脏病后期患者多面色晦暗黧黑，多为瘀毒阻面之象。

F. 副类别 6：慢性肾病的基本病机

特质 1：湿热蕴郁

邪从外来，传变至肾，水液代谢不畅，形成水湿，或湿邪可从外来，年久不愈，化热而湿热蕴郁。

特质 2：热瘀血络

邪传到下焦之地，肾属下焦，血分之地，络脉瘀阻，热瘀血络。形成肾病的两个特点：一是血热沸腾，如尿血，身上有出血点，皮疹；二是脉络瘀阻，瘀滞不通，肾小球毛细血管网病变之肾小球硬化，使肾脏丧失滤过功能，日久出现肾衰竭。

特质 3：蓄热成毒

西医学认为，肾脏滤过功能受损甚至衰竭，肌酐、尿素氮等代谢废物在体内蓄积，形成尿毒症。慢性肾脏病前期毒素尚能排出体外；到尿毒症阶段，毒素蓄积体内，难以排出。由于毒邪蓄积，影响新血化生，出现肌酐、尿素氮高而血色素很低的情况，此时当祛邪为主，毒去血自生。

特质 4：三焦不畅

肾病和三焦的关系是密切的，共同对水液代谢产生影响。三焦通畅，水道通畅。肾脏受损，三焦不通，肺通调水道、肾主司二便也受影响，体内代谢废物排出受阻。

特质 5：元气亏损

元气为生命活动的总动力，肾脏受损，浊毒内生，元气亏损，加重排毒负担，形成恶性循环，故而治疗时亦当重视元气盛衰，祛邪扶正，适时补益元气。

G. 副类别 7：慢性肾病的治疗禁忌

禁单纯温补的药物，过于滋补的饮食。肾病非纯肾虚，不能单纯温补，需要攻补兼施，饮食上为了减少疾病复发，患者也不可过分滋补。

H. 副类别 8：慢性肾病的治疗大法

特质 1：凉血化瘀法

针对热郁血分，络脉瘀阻的基本病机，以凉血清热、化瘀通络为法。凉血化瘀始终贯彻慢性肾病治疗全过程。

特质2：疏风胜湿法

邪从外来，当以疏散，风能胜湿，开散腠理，宣通肺气，疏通水道。肾病湿重的时候，湿邪难以祛除，单纯的"利"，未必能迅速奏效，要加风药疏散。疏风也是"透热转气"的一个主要手段。

特质3：疏调三焦法

三焦通畅则水道通畅，气机亦通畅，利于浊毒外出，邪气外透。

特质4：分消利湿法

"治湿不利小便，非其治也"，通过利小便，发腠理，宣发肺气，通调水道达到利尿排毒的目的。

特质5：通腑排毒法

慢性肾病患者肾功能受损，毒素难以从小便全部排出。彭建中教授借鉴吴又可通腑治疗温病的思路通腑排毒，保持大便通畅，并根据体质决定生大黄的用量。

特质6：清热解毒法

清热解毒法是彭教授在临床上治疗慢性肾脏病的新突破。彭建中教授在临床中观察到，部分慢性肾病患者在湿热血瘀阻络的基础上往往热毒明显，且热毒内蕴更加容易外感。患者表现为舌红明显，边尖尤甚，面生痤疮，心烦多梦，脉数，大便干，小便赤。此时单纯凉血化瘀疗效不佳，须佐以清热解毒的药物，用量上临证变化，同时重视透热外达，避免凉遏壅塞。

特质7：益气培元法

肾衰竭，不能排毒，是元气亏损的表现。适当的时候，需要用到益气培元的药物，有助于提高疗效，但是补法要配合其他治法一起用，攻补兼施，可有效促进肾功能恢复。

（3）类别3：用药特点

彭建中教授的用药特点主要体现在七个方面，包括七大副类别：用药有渊源；追求疗效最大化；分维度用药；合理解释中药毒性；法理明确；依法立方；用药灵活，种类丰富；集众家之长。如图10-10所示。

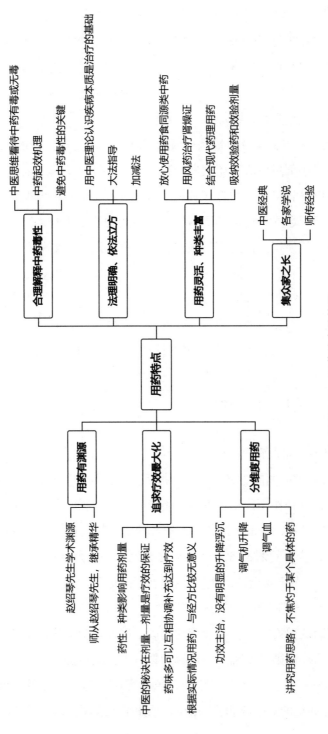

图 10-10　用药特点结构图

A. 副类别 1：用药有渊源

彭建中教授师从赵绍琴教授。赵绍琴教授学术主要来自宫廷御医家传以及御医韩一斋、瞿文楼，京城四大名医之一汪逢春师传。用药继承了赵绍琴教授的经验。

B. 副类别 2：追求疗效最大化

药物不传之秘在于量，剂量是疗效的保证。针对目前药材的现实问题，彭建中教授认为小剂量解决不了问题，且对于某些外科疾病大剂量是疗效的保证。但用量也是相对的，质轻药及风药用量少，而金石重镇类药物用量偏重。同时对于药味数的使用不必要与经方少药味的使用比较，社会生活习惯的改变，多药味的使用反而适用于现代疾病的复杂因素及变化，可以互相协调补充取得疗效。

C. 副类别 3：分维度用药

在弟子眼中，彭建中教授用药分维度，主要包括三方面：一是其功效主治，如止咳、理气、凉血等；二是药物升降特性，比如说葛根、川芎等调节气机上升，大黄、半夏、旋覆花等调节气机下降；三是调气血，如青皮、陈皮、枳壳理气，川芎、当归、香附调血。总的来说，在掌握方法后灵活变化使用药物。

D. 副类别 4：合理解释中药毒性

"毒"常规理解有两层含义：第一种指药物有无毒性。凡有毒的药物大都作用强烈，或者有副作用，用之不当，可导致中毒，甚至危及生命；无毒的药物，性质比较平和，一般无副作用。第二种指药物的偏性。张仲景说："药以治病，因毒为能，所谓毒者，因气味之有便也……大凡可以辟邪安正者，均可以称为毒药，故曰毒药攻邪也。"这里所指的毒药，即是泛指一切药物"。

E. 副类别 5：法理明确，依法立方

用中医理论认识疾病本质是治疗的基础，如风药为辛味，辛味可调畅气机。另外，在治疗法则的基础上，选择药物，一方有数法，一法有数药，多药味配伍可达到疗效。临床上三味药一组的配伍也是很常见的，能够弥补"药对"所不能满足的对临床病症的治疗，此种配伍形式称为"角药"。

101：例如我临床上写处方习惯上一行四个药，那么这一行用这四个药代表了一个法，下四个药代表另一个法，另有四个药又代表一个法……药味虽然多，但是从法理上更明确，用药的思路通过处方显示出来了，有了法然后才组出方来，也就是依法立方。

在法立后，对于不同患者、不同症状，进行针对性处理，随症加减。

101：你说一个患者他老在拉肚子和另一个患者他好几天不大便，处理方法肯定不一样，对不对？所以这个时候就是说要在大法不变的情况下，要针对个体的不同症状进行特殊的处理。

F. 副类别6：用药灵活，种类丰富

特质1：药食同源类中药用量大

药食同源类药物，可放胆用之。彭建中教授临床常用决明子30g或者60g，常年的临床实践总结出，大剂量决明子能更好地发挥降低尿蛋白和润肠通便作用。

101：土茯苓在古代是用来当粮食吃的，荒年的时候是充粮用的，应该说没有什么毒性。决明子用30g，甚至有用到60g的情况，决明子是药食同源的，也是可以的。

特质2：用风药治疗肾燥证

彭建中教授在《辛润肾燥新解》一文中指出，肾燥特指肾病所致的小便不利、水肿等症。彭建中教授将辛润肾燥的原理充分运用到使用风药治疗慢性肾病的实践当中。临床很多慢性肾病患者水肿越严重，干燥症状就越明显。采用风药可以达到润肾燥的目的，风药能润肾燥、利小便、消水肿。赵绍琴先生善用风药利水消肿，曾用一味苏叶治愈产后尿潴留症。风药之辛，能上开肺气，外达皮腠，下通水道，正合《黄帝内经》"肾苦燥，急食辛以润之"之旨。同时通过风药宣通肺气达到利水消肿的目的。

特质3：肾外疾病也可用风药

不仅用于肾脏疾病，肾外疾病也可考虑风药。风药轻清上浮，善升发脾胃清阳之气。另外，风药还能用于疏卫。彭建中教授讲"疏卫即疏解肺卫，令营卫和，腠理开。不独温病卫分证需用疏卫方法，凡病不论内伤外感，但有腠理闭郁者，皆当先疏之，上述宣阳，发散火郁皆有此意。推而广之，凡病有邪者，皆宜先疏解卫分，令腠理调和，而后再视邪之所在而治之。疏卫宜用风药，用于透热转气。温病邪入营分，当用透热转气法，使邪气透出气分而解。如何透热转气？用风药疏解之为重要方法，疏之则腠理开，微汗出，气机通畅，邪气自营分透出矣"。用于行药力，"凡组方之要，贵在灵动。尤其滋补之剂，最忌呆滞。若纯用补药，则少运化之力而难以取效矣。必于补剂之中，稍加风药，则全方灵动，运化补益之方，非风药莫属"。

特质4：结合现代药理用药

现代药理提示，决明子中含有大黄素，具有通便泻下之用，但作用缓和。

G.副类别7：集众家之长

彭建中教授受教于任应秋、赵绍琴先生，并集众家之长，将经典与各家学说中的用药经验及师传用药思路融会贯通，用药灵活，不拘一格。

综上，彭建中教授临床用药渊源深厚，用药以疗效为目标，根据药物功效或者其升降作用及调气血等特点，分维度用药。临床通过合理配伍避免出现副作用。法理明确，依法立方，用方灵活，起效明显。

（4）类别4：核心方药

彭建中教授在辨病论治的指导下确定治疗大法，核心用药为治法的具体体现，包括凉血化瘀药、疏风胜湿药、疏调三焦药、分消利湿药、通腑排毒药、清热解毒药、益气培元药。临床上除了解决主要问题之外，因人而异，尚有诸多兼症，如腰痛、镜下血尿、浮肿、梦多、皮肤瘙痒、恶心呕吐、胸闷气短、咳嗽痰多、痛经、腹胀纳差、小便频、汗多等，常在此基础上个体化加减用药。

201：辨治方法在肾病主要还是卫气营血和三焦温病的辨证方法，以这个为主，重在调理气机，用药很有特色，大概由几部分组成。一组风药，另有一组凉血活血药。像这些凉血活血药，就是跟慢性肾病的病理、病机是有关系的。考虑脉络瘀阻，血脉瘀热，所以用一组风药来祛湿、化气、流通气机，再配上凉血活血的药，能够把血分的郁热透达出去，基本上这是两组主要的药。另外，还有调畅三焦、利湿泻浊通腑、清热解毒、益气培元药物，核心方药大概就这几组，并不是说几个药而是几组药，以法来统方，以药性来组药，由几组药搭配起来，核心治法就是调畅气机、宣郁、清热，之所以透达血分的郁热，是因为考虑到肾病病机是脉络瘀阻，血分瘀热。

2. 轴心编码微分析

（1）典范模型微分析：以彭建中教授的用药特色为例。

典范模型是程序化扎根理论90版本中轴心式编码中的分析方法，它通过分析以下关系，将副类别与类别连接在一起：A. 因果条件——B. 现象——C. 情境脉络——D. 中介——E. 行动策略——F. 结果。

选取与彭建中教授用药特色有关的访谈资料进行深度剖析，帮助我们更好地理解彭建中教授为何能够达到药到病减的效果，药物剂量为何有大有小，比如风药用量6g，黄芪30～60～80g，土茯苓80g，而且大剂量使用也并不会是"中毒"的原因。

在一级编码阶段，通过对原文分析，进行编码，逐渐抽提，形成类别：用药特点；副类别：追求疗效最大化、分维度用药、合理解释中药毒性，找到每个副类别的特质和维度。具体见表10-2、表10-3、表10-4。

表 10-2　追求疗效最大化

原文	一级编码			
	开放式编码	副类别	特质	维度
206：彭老师用药分情况，比如说，他用风药的时候用量就小。但是他如果用质地重的药的时候，肯定药量是很大的。 有关用药量大的问题，他曾经讲过一次，他是在给我们讲晋唐时期的医案、用方用药特点的时候。晋唐时期比较喜欢用的一类药就是金石类，量要重一些，所以他在治失眠的时候，用龙骨、牡蛎量都是很大的量。所以说他用药的时候如何考量，还是和药性有关的	风药用量小，质地重的药用量很大。药的用量和药性有关	追求疗效最大化	中药性味、类型影响药量	辛散－重镇 量小－量大 质轻－质重

续表

原文	一级编码			
	开放式编码	副类别	特质	维度
101：用药的秘诀，就在剂量上，所以有时候是需要用大的剂量的。赵老也用过大的剂量，比如有一个肝脏手术之后的患者，留下很长的伤口，黄芪大量放心用到80g，就一个星期之后（伤口）长住了……所以说药物可能会用得多一点，因为药的质量可能得互相来协调补充一下，才能达到疗效	中医的秘诀就在剂量上，与药的质量可能得互相来协调补充	追求疗效最大化	剂量是疗效的保证	量大－量小，药材质量好－药材质量一般

表 10-3　分维度用药

原文	一级编码			
	开放式编码	副类别	特质	维度
207：你不能胶着于一个药，而且这个药在赵老的眼中或者在彭老师的眼中，其实有几个维度：一是它本身的功效主治，有一些药有升降作用，再就是调气血。我个人现在理解更深的就是气血，川芎、当归、赤芍、香附、元胡、郁金、三棱、莪术，那也是调气血；再深入，比如穿山甲、三七、血竭，这就是更入血；青皮、陈皮、枳壳这些就是理气的，所以说方法掌握了开出来的方子就会有变化	不能胶着于一个药，方法掌握了开出来的方子是有变化的，升降，气血，功效主治	分维度用药，掌握方法	功效，调升降，调气血	升－降，气－血，

表 10-4　合理解释中药毒性

原文	一级编码			
	开放式编码	副类别	特质	维度
101：其实中药本身都存在这样一个问题，因为成分太复杂，不好说毒性，你认为是上品没有毒的东西也可能有毒，问题是看你怎么用，怎么配伍。就是中医讲的，中药没有一个不是"以毒攻病"的。治病的药都有"毒"，但是你为了治病不得不用"毒药"。为什么呢？因为有病的时候"有邪气，则邪气当之"。所谓的"有故无殒，亦无殒也……衰其大半而止可也"。《内经》上这样讲的，就是身上有病，要用一种药来治这个病，这个药是有"毒"的，这个药的毒性是被病的邪气接受了，所以身体的卫气或者正气并不受影响。我是这样理解的。比如说，你说要是一点毒没有，就是人参吃多了，那不是也是会出鼻血吗？所以不能说是以它有毒无毒来判断用药不用药	中药成分复杂；有邪气则邪气当之；治病不得不用"毒药"；药毒性被邪气接受用以治病，身体正气或卫气不受影响；中病即止，衰其大半而止；中药有毒与否重在配伍	合理解释中药毒性	中药毒性的理解；中药起效机理；配伍避免中药毒性	性味 – 成分；有中医理论指导 – 无中医理论指导的看法；偏性 – 毒性；中药偏性：强 – 弱；疾病病性：强 – 弱；配伍合理 – 不合理；有病用中药 – 没病也用中药；单味药 – 多味药；大剂量 – 小剂量；药性均衡 – 药性偏颇

按照典范模型分析步骤如下：

A. 原因：中药有其药性规律，没有中医思维和理论指导，不遵循中药自身规律会出现所谓的中药副作用；药材质量、社会因素、饮食习惯变化导致疾病较前更加复杂。

B. 现象：a. 彭建中教授临床每张处方用药在 16 ~ 18 味，用药剂量有大有小。b. 很少出现毒副作用。

C. 情境：a. 彭建中教授治疗慢性肾病的用药经验，有的药必须大剂量使用才有疗效。b. 草药因为成分过于复杂，对于毒性判断仍有争议。

D. 中介条件：a. 中药剂量大小与药性与种类相关。b. 中药起效与药材质量、用量、药味皆有关。c. 实际情况不同，用药味数不同，如同时合并血糖、血脂异常，三焦蕴热者，需加焦三仙、大腹皮等。d. 疗效除了与医生医术相关外，还与药材质量密切相关。e. 解决中药毒性问题的关键在如何使用和如何配伍。

E. 行动策略：a. 彭建中教授在中医思维理论指导下用药，根据疾病性质、中药性味归经、配伍用量区别用药，风药味辛，发挥辛散作用，用量宜轻；金石介类中药质重，发挥重镇作用，用量宜重。b. 彭建中教授会根据药物不同维度使用药物，如功效、气机升降、气血。c. 彭建中教授会特殊交代药房保证用药质量，如抽葫芦要使用个头大的。d. 西医学讲的"毒性"和中医学讲的"毒性"不能等同，单从分子化学成分来判断是否"毒"脱离了中医学范围。中药治病机理是"以毒攻病"，治病的药都有"毒"，"有邪气，则邪气当之"。此外，用药要适可而止。为了避免毒性，要重视配伍和剂量以发挥中药最大治疗作用，避免药物的偏性对人体带来的伤害。e. 患者按时复诊调方。

F. 结果：a. 彭建中教授处方思路开阔，用药灵活。法随证立，方随法出，处方是临床思维的体现。b. 追求疗效第一，不刻意追求小方。c. 不以西医学所认为的有毒、无毒决定用药。d. 患者按时复诊，医患关系融洽。

（2）条件矩阵微分析：中医理论的用武之地——以认识潜血为例。

在访谈中，我们问到彭建中教授，随着体检成为疾病预测的一种重要方式，很多人非常重视体检结果。假如有一位患者，以前每年体检都没有异常，这次体检尿常规出现潜血（+++），那么这种血尿没有任何症状及舌色脉症支持，中医该如何辨证？该怎么认识这个问题？这种情况怎么处理。

彭建中教授回答："他既然是镜下血尿，那么我们可以说是微观指标出了问题，还是作为血尿进行处理，按照刘河间'火热论'的思路处理……那就需要知道刘河间创立'火热论'的基础是什么……但是我们老师把讲课的重点放到'六气化火'上，具体到临床上怎么用呢？我看没有人讲透彻，这就是说学习研究深度还不够……那这个其实很简单：很多火热病证，刘河间是纳入火热论里边来认识的，这些病本身就是火热病。他的第一个观点是，火热病为病甚多，比如说血证全部都是火热病。这不是一种理论是什么呢？把一种规律总结起来形成了一种认识，这就是一种理论指导，这种情况就按照火热病来进行处理。那么现在一个患者潜血（+++），看看舌头、脉象是正常的。你说这病我辨不了，中医讲究望闻问切，辨舌脉，你这都没有发现任何异常，那就让患者回家吧。不能这样说。那就要按照刘河间的理论，出血的证候或者出血的病大多数都是火热病，你就按照这个治就完了。那么这个就是一种理论指导，我们在对待这样的一些问题上，就是以我举的这个例子来应用中医理论。中医理论是有用武之地的，可以和西医学结合起来。"

针对彭建中教授的回答分析如下：这段材料代表了很多中医面临的困境之一，中医临床思维的缺失，遇到疾病想不到该如何运用中医理论指导。通过条件矩阵微分析，探索如何才能学好中医理论，并用来解决临床问题。

条件矩阵微分析是一种分析性图表，意在区分并联结条件和结果的各种层次，这些层次表现为一个同心圆，由外到内，代表不同的层次，依次为国际—国家—社会—组织和制度—副组织及副制度—集体及个人—互动—行动层次。个体行动的原始资料被概念化之后，被置于一层层相互影响的行动系统中。分析时就不只是停留在微观层面，而是兼顾了各类中观和宏观条件。

A. 先从行动开始。医生面对潜血（+++）的患者选择何种治疗方案。

B. 由行动往外进入互动层次。互动事件：中医师感到困惑，不知如何认识潜血，如何处理微观指标。患者仅有潜血（+++），舌脉无特殊。

C. 个人层次。医生缺乏处理潜血的中医理论知识，因此加入一个中医理论丰厚，经验丰富的名老中医就能顺利解决问题，因此医生加强中医理论储备是关键。

D. 集体层次。这名中医的成长环境来自课堂学习和临床实习。首先，关于"火热论"的知识点可以从各家学说的课堂上学习到，但是大多重点放在"六气化火""亢害承制""大实有羸状"之类理论上，学生并不清楚临床该如何应用，出现教学和临床实践脱节现象。其次，这名中医工作前临床技能的获取来自实习所在的医院整体以西医为主，难得遇到临床带教老师深入教授如何以中医理论指导解决临床问题，因此从临床实习途径获得中医原有理论的机会较少。

E. 组织层次。故事发生在某中医医馆或者医院，这名医生工作后没能够在中医理论方面得到深层提高。医院对中医人才的培养力度不够，缺少培训青年医生提高中医临床水平的师资。

F. 社区层次。首先当地的卫生组织在培养高水平中医人才方面的政策法令或中医人才培养模式尚有不足，应加强"应用中医原有理论解决今病"政策支持力度。其次，难以从杂志找到一篇关于刘河间的火热论运用的文章，青年医生的中医学习资源严重缺乏。杂志社可以在"怎样学好中医理论""中医理论如何应用解决现代疾病"方面多征文。

G. 国家层次。国家政策提倡坚持中西医并重。人才培养层面，培养大量既会教书又懂临床的老师。具有高水准中医理论水平和丰富临床经验的中医大多年事已高，不能在门诊或病房一线从事带教工作，也因此无论课堂还是医院，存在中医传承遗漏。因此需要予以重视。

3. 选择式编码

通过选择式编码，产生核心类别，并使所有类别都与核心类别相关联。核心类别可以代表整个研究的核心现象。与其他类别相比，核心类别应该具有统领性，能够将大部分研究结果囊括在一个比较宽泛的理论范围之内，起到"提纲挈领"的作用。

"同病同治——大法指导下的随证治之"被抽提为核心类别，统领辨治方法、诊疗技术、用药特点、核心方药部分，并上升为同病同治——大法指导下的随证治之理论建模。这些都是彭建中教授医术理论实践的体现。具体可表现为辨治方法：运用辨病论治指导对疾病尤其是慢性肾病的认识，坚持运用整体观念，抓住核心病机。此外，还有同病异治、审症求因、微观辨证等方法。慢性肾病的诊疗方法：彭建中教授总结了慢性肾病的基本病机，湿热蕴郁、热瘀血络、蓄热成毒、三焦不畅、元气亏损，以及在这种思路指导下的凉血化瘀、疏风胜湿、分消利湿、通腑排毒、清热解毒、疏调三焦、益气培元的基本治法，需要传承。慢性肾病的核心方药：彭建中教授的处方特点为一方有数法，一法用数药。慢性肾病的用药特色：用药有渊源，追求疗效最大化，分维度用药，合理解释中药毒性，集众家之长，法理明确，依法立方，用药灵活。如图 10-11 所示。

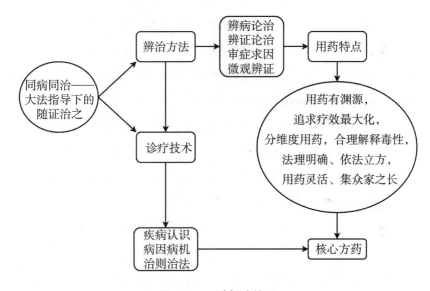

图 10-11 选择式编码

（三）讨论

本研究采用扎根理论研究方法并结合丰富的访谈资料，提炼出医术的理论和实践模型，同时将医术的理论和实践定义为在一定辨治方法指导下，采取适宜的诊疗技术，运用中医理论认识西医学描述下的疾病，明确病因病机，提出治则治法，经过长期的师承以及临床之后形成独特的用药特点，最终遣方用药，成为临床上最直观的处方。

本研究中同病同治——大法指导下的随证治之模型具有以下几方面优

势：①较系统地厘清医术的内涵和结构。即基于经典扎根理论，提出同病同治——大法指导下的随证治之的概念和丰富的维度，从隐晦的经验及隐藏的信息中抽提出体现名医医术的临床各个决策过程的价值。②展现彭建中教授对慢性肾病认识的全面性，拓展名医经验传承的范围。本研究展示出彭建中教授在中医理论指导下，对肾病的认识，包括五大病机、七大基本治法，覆盖面更广，内容更全面，纵横范围更大，既有宏观理论和思维，又有微观治法和药组，自上而下立体而真实地反映出彭建中教授精湛医术的形象。③高超的医术绝不是依靠抄方就能学来的，必须做到将深厚的中医理论功底、孜孜不倦的跟师学习能力、日积月累的临床实践总结、宽厚慈悲的仁爱之心相结合。

本研究的意义：①展示了开放式编码阶段类别的特质及维度分析，说明了行动／互动对结果带来实践意义上的影响；在选择式编码阶段，突出描述了核心类别具有的统领作用。这部分方法学内容在中医领域以往的研究中暂未出现。②较系统地梳理了彭建中教授治疗慢性肾病经验里医术的内容，还原了中医思维的过程，有利于经验的保存与传承。③本研究以彭建中教授治疗慢性肾病的经验为切入点，通过构建同病同治——大法指导下的随证治之模型，为弟子及青年中医如何有效传承提供了新的视角，勾勒出一个框架和一些关键细节，为中医人才的成长提供参考。④在一定程度上促进了各级各类单位对名医道术传承的认识和重视，启发大学、医院从主动传承医术的视角进行方案的制定和管理。加强以医术理论与实践的视角来顶层设计，从而更真实、更全面地传承实践中流传下来的中医瑰宝。

（四）研究局限和展望

本研究也存在一定的局限性：①在对资料的编码过程中不可避免地带有研究者的主观性。②仅运用定性的方法提出了同病同治——大法指导下的随证治之模型，未来研究中可以运用定量方法进一步验证该模型。

二、彭建中教授运用肾病组方治疗慢性肾脏病的临床观察

慢性肾脏病是由原发性肾脏疾病和各种继发性肾脏疾病，以及各种先天性、遗传性肾脏疾病等导致肾脏结构或功能异常的一类临床疾病的统称。中医并无慢性肾脏病的病名，根据其临床表现属中医"水肿""关格"等范畴。慢性肾脏病临床表现多种多样，可以无症状，或仅实验室检查发现异常，严重者可出现尿毒症。21世纪以来，慢性肾脏病发病率逐年上升。随着慢性肾脏病的持续进展，后期常发展为慢性肾衰竭，预后不良，给患者身心健康常造成严重的危害。因此，如何延缓慢性肾脏病的进展，提高患者的生活质量，具有重要的学术价值和社会意义。研究表明，中医治疗慢性肾脏病具有独特的优势，可有效阻止或延缓疾病进程。

彭建中教授从事中医临床、教学、科研工作50余年，临床经验丰富，善治各种慢性肾病。在临证中，他有自己独到见解，自拟肾病组方，在中医同病同治思路下随症加减辨治慢性肾脏病，取得了较好的疗效。我们采用回顾性病例系列研究思路，应用观察性研究设计，连续纳入他运用肾病组方加减治疗慢性肾脏病患者的病例，观察慢性肾脏病患者临床指标改善情况，具体情况如下。

（一）临床资料

1. 一般资料

374例均为2015年5月～2020年1月，在北京中医药大学国医堂中医门诊部彭建中教授门诊就诊的慢性肾脏病患者。其中男性243例，女性131例；平均年龄（52.64±14.52）岁；平均病程（111.66±182.44）天。

本研究已通过北京中医药大学医学伦理分委员会审查批准（伦理编号：2019BZHYLL0204）。

2. 诊断标准

慢性肾脏病的西医诊断标准参照《慢性肾脏病筛查诊断及防治指南》中慢性肾脏病的诊断标准。

3. 纳入标准

①符合慢性肾脏病的诊断标准；②观察期内规律服用肾病组方；③相关观察指标治疗前后的 2 次数据完整。

4. 排除标准

①精神障碍、不能配合者；②正在参加其他临床试验的患者；③妊娠或哺乳期妇女；④存在全身或局部感染，或有肝功能损害者。

5. 剔除标准

①观察过程中由于各种因素中断治疗者；②治疗过程中出现严重不良事件者。

（二）方法

1. 治疗方法

予以中药肾病组方治疗，所有患者的治疗方案均由彭教授本人确定。由于该病的特殊性，不限制西医基础治疗，包括控制饮食、血糖、血压等。

肾病组方的药物组成包括荆芥、赤芍、连翘、续断、桑寄生、白芷等 16 味主要药物。同时根据具体的临床症状进行加减，如水肿明显者加茯苓皮，大便不通者加大黄，饮食积滞者加大腹皮等。水煎服，1 剂 / 天，分早晚温服。以 2 周为 1 个疗程。

2. 观察方法

采用门诊随访方式，观察患者治疗前后相关检验指标改善情况。观察期最短 2 周，最长 26 周，观察期中位数为 6 周。

3. 观察指标

①血肌酐（Cr）、尿素氮（BUN）、尿酸（UA）、肾小球滤过率（GFR）；②甘油三酯（TG）、总胆固醇（TC）；③ 24 小时尿蛋白定量；④尿蛋白、尿隐血。

4. 统计方法

采用 SPSS 20.0 统计软件进行统计分析。计数资料采用频数或构成比进行描述。符合正态分布的计量资料以 $\bar{x} \pm s$ 描述；非正态分布的计量资料采用中位数（M）、四分位数间距（P_{25}，P_{75}）描述，计量资料治疗前后比较采用秩和检验。等级资料治疗前后比较采用秩和检验。以 $P < 0.05$ 为差异具有统计学意义。

（三）结果

1. 治疗前后 Cr、BUN、UA、GFR 的比较

治疗后 Cr、UA 较治疗前均降低，GFR 较治疗前升高，治疗前后比较差异均有统计学意义（$P < 0.05$），BUN 治疗前后比较差异无统计学意义（$P > 0.05$）。见表 10–5。

表 10–5　治疗前后 Cr、BUN、UA、GFR 的比较 $[M(P_{25}, P_{75})]$

项目	n	治疗前	治疗后	Z 值	P 值
Cr（μmol/L）	343	246.00（146.00，432.30）	218.00（127.00，400.00）	−8.956	< 0.001
BUN（mmol/L）	140	16.50（11.05，22.12）	15.96（10.52，21.83）	−1.677	0.093
UA（μmol/L）	167	515.70（452.97，586.80）	467.00（430.00，528.00）	−6.424	< 0.001
GFR $[mL/(min \cdot 1.73m^2)]$	30	23.15（14.35，44.98）	23.50（17.68，48.50）	−2.870	0.004

2. 治疗前后 TG、TC 的比较

TG、TC 治疗前后比较差异均无统计学意义（$P > 0.05$）。见表 10–6。

表 10–6　治疗前后 TG、TC 的比较 $[M(P_{25}, P_{75})]$

项目	n	治疗前	治疗后	Z 值	P 值
TG（mmol/L）	29	2.40（2.09，3.30）	2.76（2.24，3.24）	−0.017	0.986
TC（mmol/L）	23	5.90（5.36，6.30）	5.95（5.52，6.32）	−0.341	0.733

3. 治疗前后 24 小时尿蛋白定量的比较

73 例患者 24 小时尿蛋白定量治疗前 $M(P_{25}, P_{75})$ 为 1.76（0.84, 2.96）g，治疗后为 1.29（0.74, 2.51）g，治疗后较治疗前降低，治疗前后的差异有统计学意义（$Z=-2.804$，$P<0.05$）。

4. 治疗前后尿蛋白、尿隐血的比较

146 例中，治疗前尿蛋白定性阴性 4 例，尿蛋白定性（±）6 例，尿蛋白定性（+）19 例，尿蛋白定性（++）61 例，尿蛋白定性（+++）52 例，尿蛋白定性（++++）3 例，尿蛋白定性（+++++）1 例；治疗后尿蛋白定性阴性 5 例，尿蛋白定性（±）7 例，尿蛋白定性（+）33 例，尿蛋白定性（++）68 例，尿蛋白定性（+++）32 例，尿蛋白定性（++++）1 例，尿蛋白定性（+++++）0 例。经秩和检验，$Z=-3.028$，$P=0.002$，$P<0.05$，说明治疗后尿蛋白情况优于治疗前。见表 10-7。

表 10-7　治疗前后尿蛋白的比较（例；$n=146$）

类别	阴性	±	+	++	+++	++++	+++++	Z 值	P 值
治疗前	4	6	19	61	52	3	1	-3.028	0.002
治疗后	5	7	33	68	32	1	0		

77 例中，治疗前尿隐血定性阴性 10 例，尿隐血定性（±）4 例，尿隐血定性（+）13 例，尿隐血定性（++）27 例，尿隐血定性（+++）23 例；治疗后尿隐血定性阴性 13 例，尿隐血定性（±）8 例，尿隐血定性（+）26 例，尿隐血定性（++）22 例，尿隐血定性（+++）8 例。经秩和检验，$Z=-3.189$，$P=0.001$，$P<0.05$，说明治疗后尿隐血情况优于治疗前。见表 10-8。

表 10-8　治疗前后尿隐血的比较（例；$n=77$）

类别	阴性	±	+	++	+++	Z 值	P 值
治疗前	10	4	13	27	23	-3.189	0.001
治疗后	13	8	26	22	8		

（四）讨论

慢性肾脏病的病因多样，在我国仍以 IgA 肾病为主的原发性肾小球肾炎最为多见。在治疗该病时，彭教授继承并发扬了赵绍琴教授的学术观点，将温病学卫气营血辨证思路引入对慢性肾脏病的认识中，在中医同病同治治疗思路下随证加减治疗慢性肾脏病，并总结为辨治肾病十八法，运用于临床，取得了较好的临床疗效。

彭教授认为慢性肾脏病病因复杂，病位在肾、在血分，属下焦，基本病机为湿热蕴郁、络脉瘀阻、邪毒蓄积、元气亏损、三焦不畅，可产生湿、热、郁、瘀、毒等，同时随着疾病的进行性加重，又可导致肾气不足、元气亏损，成虚实夹杂之证。彭教授在治疗时常中西并蓄，不仅重视病机传变和症状变化，同时关注患者实验室检查指标的变化，审症求因。治疗以疏风胜湿、凉血化瘀、通腑排毒、益气培元等为基本治法，常用药物选荆芥、赤芍、连翘、续断、桑寄生、白芷等，组成肾病组方。或宣肺以利水，给郁热以外透之机；或凉血化瘀，以散脉络之瘀阻；或攻邪为主，针对蓄积之邪毒；或益气培元，重在恢复。同时又根据症状加减，水肿明显则利小便，急则治其标，大便不通则泻下通腑，饮食积滞则消食导滞，诸药配伍共奏疏调三焦之效。

肾脏替代治疗包括血液透析、腹膜透析、肾移植，是目前临床治疗慢性肾脏病最有效的方法，能显著降低患者的 Cr 和 BUN。我们发现，彭教授运用自拟肾病组方，在中医同病同治治疗思路下随证加减辨治慢性肾脏病，同样显示出较好的疗效。在对肾功能的影响上，本研究结果显示，治疗后 Cr、UA 较治疗前均降低，GFR 较治疗前升高，治疗前后比较差异均有统计学意义（$P < 0.05$），说明肾病组方对肾功能损伤有一定的抑制作用。同时患者治疗后 24 小时尿蛋白定量较治疗前降低（$P < 0.05$），尿蛋白、尿隐血情况较治疗前明显改善（$P < 0.05$），说明运用肾病组方治疗对改善蛋白尿、血尿均具有积极作用。TG、TC 治疗前后比较差异均无统计学意义，这可能与患者

饮食、运动、营养吸收及疾病基础情况等不可控因素影响有关。此外，服用中药期间未发现不良事件。

研究结果表明，肾病组方在改善慢性肾脏病患者的 Cr、UA、GFR、24 小时尿蛋白定量、尿蛋白、尿隐血等指标方面具有较好的作用。提示采用同病同治、随证治之的方法辨治慢性肾脏病，能够有效延缓疾病进程，提高患者生存质量，具有较好的临床效果。

本研究也存在一定的局限性。名老中医作为治病疗效显著的群体，就诊患者皆是带有寻求中医药治疗目的前来就诊，临床上难以实施严格对照的观察性研究，因此本研究采用回顾性病例系列研究思路，应用观察性研究设计，连续性纳入临床病例。患者来自全国各地，又由于医疗条件、经济条件及就医距离等复杂因素，患者检测项目不统一，复诊时间不可控，导致患者的观察指标、治疗间隔时间及随访时间难以严格控制，因此最终各观察指标的病例数、病例观察周期有所差异。本研究旨在如实地观察并总结分析彭教授治疗慢性肾脏病的经验，真实记录治疗前后效果，在一定程度上能够总结名医经验，为中医治疗慢性肾脏病提供新思路，并提供客观证据支持，为未来开展严格的病例对照研究提供参考。

三、李素卿教授治疗儿童反复呼吸道感染用药规律的多维度分析

儿童反复呼吸道感染占所有儿科呼吸道感染的 10% ～ 30%，患儿体内病原体难以被清除，增加患哮喘、心肌炎、肾炎等疾病的风险。本病易反复发作，甚则迁延难愈，严重影响患儿的身体健康和生长发育。儿童反复呼吸道感染的发病机制主要与免疫功能紊乱和微量元素等营养物质缺乏有关，治疗上主要使用免疫调节剂及补充营养的方法，疗效欠佳。研究表明，中药可减少儿童反复呼吸道感染的发生次数并且显著改善反复呼吸道感染的多种临床症状。

李素卿教授是北京中医药大学东直门医院教授、主任医师，第二批全国

名老中医药专家学术经验继承工作指导老师，从事中西医结合儿科医教研工作近 60 年，在中医治疗儿科疾病方面积累了丰富经验，擅长治疗小儿肺系病证，尤其在治疗儿童反复呼吸道感染方面效果显著。李素卿教授针对疾病的主要矛盾确立核心治则，针对次要矛盾进行临证加减，常获事半功倍之效。同时，治病与防病相结合，扶正与祛邪并重，李素卿教授治疗反复呼吸道感染时，侧重调理肺脾，使患儿肺气足，脾气健，肌表固，腠理密，以御外邪，减少复感次数。本研究回顾性收集李素卿教授 2012 ～ 2020 年治疗儿童反复呼吸道感染的临床病例，基于大样本采用描述统计、层次聚类、流年变化分析等多维度分析方法总结李素卿教授治疗儿童反复呼吸道感染的用药规律，进一步总结基本学术思想及演变情况。

（一）资料与方法

1. 资料收集与处理

收集李素卿教授 2012 年 2 月～ 2020 年 1 月于北京中医药大学东直门医院门诊及国际医疗部儿童反复呼吸道感染病例。纳入标准：符合《反复呼吸道感染的临床概念和处理原则》中关于反复呼吸道感染的判定标准的病例。排除标准：中药处方少于 5 味药的病例（此类方剂均为调味剂或与治疗反复呼吸道感染无关）。收集儿童反复呼吸道感染患儿的一般临床信息和中药处方信息，包括年龄、性别、诊断及就诊中药处方等，建立李素卿教授治疗儿童反复呼吸道感染数据库，进一步对处方中药进行规范化处理，根据 2020版《中华人民共和国药典》和全国高等中医药院校规划教材《中药学》规范中药名称及其性味归经。由 2 位研究人员单独完成信息录入工作。

2. 一般信息处理

统计分析患儿临床资料，包括患儿性别分布、诊次的各年度分布、各年龄段分布。

3. 处方多维度分析

首先对处方药物药性、药味和归经进行整体的描述性分析，再对频次靠前的中药在患者情况、药性、药味 3 个维度同时可视化展示并分析。然后对频次排名前 30 位的中药进行聚类分析，获得核心中药组合。最后，对频次排名前 30 位的中药进行流年变化分析。应用 R-Studio3.6.2、Mul-Charts1.8 进行数据分析。

（1）描述性分析：药性包括寒、热、温、凉、平，药味包括酸、苦、甘、辛、咸、涩、淡。归经共有十二经络，分为阴经和阳经 2 个类别。选择频次前 30 位的中药在全部病例上进行药性和药味的可视化分析。

（2）聚类分析：应用层次聚类算法，将每一个中药作为一个对象，并根据对象间的相似性度量，可在众多个体化处方中，获得稳定的有规律的新类别。运用欧几里得度量法计算中药之间的相似性，对出现频次前 30 位的中药进行聚类分析。

（3）流年变化分析：通过逐年计算各中药当年应用占比情况，再进行合并后分析。持续占比较高的中药，提示可能为治疗反复呼吸道感染的核心中药，可以体现李素卿教授的基本学术思想；占比逐年增加或减少的中药，可体现李素卿教授学术思想的演变情况。对频次前 30 位的中药进行展示。

（二）结果

1. 一般资料

共获得儿童反复呼吸道感染病例 3898 诊次。全部病例中男性 2497 诊次，女性 1401 诊次，男女比例为 1.78。除 2020 年外，诊次最多的是 2013 年（936 诊次），最少的是 2018 年（179 诊次）。见图 10-12A。诊次最多的年龄段为 3～5 岁，分别为 745、726 和 533 诊次，随着年龄增长，患病数逐年减低，见图 10-12B。

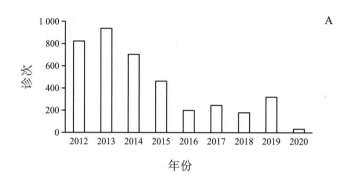

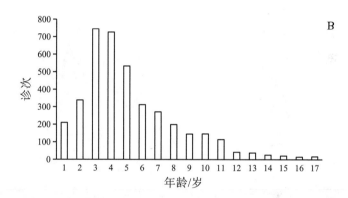

图 10-12　3898 诊次儿童反复呼吸道感染病例不同年份及年龄段分布情况

2. 中药性味归经

3898 首处方涉及中药 282 种，中药频次总计 81096 次，平均每个处方含 20.8 味中药。图 10-13A 雷达图显示，寒性中药出现频次最多（35335 次），温性中药其次（32501 次），平性中药出现频率为 10961 次，凉性药物 2299 次，未出现热性中药。图 10-13B 雷达图显示，中药药味频次最多的是甘味（44770 次），其次是苦味（36101 次）和辛味（28458 次），其余药味均小于 5000 次。图 10-13C 聚类树显示药物的归经主要是阴经，阴经中排名前 3 位的分别为肺经（51341 次）、脾经（31113 次）和肝经（27962 次），阳经中排名前 2 位的分别为胃经（30936 次）和大肠经（7101 次），其余经频次均小于 7000 次。

在 3898 诊次处方用药中同时展现药性、药味情况，由图 10-14 可见，核心药物以寒性药物为主，苦寒和甘寒药物占绝大部分，包括赤芍、蜜桑白皮、蝉蜕、浙贝母、黄芩、蒲公英、地骨皮、南沙参等；温性药物中以甘温和辛温药物居多，也有少部分苦温药物，包括防风、黄芪、炒白术、当归、蜜百部、辛夷、炒苍耳子、白芷等。说明在儿童反复呼吸道感染的治疗中，寒温并用，多以苦寒、甘寒清肺胃之热，以甘温和辛温之品补益肺脾之气。

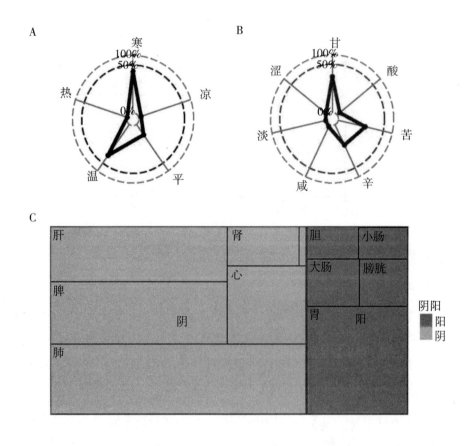

A.药性占比；B.药味占比；C.归经频次

图10-13　3898首儿童反复呼吸道感染处方中药特征分析

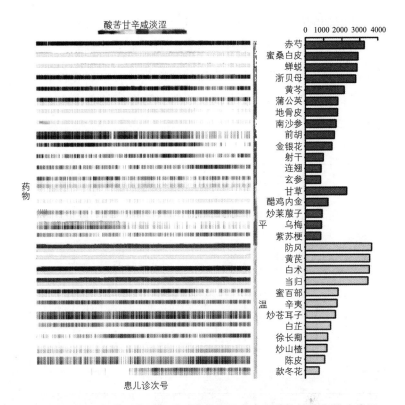

图 10-14 3898 首儿童反复呼吸道感染处方高频药物性味多维度分析

注：右侧图 Y 轴为频次前 30 位的药物，按照药性为寒、平、温分组排列，X 轴为药物的频次；左侧图 X 轴为患儿的诊次号，Y 轴为与右侧图相对应的药物

3. 层次聚类分析

采用层次聚类方法可发现治疗儿童反复呼吸道感染的潜在药物群组。频次前 30 的中药可聚类成 4 个群组（图 10-15）。药物群组 1：连翘、陈皮、茯苓、炒山楂、醋鸡内金、炒莱菔子和玄参；药物群组 2：当归、炒白术、防风、赤芍、黄芪、浙贝母、蜜桑白皮、蝉蜕和甘草；药物群组 3：辛夷、白芷、炒苍耳子、金银花和乌梅；药物群组 4：款冬花、射干、徐长卿、地骨皮、蜜百部、南沙参、黄芩、前胡和蒲公英。全部处方中，包含药物群组 1 全部中药的处方有 120 首，剔除聚类树中单独侧枝玄参后，包含全部药物群组 1 的处方有 506 首；包含药物群组 2 全部中药的处方有 1071 首，剔除聚类树中单独侧枝甘草后，包含全部药物群组 2 的处方有 1871 首；包含药

物群组 3 全部中药的处方仅有 194 首，包含药物群组 4 全部中药的处方仅有 25 首。说明剔除玄参后的药物群组 1 和剔除甘草后的药物群组 2 是更为稳定的药物群组。总结药物群组 1 作用为清化胃肠积热，适合伴有胃肠积热的患儿配合使用；药物群组 2 为治疗儿童反复呼吸道感染的基本方，作用以补益肺脾、清热化痰为主。

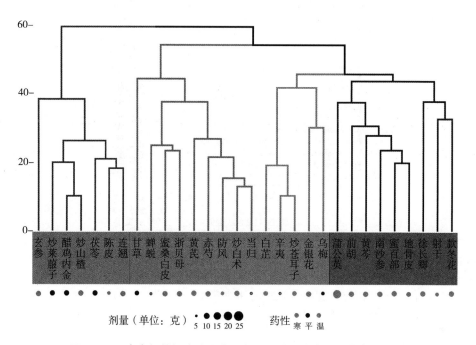

图 10-15　李素卿教授治疗儿童反复呼吸道感染高频用药聚类树图

注：同一颜色为一个药物群组，自左至右分别为药物群组 1、2、3、4。点的大小代表药物众数剂量大小

4. 流年变化分析

对频次排名前 30 的中药进行流年变化分析，见图 10-16。结果显示，频次排名前 8 位的中药（防风、黄芪、炒白术、当归、赤芍、蜜桑白皮、蝉蜕和浙贝母）2012～2020 年持续占比较高，与聚类分析结果中的药物群组 2 完全一致，是稳定的药物组合，提示为治疗儿童反复呼吸道感染的基本思路，作用为补益肺脾、清肺化痰；此外，醋鸡内金、炒山楂、陈皮、炒莱菔子、连翘和紫苏梗等自 2015 年以来占比显著增加，与层次聚类结果中药物

群组1相近，提示2015年起李素卿教授以胃肠积热立法治疗儿童反复呼吸道感染的比例显著增加。综合分析，提示李素卿教授治疗儿童反复呼吸道感染以补益肺脾、清肺化痰为主，逐渐增加清化胃肠积热比例。

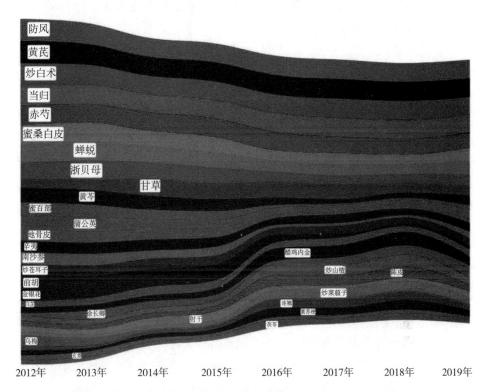

图 10-16　李素卿教授治疗儿童反复呼吸道感染高频用药流年变化图

注：同一颜色条带代表一味药物，条带宽窄代表药物在当年出现频次占药物总频次的百分比

（三）讨论

中医认为小儿"脏腑柔弱""成而未全，全而未壮"，若喂养不当，失于调护，易致正气不足，屡感外邪，病邪久恋，缠绵难愈。因此，本病主要病机为本虚标实，虚为正气虚弱，卫表不固，实为邪热内伏，遇感乃发。本研究显示，李素卿教授治疗儿童反复呼吸道感染的处方药物寒温并用，攻补兼施。其中寒药以苦寒清热、甘寒清养为主，包括赤芍、蜜桑白皮、蝉蜕、浙

贝母、黄芩、蒲公英、地骨皮、南沙参等；温药以辛温疏散、甘温补益为主，包括防风、黄芪、炒白术、当归、蜜百部、辛夷、白芷、炒苍耳子等。攻邪以清肺热、清胃热、疏散风邪为主，补虚以补益肺脾、调和气血为主。处方中药物归经体现出李素卿教授在治疗儿童反复呼吸道感染时以肺为中心，兼顾脾胃的学术思想。

流年分析结果显示，李素卿教授治疗儿童反复呼吸道感染的核心药物为防风、黄芪、炒白术、当归、赤芍、蜜桑白皮、蝉蜕和浙贝母，此结果与层次聚类分析修正后的药物群组 2 完全一致，说明补益肺脾、调和气血、清肺化痰是治疗儿童反复呼吸道感染的核心治法。李素卿教授认为，患儿肺脾之气充沛，则肌表腠理固密，以抵御外邪，减少复感次数。以玉屏风散加归芍汤补肺健脾、益气养血。肺脾气虚患儿常见营血不足，多面色不华、口唇淡、乏力，加当归、赤芍养血活血。多项研究表明，应用补益肺脾法可改善儿童反复呼吸道感染，如应用宣肺补脾法结合维生素 AD 滴丸可显著改善儿童反复呼吸道感染患儿的临床症状，缩短治疗时间，提高患儿免疫功能；益气健脾防感汤可明显提高临床症状改善效果及疗效。

流年分析显示，近 5 年李素卿教授使用醋鸡内金、炒山楂、陈皮、炒莱菔子、连翘和紫苏梗等药物组合的比例逐渐增加，这些药物与聚类分析中药物群组 1 基本一致，说明清化胃肠积热治法在儿童反复呼吸道感染中的应用比例增加。李素卿教授认为，近年来嗜食肥甘厚味的患儿逐渐增多，肥甘厚味易生积化热，积热内伏，留于肺络，感触外邪，则伏热内动，发为咳嗽。患儿久咳不愈，依《素问·咳论》"此皆聚于胃，关于肺"。同时肺与胃的经络相连，《灵枢·经脉》有"肺手太阴之脉……还循胃口，上膈属肺"，《素问·平人气象论》有"胃之大络，名曰虚里，贯膈络肺"。肺胃功能相近，《素灵微蕴》言"胃降则肺气亦降"，因此，在治疗儿童反复呼吸道感染时采用肺胃同治法可事半功倍。有学者提出从胃肠积热论治儿童反复呼吸道感染的思想。此外，董斐等通过巢式病例－对照研究，发现胃肠积热与儿童反复呼吸道感染具有正相关性，说明胃肠积热是儿童反复呼吸道感染的重要危险因素。应用清热消积法可显著减少患儿反复呼吸道感染次数，缩短呼吸感染症状持续时间，改善中医临床证候等。

　　本研究采用的多维度分析方法可同时对药物的频次、药性、药味进行展示。此外，流年变化分析可观察药物逐年变化情况，为全面系统总结名医经验和处方用药规律提供了新思路。本研究显示，李素卿教授以补益肺气、调和气血为基本治法，同时根据患儿临床表现进行合方化裁，体现了辨病与辨证相结合的思想。儿童反复呼吸道感染的核心病机为肺脾气虚，病位在肺，兼有脾胃，病性为虚实夹杂，虚在肺脾之气，实在肺胃积热，核心病机贯穿疾病始终，或轻或重，可根据患儿具体情况调配药物剂量。反复呼吸道感染患儿最常见的 3 个兼症为食积不化、过敏性鼻炎、咽炎，分别采用清化胃肠积热、疏散风邪、清肺利咽以治之。此外，通过与李素卿教授访谈获得常见的加减用药规律，包括汗多加浮小麦、煅牡蛎和五味子等，下鼻甲肥大加玄参、浙贝母和生牡蛎等；长期低热加鳖甲、地骨皮等，肾虚加熟地黄、菟丝子等。本研究仅对李素卿教授的处方思路进行分析，在治疗儿童反复呼吸道感染中，李素卿教授重视医患交流和患儿的生活调护，嘱患儿父母合理喂养，按时服药，注意保暖等，亦是获得较好疗效的重要因素。

第十一章　道术结合传承方法学体系的推广与应用

　　名老中医是中医药学术发展的杰出代表，具有丰富的学术思想及临床诊疗经验。总结和传承名老中医的临床经验、用药规律，提炼其学术思想，对丰富中医学理论体系，推动中医药发展有重大作用。数据挖掘技术在名老中医经验传承方面的应用日臻成熟，相应的中医药数据挖掘平台也应运而生，而依托于"基于'道术结合'思路与多元融合方法的名老中医经验传承创新研究"项目搭建的"名医传承平台"（英文名：FangNet）根据用户的需求定期优化、更新平台功能，利于形成可持续发展的创新型名老中医经验传承服务平台。如图 11-1 所示。

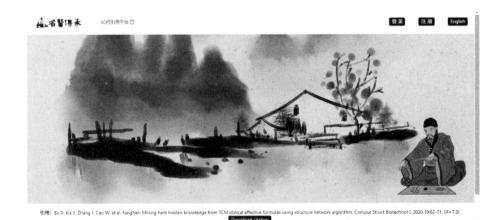

引用：Bu D, Xia Y, Zhang J, Cao W, et al. FangNet: Mining herb hidden knowledge from TCM clinical effective formulas using structure network algorithm. Comput Struct Biotechnol J, 2020;19:62-71. (IF=7.3)
Download citation.

图 11-1　名医传承平台首页（网址：http://mingyi.bucm.edu.cn/）

第一节 平台构建与设计

一、建立面向复杂多模态名老中医医案的标准化整合方法体系

名医传承平台构建了动态化、标准化、模块化的名老中医医案信息采集系统。基于采集规范和术语标准，实现信息采集模板标准化，在满足共性需求的同时，实现不同专家、不同病种模板的动态化个性定制与底层数据的模块化互通；根据名老中医临床诊疗工作流程，以诊次为线索，以模板为引导，规范、全面地采集患者信息及名老中医的专病诊疗模式；并借助多媒体手段客观记录疾病演变及名老中医诊治的全过程，为形成可推广应用的技术资料提供资源；运用自然语言处理及深度学习等人工智能技术，对上述文本资料和图像资料进行智能识别，抽提关键的临床医案资料信息，自动化导入到结构化存储数据库中，打破数据孤岛，实现互联互通，提升数据量及证据强度。

（一）构建 CRF 模板

名医传承平台提供了经专家论证的 32 个专病版病例报告表（case report form，CRF）和 2 个普适版 CRF（表 11-1），能够对不同疾病类型的医案进行标准化采集，以模板为引导，规范、全面地采集患者信息及名老中医的专病诊疗信息。为完成此项任务，充分考虑了平台的延展性，在开发过程中对CRF 专病版和普适版的内容进行了拆解，制订组装式构建策略：由平台先提供一套 CRF 建表接口，然后可由多人负责线上构建模板，基于名老中医个人的诊疗特色，用户可以在模板基础上修订适合自己的 CRF 模板，如增加或删减相关录入项目。见图 11-2。

表 11-1　名医传承平台 CRF 模板

名医传承平台 CRF 模板			
普适版	专病版-阿尔茨海默病	专病版-腰椎间盘突出症	专病版-小儿抽动障碍
回顾性普适版	专病版-慢喉痹	专病版-肿瘤	专病版-慢阻肺
专病版-眼科普适版	专病版-类风湿关节炎	专病版-慢性肾病	专病版-儿童反复呼吸道感染
儿科普适版	专病版-系统性红斑狼疮	专病版-不孕症	专病版-寻常型银屑病
专病版-针灸普适版	专病版-高血压病	专病版-脑卒中	专病版-慢性心衰
专病版—膝骨关节炎	专病版-慢性乙型肝炎	专病版-慢性萎缩性胃炎	专病版-肺间质纤维化
专病版—耻骨联合分离	专病版-溃疡性结肠炎	专病版-冠心病	专病版-视神经萎缩
专病版—筋伤腰痛	专病版-动脉硬化闭塞症	专病版-糖尿病	专病版-下肢静脉性溃疡
		专病版-颈椎病	专病版-耳鸣

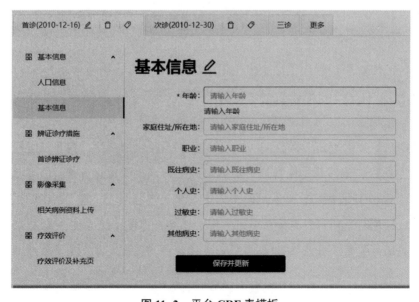

图 11-2　平台 CRF 表模板

（二）构建中医规范化术语集

名医传承平台在后台集成了《中药大辞典》《方剂大辞典》等知识库，在此基础上优化并构建了名老中医规范化术语集，运用自然语言处理等信息学技术，对不同工作室录入的名老中医医案进行标准化、规范化的语义标引，形成多模态异构名老中医医案的统一表达、组织和数据的结构化存储，从而实现多位名老中医医案的联动整合，以完成后期在线进行的数据挖掘。

二、开发名老中医临床经验挖掘算法

名医传承平台初步构建多维度中医数据挖掘平台。基于深度学习的人工智能技术，在采集的大数据中训练得到基础模型，然后利用基础模型进行迁移学习，从学术观点、辨证论治、特色技术和方药等方面，实现隐藏关联的挖掘和知识的提取，凝练名老中医的临证经验，建立个性化名老中医思维多尺度认知框架。并基于该认知框架，搭建登记研究平台，采集中医临床大数据，对数据挖掘知识结果进行循证评价，形成多尺度正负反馈体系，最终实现"数据→知识→临床应用"的转化，从而支持中医临床决策。借助大数据技术与深度学习等计算机科学技术，构建"疾病－证候－方剂"关联定量分析模型，应用多层神经元网络算法，挖掘中医隐性知识，重构名老中医知识图谱，模拟还原名老中医诊疗思路；对名老中医经验传承的病例系列研究及队列研究形成有效的支撑。

（一）开发症状及 Herb 数据库及自动化 / 划词标注功能

症状及 Herb 作为平台挖掘的核心单元，其描述的规范化、统一化，会极大地影响挖掘的质量。为了对线上输入的所有医案进行规范化处理。平台整合了前期构建的中医症状组学数据库 SYMMAP 以及 2020 版《中华人民共和国药典》，共收录了 1717 个中医症状词、对应的 961 个 MM（modern medicine）症状词和 618 个 Herb。对于用户输入的内容，构建了基于同义词表的归一化程序，进行症状及 Herb 的标准化抽提。

考虑到中医症状术语的复杂性，平台的现有数据库可能无法覆盖所有术语的描述。对于无法自动转化为标准化术语的词条，平台定义了一种自定义式、友好地划词 Tag 化的方式，可在线上简单操作将一段描述 Tag 化为标准术语。输入数据 Tag 化后的内容将被执行后续的挖掘操作。这些用户自行添加的 Tag 化术语经过平台的后台统计，将作为平台进行症状及 Herb 术语及同义词库的重要依据，会不断地迭代升级并用于完善平台的术语集。

（二）基于网络拓扑结构的挖掘算法开发医案分析功能

对于从一个疾病的系列经验方中对 Herb 的挖掘，目前研究中主要有三种方法：第一种是利用 Herb 在一个处方系列中的频率来筛选获得；第二种是利用关联规则进行挖掘；第三种是以聚类的方式获得。但这些方法偏重于使用频率或者与 Herb 之间的相关度这一单一指标，阈值的选择偏主观，未能提供 Herb 与疾病作用的综合权值。

名医传承平台构建了针对疾病的系列经验方进行挖掘的算法，对核心方、药对关系和随症加减的规律进行挖掘。通过建立症状–Herb 的协同关系网络，利用 PageRank 算法计算 Herb 在网络中的 THScore（Topological–Hub score），综合量化 Herb 的权重，挖掘核心方；利用 Herb–Herb 边权重获得药对间的协同与互斥；基于症状–药物网络挖掘探究 Herb 随症加减的规律探究随症加减的规律。

名医传承平台已实现了名老中医处方用药的性味归经统计及可视化、名老中医的核心处方的挖掘、药物间的协同、互斥关系网络等数据挖掘功能，并形成了对名医医案数据客观呈现的知识图谱。

（三）开发基于名医访谈资料的线上编码系统

名医传承平台集成访谈资料的线上编码功能，便于各个工作室开展扎根理论的研究。通过在线提供"创建访谈资料–划词编码–导出编码"的操作接口，工作室可以快速地对访谈资料进行编码，并将其导入相应的思维导图工具中，实现对名老中医"道"层面发现的总结。

三、构建平台医案的安全存储管理策略

针对平台上海量数据的医案，构建双通道、多中心的医案录入接口，通过定义多级权限和数据脱敏策略，安全无损地存储采集临床医案，建立分布式索引存储，实现数据冗余备份，保证毫秒级查询响应，保证平台医案数据的安全，方便用户管理及分享医案。

（一）构建平台医案管理权限

名医传承平台完成了医案的多中心共享设计，以医案保护为首要基础性原则，对平台的医案执行如下约束：每一个医案在名老中医账号下默认私有，可由医案创建者定向分享授权给不同的管理员账号。

平台提供 4 种权限对医案实现管理操作，分别为创建者、管理员、数据员以及阅览者。

（1）创建者：具有对医案的最高权限，仅其能对医案进行删除。

（2）管理员：具有对医案的管理权限，可对数据员进行授权，并对医案进行编辑。

（3）数据员：具有对医案进行操作的权利，是对医案进行录入的核心力量。

（4）阅览者：仅可对医案进行查看，不能下载或导出相应医案的数据。

（二）构建平台"队列 – 医案 – 分析"的操作逻辑及模块开发

实现了对整个平台的操作逻辑的顶层框架，完成由队列到医案再到分析的整体逻辑设计。在平台的顶层设计方面，队列的作用相当于文件夹，可规整相应的医案，这样便于不同医案间的分享，或者是医案的查询及管理。按照"创建队列 – 新建医案 – 录入诊次"的操作步骤实现医案的录入。

四、构建网络化、开放式的名老中医传承服务平台

REST（representational state transfer）是目前主流的 Web 服务实现方案，

可以为不同种类的应用场景提供标准化、格式化的数据。REST 模式的 Web 服务与复杂的 SOAP 和 XML–RPC 对比更加简洁。REST 为大数据平台的常用架构，适用于提供多用户、中心化的查询及在线访问服务。本项目借助 REST 互联网架构，定义了丰富的增删改查的接口。在前端网页的制作上也借助了最先进的 H5 以及多种 JS 效果来实现交互式的用户体验。面向基层医务人员、科研工作者及大众用户，提供信息服务，辅助临床、服务科研、支持教学、惠及群众。

（一）构建医案学习应用版块

1. 医案学习

为了将名医医案分享给基层医务人员进行学习，平台为不同的工作室提供医案的共享接口，允许各个工作室将典型医案进行共享学习，平台线上定义了严格审核流程，确保医案从私有向公开学习资料的发布过程顺利进行，从而促进名医医案的推广应用，促进基层的学习。

2. 模拟开方

为了提高基层医务人员的学习效果，平台提供了模拟开方的学习场景，通过随机抽取感兴趣的名老中医的医案，对比学习人员跟名老中医针对同一医案的辨证和开方的差异，给出量化的评价，从而提高基层医务人员学习的兴趣和效率，提升名医医案的传承效果。

（二）构建名医室站宣传版块

为了更好地展示室站形象，推广平台至基层用户，名医传承平台搭建了宣传网页。各名医室站工作人员可通过平台开通的后台管理账号自行上传宣传资料。宣传网页多维展示了名老中医工作室的整体形象，涉及医家小传、学脉传承、室站成果、室站风采、对话名医、名医短视频等方面内容，并以图文及音频、视频等形式展现，名医传承平台宣传网页包含以下详细内容，如图 11–3 所示。

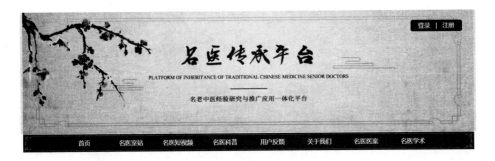

图 11-3　名医传承平台宣传网页首页

1. 医家小传

本版块介绍各室站名医的学医历程，着重描述名医学医历程中的重要节点，并且从"道"和"术"两方面体现出名医的学术思想和临床经验。

2. 学脉传承

本版块介绍名医本人培养的师承弟子及学生基本信息、工作经历、学术任职等。

3. 室站成果

（1）名医学术成果：名医本人主编的著作或者弟子主编的有关该名医学术思想及临床经验的著作；名医本人的一作文章或通讯文章、弟子的一作文章或通讯文章；名医本人或弟子所申请的专利等科技成果。

（2）科研项目：名医及其弟子承担的国家级、省部级、市级的科研或临床课题。

（3）获奖情况：名医及其弟子团队人员获得的各种奖项。

4. 室站风采

本版块以图片、视频等形式展示名医室站的整体形象，如名医的经典论述、经典照片、经典视频，以经典致敬名医。

5. 名医科普

名医将各自擅长治疗的病种以通俗易懂的方式向社会大众展示，从中医、西医、中西医结合、健康养生等多方面进行解读，惠及大众。

6. 对话名医

基层中医医务人员对于国医大师及全国名老中医有着无比的尊敬和崇拜

之心，希望和他们有近距离接触和交流的机会，所以平台针对基层中医医务人员开通对话名医通道，提供与名医工作室联系的机会。

7. 名医短视频

结合当前社交平台发展新方向，平台增加名医短视频版块，具体包括名医简介、名医之道、名医之术、名医对中医药传承的寄语。

8. 信息发布版块

除此之外，平台增加了信息发布版块，用于名医室站发布会议通知、课程培训、患者招募等内容。

（三）构建名医传承平台用户权限

针对名医传承平台未来面向的用户群体的不同，平台开放了不同的权限，为基层中医医务人员提供名医经验传承数据资源的知识检索、学习指导、辅助诊疗及个人临证经验总结等服务；为科研人员提供名医经验传承医案采集、医案数据管理、分析挖掘等服务；为名医工作室提供传承团队推介、培训通知发布、医案数据挖掘、名医经验学习等服务；为社会大众提供名医室站版块的宣传内容，为大众科普主要疾病的防治方法，为国民健康提供服务。

第二节　平台优势与特色

一、平台优势

目前已开放的平台有中医传承辅助平台（中国中医科学院中药研究所）、古今医案云平台（中国中医科学院中医药信息研究所）、名老中医学术经验国家服务平台（世中联）等，对比这些平台，本平台有以下几点优势。

第一，"标准规范"的医案采集接口。线上提供 34CRF 模板的医案录入接口，均经过专家论证，涵盖目前常见的重大难治疾病。这些标准化、规范化 CRF 接口，保证了对不同名医工作室不同疾病的医案数的规范化采集，如此完整且标准的 CRF 采集模板在以往平台是没有的。

第二，采用"云协同"的医案管理和挖掘模式，通过定义多中心分层权限医案管理机制，在保护好名医医案的前提下，实现云端医案的多中心录入、自主分享及协同挖掘。这一模式为整个医案采集、项目督查、队列研究的开展提供了重要支撑。云协同的医案管理和挖掘模式在以往的平台中是没有的。

第三，医案数据挖掘的广度和深度。创新性引入网络拓扑挖掘算法对核心方、加减方、药对协同规律进行挖掘，抽提病因 – 症状 – 病机 – 治法 – 药物的分层知识网络，直观地显示名老中医的诊疗思路。在挖掘的广度和深度上较以往平台都有提升。

第四，研究与推广应用一体化。建立研究人员、基层医务人员的一体化协作网络，研究人员上传的典型医案、挖掘经验、名医培训教程可通过名医平台一键分享到基层用户查阅学习，极大地加速了科学研究成果到临床推广应用的过程，实现研究与应用一体化。

第五，为了满足不同课题组"关联性挖掘结果的主动修改功能"，平台还提供了一种将所有图示内容做成 APP 的形式，允许用户直接上传数据获取。无须与前面分析强制关联，增加了用户科学研究探索的自由度。

二、平台特色

第一，将自然语言处理、深度学习等先进技术应用到名老中医传承研究中，对名老中医经验进行全面、系统、深度挖掘。运用自然语言处理等信息科学技术，对名老中医医案进行标准化、规范化的语义标引；借助人工智能的深度学习数据挖掘技术，设置多层神经元认知网络，挖掘中医学隐性关系，构建名老中医知识图谱。国际上首次基于中医系列医案构建症状和药物复杂网络，采用基于网络拓扑挖掘算法，对核心药物及组方规律进行挖掘。是中医方剂挖掘方法的突破性成果。

第二，平台标准化模块整合了完备的中药相关知识库，首次系统构建了 7263 个中药知识库，涵盖中药的名称、关联疾病、成分、靶点等信息。

第三，构建名老中医经验传承服务模式和名老中医新型合作模式。建立网络化、开放式的名老中医传承服务平台，形成集医疗研究、传承、推广、应用一体化的名老中医经验传承服务模式；通过重视对名老中医知识产权的保护，建立与名老中医长期稳定的新型合作模式，以保障数据的持续采集和知识的智能扩增，形成平台的可持续推广应用。

综上，名医传承平台向基层医疗机构基层医务人员推广使用。通过获取医务人员反馈，对传承效果进行评价，不断优化平台，实现中医知识的自动更新、自主学习、自我演化，形成可持续的名老中医传承服务模式。

第三节　平台基础使用教程

一、如何上传一系列的处方

（一）创建队列

点击"＋新建队列"按钮，填写弹出窗口，包括"队列名称"和"队列描述"，可以在相应的窗口填写病种名称及病例系列的描述，点击"确定"即可创建一个新的疾病队列。如图 11-4 所示。

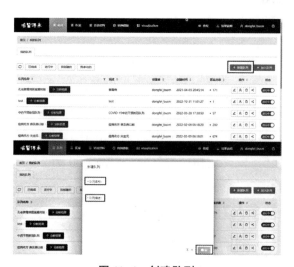

图 11-4　创建队列

（二）创建医案

单击创建的"队列名称"可以进入该队列。点击"＋新建医案"，按照要求医案内容，即可创建一个新的医案。如图 11-5 所示。

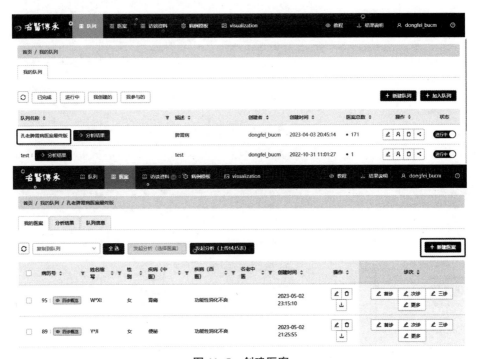

图 11-5　创建医案

（三）上传症状

点击"首诊"超链接，进入首诊信息页面。填写基本信息和四诊信息等内容。将从输入内容中自动提取多个症状标签。如果某些症状词不能被识别出来，用户可以通过用鼠标轻弹这些词语来手动添加标签。点击"查看标签"/"提取标签"超链接进入标签页面。如图 11-6、图 11-7 所示。

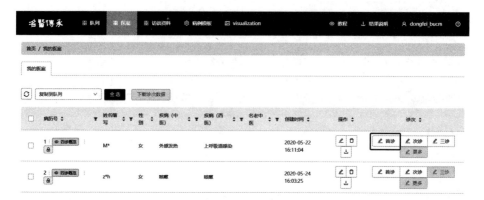

图 11-6　上传症状

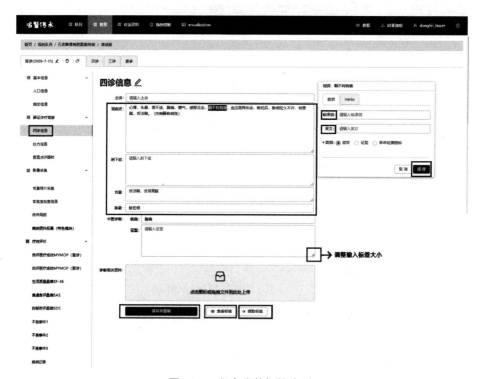

图 11-7　保存症状标签（1）

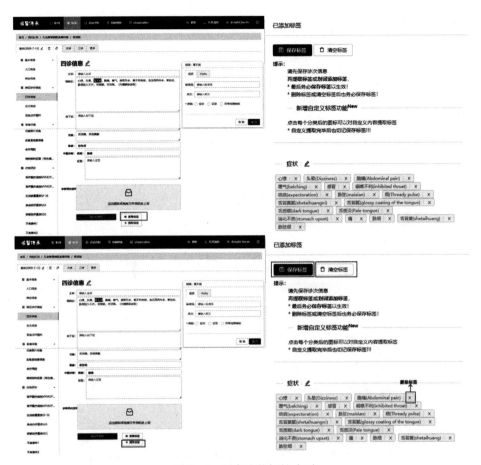

图 11-7　保存症状标签（2）

（四）上传中药处方

点击"处方信息"超链接进入中药处方表格页面。填写"处方信息"表格。将从输入内容中自动提取几个中药标签。如果某些单词不能被识别出来，用户可以通过用鼠标划词选择这些单词来手动添加标签。点击"查看标签"/"提取标签"超链接进入标签页面。如图 11-8 所示。

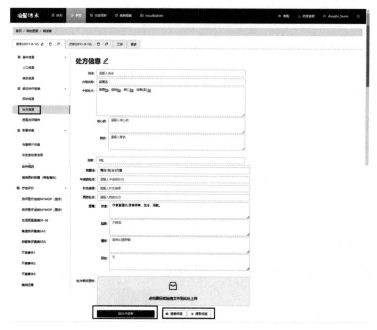

图 11-8　上传中药处方

二、如何进行医案分析

（一）选择医案

通过单击该疾病队列复选框来选择多个医案。在选择的时候至少应选择 50 个医案。然后你将看到"发起分析（选择医案）"按钮突出显示，通过点击它来启动一个分析。如图 11-9 所示。

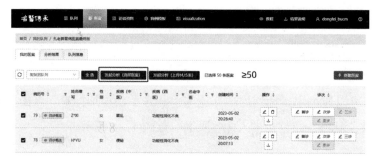

图 11-9　选择医案

（二）开始分析

填写"分析名称"和"描述"以填写表格，选择药物 – 药物、药物 – 症状的关联分析。如图 11-10、图 11-11 所示。

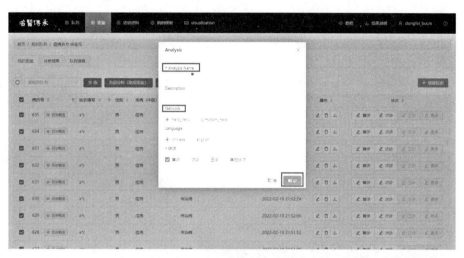

图 11-10　发起医案分析

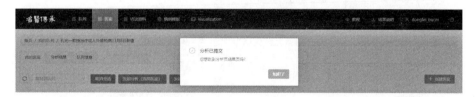

图 11-11　完成医案分析

三、如何改变可视化效果

（一）草药的驱动 / 乘客属性（herb driver/passenger attributes）

在相应的队列分析页面中，单击"Herb Rank"超链接，输入数据可视化的结果。此页面中显示一个默认图形，可以下载到本地。通过单击"Rebuild the figure"按钮，可以更改参数以重新生成图形。注："Support"和"Interaction"分别表示对网络中显示的节点和边的控制。如图 11-12 所示。

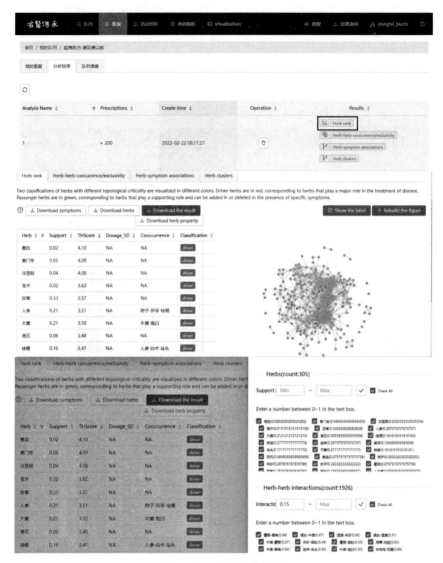

图 11-12　核心处方分析

（二）中药之间的共现与互斥性

在相应的队列分析页面中，点击"Herb-Herb"超链接进入数据可视化的结果。通过单击"Rebuild the figure"按钮，可以更改参数以重新生成图形。注："Support"表示对网络中显示的节点的控制。如图 11-13 所示。

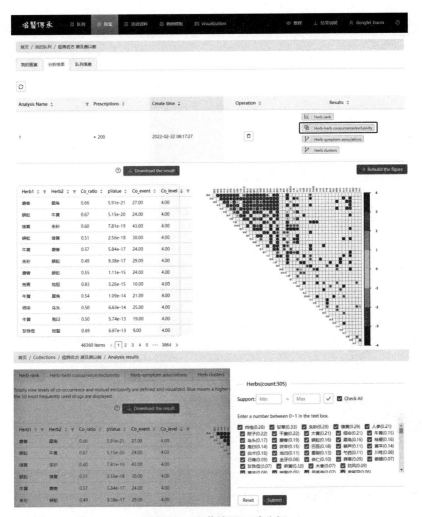

图 11-13 中药协同互斥分析

（三）药物－症状关联性

在相应的队列分析页面中，点击"Herb-Syptom"超链接，输入数据可视化的结果。此页面中显示一个默认图形，可以下载到本地。通过单击"Rebuild the figure"按钮，您可以更改参数以重新生成图形。注："Support"和"P.Value"分别表示对网络中显示的节点和边的控制。如图 11-14、图 11-15 所示。

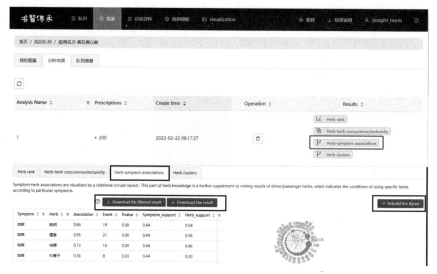

图 11-14 药症关联分析

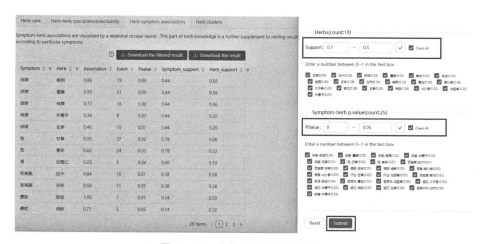

图 11-15 分析结果调整与修改

四、如何管理一个队列

（一）授权成员加入一个队列

点击"操作"下的第二个按钮，填写弹出表格，包括"授权"（请输入账户，并选择授权相应的身份权限）。如图 11-16、图 11-17 所示。

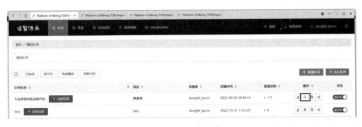

图 11-16　授权界面

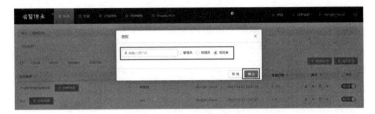

图 11-17　选择分享权限

（二）邀请一个人加入一个队列

点击"＋加入队列"按钮，填写授权码加入队列。如图 11-18 所示。

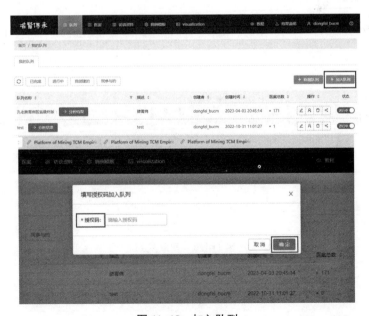

图 11-18　加入队列

（三）退出队列

点击"操作"下的第三个按钮，提示"确定要 Quit 吗？"如图 11-19 所示。

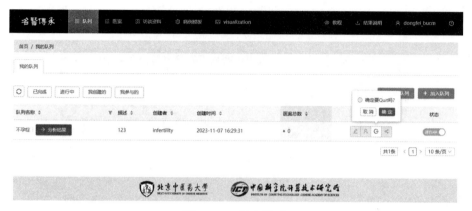

图 11-19　退出队列

（四）删除队列

点击"操作"下的第三个按钮，提示"确定要 Delete 吗？"如图 11-20 所示。

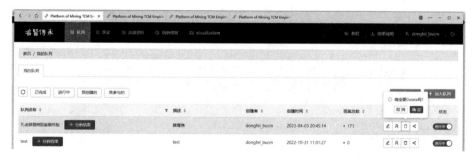

图 11-20　删除队列

（五）挖掘范例

使用 FangNet 平台对名医医案进行数据挖掘撰写的文章已经发表，可登录 "中国知网" 进行下载学习。

第四节　平台推广与应用

在搭建平台之初我们就确立了 "推出去，引进来" 的原则。"推出去" 就是将我们打造的名医传承平台推向全国的基层中医医务人员，"引进来" 就是让广大的基层中医医务人员在我们的平台注册，实现与名医的互动，并且让更多的大众熟知我们的名医经验传承工作，在这部分工作中各名医室站为我们的平台提供了大量宝贵的材料，而这些材料很多都是首次向平台用户免费开放，在此也特别感谢各名医工作室，平台作为基层医生与名医室站沟通的桥梁，可以为双方提供交流的渠道，让基层医生获得跟师名医的机会，也让名老中医的经验传向基层，为地方群众服务，让中医传承惠及更多人。

一、了解目标用户的基本需求信息

就受众对象来看，名医传承平台推广主体有三类：一是以名医室站为代表的室站用户；二是以社区卫生服务站、私人诊所为代表的基层中医医务人员；三是无医学背景的普通大众用户。这三类人员各有特点，用户数量差异大。其中，第一类人员为平台推广受众的关键群体，这部分群体体现的特征是，掌握名老中医经验传承一手资料，对名医的诊疗常规最为熟悉，既是平台资料的提供者，又是平台的使用者。第二类人员为基层中医医务人员，这一类人员是平台推广受众的主要群体，名老中医的经验传承要惠及基层，必须依赖于基层中医医务人员。第三类人群是普通大众用户，大众用户没有医学背景，对于名医科普、名医短视频、饮食养生等浏览内容有较大需求。因此，设计的平台务必要简单、易学、实用、便捷、覆盖面广、技术集成高，以便随时为受众群体提供技术指导和知识借鉴。

二、健全完善名医传承平台推广的系统功能需求

基于上述目标群体需求分析，结合名医传承平台的未来发展趋势，健全完善的推广平台至少应满足以下功能需求。

第一，名老中医传承相关信息的发布。发布最新的名老中医传承会议通知、培训通知，以及有关名老中医动态的新闻，并通过筛选、鉴别留下最真实的信息源，以确保发布的信息发挥预期的价值效果。

第二，名医室站宣传内容的分类。内容分类对应加以标签化。及时更新名医室站的内容，做好错误信息的纠错，保证用户浏览内容的可读性、真实性、丰富性、实用性。

第三，个性化需求推荐。基于内容推荐算法，做好兴趣内容的推送，做好百度搜索相关推荐链接。

第四，用户反馈更新。结合平台内嵌的问卷调查，优化、更新平台。

三、充实名医传承平台的咨询交流和技术示范服务

平台在推广应用期间，通过社交软件做好用户的在线交流；搭建多人聊天室，确保多人在线沟通；搭建专项沟通渠道，根据用户分类，方便一对一交流；搭建 FAQ 平台，方便用户随时查找解决办法。

在技术推广方面，确保能实现：第一，展示技术成果案例，可参考已发表的中英文论文。第二，展示中医药数据挖掘新技术，尤其处于推广初期阶段的新技术，做好示范推广应用。第三，为用户提供新技术使用指导。

四、做好名医传承平台的运营维护

做好名医传承平台服务终端的管护，应达到以下要求。

第一，平台运行畅通。数据库建构规范，平台响应及时，以提升用户查询体验。

第二，平台安全可靠。网络的开放性特点，决定着终端服务器的某些信

息应采取安全加密措施，以免出现数据窃取。安全、可靠是平台建构的重要因素。

第三，内容可扩展性。随着新的需求产生，功能内存不断增加，服务器的性能也将得到提升。

第四，做好运维管理。系统运行维护期间，能迅速定位故障，快速响应，以提高运行维护效益。

主要参考文献

［1］徐春波，郝威威，顾晓静，等. 名老中医临床经验与学术思想的传承研究［J］. 世界中医药，2010，5（4）：296-298.

［2］梁晓东，王加锋，鲍霞，等. 高校中医药科研创新团队发展模式的探索与思考［J］. 中医教育，2020，39（2）：5-7.

［3］徐春波，王思成，贺兴东，等. 名老中医传承研究模式与研究方法［J］. 世界中医药，2009，4（6）：342-344.

［4］刘建平. 循证中医药临床研究方法［M］. 北京：人民卫生出版社，2019.

［5］于河，王思成，白俊杰，等. 基于要素分析的名老中医传承多元方法探索——以孔光一教授名医传承为例［J］. 世界中医药，2016，11（12）：2797-2801.

［6］于河，刘建平. 运用扎根理论方法探索中医复杂干预组成要素的定性研究［J］. 中西医结合学报，2010，8（10）：928-943.

［7］孙学达. 基于扎根理论的王琦国医大师体质流派传承内容研究［D］. 北京中医药大学，2017.

［8］刘悦. 基于扎根理论结合内容分析法的中医辨证规范理论框架研究［D］. 辽宁中医药大学，2012.

［9］闫晓天，李雁. 老中医治疗肿瘤临床经验中虫类药应用的中层理论构建——一项基于"扎根理论"的探索性研究［J］. 上海中医药杂志，2014，48（5）：7-10.

［10］沙茵茵.基于定性研究方法的李士懋教授特色汗法传承研究［D］.北京中医药大学，2015.

［11］周鹏飞，甄曙光，颜帅.国家级名老中医学术思想传承研究的现状及对策分析［J］.中医药学报，2019，47（2）：1-5.

［12］董峰，李晓.中医学传承的探析和思考［J］.中国中医药现代远程教育，2018，16（17）：1-2.

［13］陶有青，徐春波，包文虎，等.名老中医经验传承的内涵及实践要素［J］.中国中医基础医学杂志，2015，21（11）：1371-1373.

［14］王琦.博极医源勤于实践乃能成大医［N］.中国中医药报，2003-01-06

［15］王琦.师承论［J］.中医教育，2006（3）：65-68.

［16］杨金生，王莹莹，程莘农.对中医学现代传承发展的思考［J］.中国中医基础医学杂志，2009，15（4）：263-265.

［17］王键，黄辉.中医药传承的战略思考（上）［J］.中医药临床杂志，2013，25（1）：1-5.

［18］李健阳，张志强，赵建磊.名老中医经验传承模式现状及思考［J］.国医论坛，2017，32（3）：64-66.

［19］王雪茜，闫军堂，赵琰，等.中医学术流派传承的核心内容与关键要素［J］.北京中医药大学学报，2013，36（10）：653-655.

［20］谷晓红.名老中医传承之道术全人观［J］.北京中医药大学学报，2022，45（7）：677-683.

［21］庞博，花宝金，刘刚.名老中医学术传承方法学研究述评［J］.世界中医药，2016，11（5）：919-928.

［22］朱立国，王尚全，于杰，等.试谈名老中医经验传承模式与实践［J］.中国中医骨伤科杂志，2014，22（1）：70-71.

［23］王莹莹，杨金生.对中医学术流派与传承方式的若干思考［J］.中国中医基础医学杂志，2015，21（1）：44-46.

［24］毕颖斐，毛静远，王贤良，等.名老中医学术传承研究模式的思考——以名老中医学术为中心的纵横系统研究模式建立探讨［J］.中医杂志，2013，54（17）：1444-1446.

［25］崔文彬，袁蕙芸.名医素质特征与培养规律的初步研究［J］.中国医院管理，2012，32（7）：37-39.

［26］王永炎.漫话做人治学之道［J］.北京中医药大学学报，2012，35（6）：365-369.

［27］王映辉，姜在旸，闫英杰，等.基于信息和数据挖掘技术的名老中医临床诊疗经验研究思路［J］.世界科学技术，2005（1）：98-105，141-142.

［28］Medical Research Council. A framework for development and evaluation of RCTs for complex interventions to inprove heealth. 2006，access to http：//www.mrc.ac.uk/Utilities/Documentrecord/index.htm?d=MRC003372.

［29］李先涛，胡镜清，刘保延，等.复杂干预概述［J］.天津中医药大学学报，2013，32（4）：250-252.

［30］Sisi Ma，He Yu，Ning Liang，et al.Components of complex interventions for healthcare：A narrative synthesis of qualitative studies［J］. Journal of Traditional Chinese Medical Sciences，2020，7（2）：181-188.

［31］谢雁鸣，支英杰，王永炎.适合中医临床疗效评价的新法初探——复杂干预措施的临床疗效评价方法［J］.中医杂志，2008（5）：395-397.

［32］Paterson C. and Dieppe P. Characteristic and incidental（placebo）effects in complex interventions such as acupuncture. BMJ，2005，330：1202-1205.

［33］刘建平.定性研究与循证医学［J］.中国中西医结合杂志，2008，28（28）：165-167.

［34］刘建平.传统医学证据体的构成及证据分级的建议［J］.中国中西医结合杂志，2007，27（12）：1061-1065.

［35］于河，李勋欣，刘兆兰，等．道术结合的中医传承要素现况调查研究［J］．现代中医临床，2020，27（4）：50-56.

［36］He Yu，Sicheng Wang，Jianping Liu，et al. Why do cancer patients use Chinese Medicine?—A qualitative interview study in China［J］. European Journal of Integrative Medicine.2012，4：e197-e203.

［37］夏瑞庆．教育学［M］．合肥：安徽大学出版社，2003.

［38］郭齐勇．中国文化精神的特质［M］．北京：生活·读书·新知三联书店，2018.

［39］罗国杰．关于社会主义人道主义原则的几个问题［J］．思想理论教育导刊，2012（10）：33-37.

［40］张剑，李辅仁．浅谈院校教育与师承教育在现代中医临床人才培养中的作用［J］．中医教育，2014，33（2）：4-7.

［41］高彦彬，赵慧玲．院校教育与师承教育相结合是培养高质量中医人才的有效途径［J］．世界中医药，2013，8（2）：138-142.

［42］韩刚．谈中国古代名医的素质［J］．中华医史杂志，1999（3）：187-188.

［43］谈伟强．医学实验基本技术［M］．杭州：浙江大学出版社，2018.

［44］刘涛，季光．科研思路与方法［M］．北京：中国中医药出版社，2016.

［45］于河，李旖旎，万全，等．中医药高等院校学生综合量化成绩相关要素初探［J］．天津中医药大学学报，2017，36（5）：382-387.

［46］陈向明．对通识教育有关概念的辨析［J］．高等教育研究，2006（3）：64-68.

［47］刘岩．医学科研与论文写作思路与方法［M］．济南：山东大学出版社，2010.

［48］胡泽文，孙建军，武夷山．国内知识图谱应用研究综述［J］．图书情报工作，2013，57（3）：131-137.

［49］陈悦，陈超美，刘则渊，等. CiteSpace 知识图谱的方法论功能［J］.科学学研究，2015，33（2）：242–253.

［50］Chen，C. CiteSpace II：Detecting and visualizing emerging trends and transientpatterns in scientific literature［J］. Journal of the American Society forInformation Science and Technology，2006. 57（3）：p. 359–377.

［51］刘小莉，褚红玲，李楠，等.如何选择系统综述和范围综述［J］.中华儿科杂志，2021，59（10）：835–835.

［52］王家良.循证医学［M］.2版.北京：人民卫生出版社，2010.

［53］Stang A. Critical evaluation of the Newcastle–Ottawa scale for the assessment of the quality of nonrandomized studies in meta–analyses. Eur J Epidemiol. 2010 Sep；25（9）：603–5.

［54］Higgins JP，Altman DG，Gøtzsche PC，et al. The Cochrane Collaboration's tool for assessing risk of bias in randomised trials. BMJ. 2011 Oct 18；343：d5928.

［55］Sterne JAC，Savović J，Page MJ，et al. RoB 2：a revised tool for assessing risk of bias in randomised trials. BMJ. 2019，366：l4898.

［56］Slim K，Nini E，Forestier D，et al. Methodological index for non–randomized studies（minors）：development and validation of a new instrument. ANZ J Surg. 2003，73（9）：712–6.

［57］Gagnier J，Kienle G，Altman DG，et al. The CARE guidelines：consensus–based clinical case report guideline development［J］. Journal of Clinical Epidemiology，2013，67（1）：46–51.

［58］刘建平.循证中医药临床研究方法学［M］.北京：人民卫生出版社，2006.

［59］于河，杨红，刘建平.专家临证验案与经验的报告方法——病例系列研究的设计和质量评价［J］.中医杂志，2008（5）：407–410.

［60］陶立元，刘小莉，赵一鸣．临床研究中结局指标的选择与测量［J］．中华儿科杂志，2020，58（1）：74-74.

［61］Chung，V.C.，Wong，V.C.，Lau，C.H.，et al. Using Chinese Version of MYMOP in Chinese Medicine Evaluation：Validity，Responsiveness and Minimally Important Change［J］. Health Qual Life Outcomes 8，111（2010）.

［62］于明坤，明扬，夏如玉，等．国际目标值法临床研究的文献和方法学特征分析［J］．中国循证医学杂志，2019，19（11）：1308-1316.

［63］于明坤，于河，王迪，等．目标值法在名老中医经验传承临床研究中的方法学价值和设计要点［J］．中医杂志，2020，61（1）：36-41.

［64］Liang H L M，Xue C C L，Li C G. Regression of squamous cell carcinoma of the lung by Chinese herbal medicine：a case with an 8-year follow-up［J］. Lung Cancer，2004，43（3）：355-360.

［65］刘建平．队列研究的设计、实施及方法学问题［J］．中西医结合学报，2008，6（4）：331-336.

［66］李平，刘保延，翁维良，等．中西医结合治疗对 SARS 肺部炎症的影响研究．北京中医药大学学报，2005，28（4）：55-57.

［67］黄雪融，郑荣远，金嵘，等．葛根素注射剂与发热相关性的回顾性队列研究［J］．药物流行病学杂志，2005，14（2）：73-75.

［68］李青，张惠敏，费宇彤，等．中西医结合治疗糖尿病肾病多中心前瞻性队列研究［J］．中国中西医结合杂志，2012，32（3）：317-321.

［69］方妍妍，刘健，万磊，等．323 例强直性脊柱炎患者健脾化湿益肾通络方药应用的队列研究［J］．中国中西医结合杂志，2019，39（5）：553-556.

［70］周岱翰，林丽珠，田华琴，等．益气化痰法为主中医药治疗方案对老年非小细胞肺癌中位生存期的影响：一项多中心、前瞻性临床队列研究［J］．世界中医药，2014，9（7）：833-838，844.

［71］郑时静，李雪，聂春丽，等.应用队列方法对吕仁和肾络癥瘕辨证方法的有效性和安全性的研究［J］.世界中医药，2018，13（6）：1342-1346，1353.

［72］吴焕林，徐丹苹，罗文杰，等.邓铁涛调脾护心法治疗冠心病心绞痛方案抗心肌缺血作用的临床队列研究［J］.辽宁中医杂志，2012，39（3）：385-387.

［73］张京春，高铸烨，陈懿宇，等.陈可冀病证结合治疗冠心病心绞痛的前瞻性队列研究［A］.中国中西医结合学会.全国中西医结合发展战略研讨会暨中国中西医结合学会成立三十周年纪念会论文汇编［C］.中国中西医结合学会：中国中西医结合学会，2011：5.

［74］沈洪兵，齐秀英.流行病学［M］.8版.北京：人民卫生出版社，2013.

［75］李翔宇，王仕奇，孙艳红，等.名老中医学术思想与经验传承研究方法述评［J］.安徽中医药大学学报，2019，38（3）：93-96.

［76］王永炎.益肾化浊法治疗老年期血管性痴呆的研究.北京中医药大学，2004-01-01.

［77］Wang C，Cao B，Liu QQ，et al. Oseltamivir compared with the Chi-nese traditional therapy maxingshigan-yinqiaosan in the treatment of H1N1 influenza：a randomized trial［J］. Ann Intern Med，2011，155（4）：217-255.

［78］王家良.临床流行病学——临床科研设计、测量和评价［M］.2版.上海：上海科学技术出版社，2001.

［79］费宇彤，杨红，刘建平.实用性随机对照试验及其在中医药领域的应用［J］.中医杂志，2008（2）：116-118，122.

［80］王安璐，罗静，于美丽，等.基于陈可冀院士血瘀证辨证方法治疗冠心病稳定性心绞痛的实用性随机对照研究［J］.中国中西医结合杂志，2017，37（10）：1174-1180.

［81］于大君，翁维良，陆芳，等.单病例随机对照试验在中医临床研究中的应用［J］.中医杂志，2011，52（14）：1196-1198.

［82］井含光，孟庆刚.单病例随机对照试验在中医药临床疗效评价中的应用与思考［J］.北京中医药大学学报，2018，41（10）：842-847.

［83］Nikles CJ, Mitchell GK, Del Mar CB, et al. An n-of-1 trial service in clinical practice: testing the effectiveness of stimulants for attention-deficit/hyperactivity disorder. Pediatrics. 2006 Jun; 117（6）：2040-6.

［84］Yuhong H, Qian L, Yu L, et al. An n-of-1 Trial Service in Clinical Practice: Testing the Effectiveness of Liuwei Dihuang Decoction for Kidney-Yin Deficiency Syndrome. Evid Based Complement Alternat Med. 2013; 2013: 827915.

［85］薛晶晶，杨佩兰，王洁，等.评价中医个体化治疗：单病例随机对照试验的初步研究［J］.循证医学，2016，16（2）：103-108.

［86］彭彬，文艺，张诗静，等.健脾清热化湿方联合美沙拉秦治疗脾虚湿热型缓解期溃疡性结肠炎的单病例随机对照试验［J］.中国全科医学，2022，25（3）：293-297，304.

［87］于大君，翁维良，陆芳，等.慢性肾脏病Ⅲ期单病例随机对照临床试验［J］.中医杂志，2012，53（3）：222-224.

［88］王聪聪，柴倩云，田夏，等.随机交叉试验方法及其在中医药临床试验中的实施［J］.中医杂志，2016，57（13）：1116-1120.

［89］李璇.中药热敷联合循经推拿治疗乳腺癌术后上肢淋巴水肿的临床研究［D］.北京中医药大学，2021.

［90］张亚男.温经通络法外治化疗性周围神经病变的交叉、安慰剂对照临床研究［D］.北京中医药大学，2017.

［91］柴倩云.技能型随机对照试验在针刺临床疗效评价中应用的方法学探讨［D］.北京中医药大学，2015.

［92］王艺颖，刘建平，曹卉娟.PRPP 设计在中医非药物疗法疗效评价

中的应用实例分析［J］.北京中医药，2021，40（5）：546-548.

　　［93］李雪迎.临床验证中的单组目标值法［J］.中国介入心脏病学志，2015，23（7）：393.

　　［94］季聪华，曹毅，陈健.单组试验目标值法在中医临床研究中的应用［J］.中国中西医结合杂志，2012，32（12）：1589-1591.

　　［95］Schwindt A G, Bennett Jr J G, Crowder W H, et al. Lower Extremity Revascularization Using Optical Coherence Tomography–Guided Directional Atherectomy：Final Results of the EV aluat I on of the Pantheri S Opt I cal CO herence Tomography Imagi N g Atherectomy System for Use in the Peripheral Vasculature（VISION）Study［J］. Journal of Endovascular Therapy, 2017,24（3）：355-366.

　　［96］Burket M W, Brodmann M, Metzger C, et al. Twelve–month results of the Nitinol Astron stent in iliac artery lesions［J］. Journal of Vascular and Interventional Radiology, 2016, 27（11）：1650-1656. e1.

　　［97］GARY L. Grunkemeier, Ruyun Jin, et al. Prosthetic Heart Valves：Objective Performance Criteria Versus Randomized Clinical Trial. AnnThorac Surg, 2006；82：776-780.

　　［98］Reynolds D, Durary GZ, Omar R, et al. A leadless intracardiac transcatheter pacing system. New England Journal of Medicine, 2016, 374.6：533-541.

　　［99］陆梦洁，刘玉秀，卢光明，等.单组目标值临床试验多指标时的样本量估计［J］.中国临床药理学与治疗学，2017，22（8）：917-921.

　　［100］成琪，刘玉秀，陈林，等.单组临床试验目标值法的精确样本含量估计及统计推断［J］.中国临床药理学与治疗学，2011，16（5）：517-522.

　　［101］Stavroulakis K, Borowski M, Torsello G, et al. One–year results of first–line treatment strategies in patients with critical limb ischemia（CRITISCH registry）［J］. Journal of Endovascular Therapy, 2018, 25（3）: 320–329.

［102］李倩. 基于第三方复证和目标值法建立中医个体化诊疗循证模式的研究（以 IBS 为例）［D］. 广州中医药大学, 2020.DOI: 10.27044/d.cnki. ggzzu.2020.000730.

［103］吴继霞, 何雯静. 扎根理论的方法论意涵、建构与融合［J］. 苏州大学学报（教育科学版）, 2019, 7（1）: 35–49.

［104］Janet M, Brian D, Lynda.Nursing practioner practice and deployment: electronic mail Delphi study［J］. J Adv Nurs, 2013, 43（6）: 595–605.

［105］陈敬全. 科研评价方法与实证研究［D］. 武汉大学, 2004.

［106］孔乔. 基于数据挖掘技术与德尔菲法的中风后失语方药证治规律研究［D］. 北京中医药大学, 2021.

［107］陈钢, 武曦蔼, 杨丽萍, 等. 基于专家问卷调查及德尔菲法的糖尿病肾病中医证候研究［J］. 中华中医药杂志, 2011, 26（10）: 2241–2244.

［108］［美］A·F·奥斯本. 创造性想象［M］. 广州: 广东人民出版社, 1987.

［109］柯浚哲. 头脑风暴法［J］. 中国研究生, 2003（2）: 50–51.

［110］廖星, 谢雁鸣. 共识法在传统医学临床实践指南制定过程中的应用探讨［J］. 中西医结合学报, 2008（6）: 555–560.

［111］李金, 孙兴民, 付俊红, 等. 管理学原理［M］. 北京: 北京工业大学出版社, 2004.

［112］周蔚. 名义群体法在社会工作实践教学中的应用［J］. 社会工作（学术版）, 2011（5）: 8–10.

［113］陈海燕, 汤玲, 肖承悰. 七子益肾理冲汤对多囊卵巢综合征胰岛素抵抗大鼠卵巢上皮细胞炎性因子及胰岛素抵抗状态的影响［J］. 中国医药导报, 2018, 15（31）: 12–15.

［114］丁劲，张耀圣，商建伟，等．益肾健脾方对少弱精子症小鼠模型睾丸生精功能和血清性激素水平的影响［J］．环球中医药，2016，9（11）：1310-1314．

［115］张丽芬，吕仁和，黄文政．链脲佐菌素糖尿病肾病大鼠模型的建立及稳定性评价［J］．中国比较医学杂志，2014，24（4）：8-12+18．

［116］陈自佳，于文静，王素梅．脾虚证多发性抽动症小鼠模型的建立及评价［J］．环球中医药，2016，9（9）：1055-1058．

［117］刘晓芳，薛小娜，王素梅，等．肝郁脾虚证多发性抽动症大鼠模型的建立及评价［J］．世界中医药，2018，13（12）：3091-3094．

［118］李甜甜，周剑，闫晓玲，等．益气养血疏肝方对谷氨酸钠损伤的视网膜神经节细胞的保护作用［J］．北京中医药大学学报，2020，43（8）：661-667．

［119］方锦颖，陈琪，国文文，等．龟板对多发性抽动症模型大鼠的干预作用与对 DA 及 D2 受体的影响［J］．环球中医药，2016，9（7）：781-784．

［120］刘蓉，王耀光．培元固肾方含药血清对已转染 HBV 质粒的 HK-2 细胞中 TGF-β_1、α-SMA、E-cadherin 蛋白的影响［J］．天津中医药，2020，37（10）：1164-1169．

［121］Holder M，Lewis P O. Phylogeny estimation：traditional and Bayesian approaches［J］. Nature R ev Genet，2003，4：275.

［122］辛萍，匡海学，李晓亮，等．蛋白质组学技术及其在中药作用机制研究中的应用［J］．中国中药杂志，2018，43（5）：904-912．

［123］于海燕，徐凤超，朱薇，等．针刺联合星蒌承气汤对脑卒中大鼠血液流变学的影响［J］．中国中医急症，2016，25（5）：849-851．

［124］赵晓君，刘冰，孙红丽，等．星蒌承气汤加味对脑出血大鼠血清基质金属蛋白酶组织抑制因子3、基质金属蛋白酶9及水通道蛋白-4表达的影响［J］．河北中医，2018，40（3）：411-415．

［125］杜志刚，赵宝玲，伊红丽.星蒌承气汤对脑缺血再灌注大鼠脑组织 ICAM-1 和 NF-κB 表达的影响［J］.河北中医，2009，31（4）：613-615.

［126］刘敬霞，李建生，俞维，等.星蒌承气汤和补阳还五汤对脑缺血大鼠海马神经元损伤的影响［J］.中国实验方剂学杂志，2012，18（12）：233-237.

［127］周喜燕，李彬，吕以静，等.星蒌承气汤对缺血性中风大鼠自由基代谢及脑水肿的影响［J］.中国中医急症，2016，25（5）：846-848.

［128］秦晓静，吴颢昕，姜惟.星蒌承气汤对实验性脑出血大鼠脑水肿及自由基代谢的影响［J］.河北中医，2005（5）：388-390.

［129］Hopkins A L.Network pharmacology［J］.Nat Biotechnol,2007,25（10）：1110-1111.

［130］闫冠韫，程伟，杨寄，等.中药现代化研究中的网络药理学方法及可视化工具［J］.哈尔滨医科大学学报，2013，47（3）：287-290.

［131］薛潇春，胡晋红.网络药理学的研究方法与应用进展［J］.药学实践杂志，2015，33（5）：401-405.

［132］徐一冉，程肖蕊，周文霞，等.PCR 芯片及其应用研究进展［J］.生物技术通讯，2012，23（6）：904-908.

［133］彭晓飞，王丽，边育红.网络药理学研究相关技术与应用［J］.天津中医药大学学报，2015，34（2）：121-124.

［134］姜云耀，孙明谦，马博，等.组学技术在现代中药药理研究中的应用与思考［J］.世界科学技术－中医药现代化，2018，20（8）：1287-1295.

［135］Yildirim M A, Goh K I, Cusick M E, et al. Drug-target network［J］.Nat Biotechnol，2007，25（10）：1119-1126.

［136］赵静，方海洋，张卫东.中药网络药理学研究中的生物信息学方法［J］.药学进展，2014，38（2）：97-103.

［137］Briten N.Qualitative research and general practice.British Journal of General Practice，1993，43（372）：270-271.

［138］张云涛，龚玲.数据挖掘原理与技术［M］.北京：电子工业出版社，2004.

［139］张嘉楠，王逸翔，刘博，等.深度学习的对抗攻击方法综述［J］.网络空间安全，2019，10（7）：87-96.